Thieme

I care

Anatomie kreativ lernen

Impressum

Bibliografische Information
der Deutschen Nationalbibliothek
Die Deutsche Nationalbibliothek verzeichnet diese Publikation in der Deutschen Nationalbibliografie; detaillierte bibliografische Daten sind im Internet über http://dnb.d-nb.de abrufbar.

Ihre Meinung ist uns wichtig! Bitte schreiben Sie uns unter

www.thieme.de/service/feedback.html

Rüdigerstraße 14
D-70469 Stuttgart
www.thieme.de

Printed in Germany

Umschlaggestaltung: Thieme Gruppe
Umschlaggrafik: Seinab Danboos, Münster
Zeichnungen: Markus Voll, München; Karl Wesker, Berlin
Mit Übernahmen aus: Schünke M, Schulte E, Schumacher U. Prometheus. LernAtlas der Anatomie. Illustrationen von M. Voll und K. Wesker. Stuttgart: Thieme.
Zeichnungen Malkurse: Julia Böger, Thieme Gruppe
Layout: Julia Böger, Thieme Gruppe
Satz: Kirsten Oborny, Thieme Gruppe
Druck: AZ Druck und Datentechnik GmbH, Kempten

ISBN 978-3-13-241170-8 3 4 5 6

Fachbeiräte

Dr. med. Nadine Pfaendner
Irmgard-Bosch-Bildungszentrum
Robert-Bosch-Krankenhaus
Auerbachstraße 110
70376 Stuttgart

Prof. Dr. Frank Schmitz
Institut für Anatomie und Zellbiologie
Abt. Neuroanatomie
Universität des Saarlandes
Medizinische Fakultät
66421 Homburg/Saar

Dr. Karin Schwarz
Institut für Anatomie und Zellbiologie
Abt. Neuroanatomie, AG Prof. Schmitz
Universität des Saarlandes
Kirrbergerstraße, Geb. 61
66424 Homburg/Saar

Vorwort

Herzlich willkommen!

Malen und Merken

Warum ist an einigen Körperstellen die Gefahr des Wundliegens größer und an anderen kleiner? Und weshalb lagert man den Patienten bei einem Einlauf besser auf der linken als auf der rechten Seite? Wer in der Anatomie Bescheid weiß, kennt die Antworten auf solche Fragen: Kreuzbein, Steißbein und Fersenbein liegen dicht unter der Haut, weshalb es hier schnell zu Druckstellen kommt. Und der letzte Abschnitt des Grimmdarms ist so gebogen, dass die Einlaufflüssigkeit bei linksseitiger Lagerung einfach der Schwerkraft folgend hineinlaufen kann. Schon an diesen beiden Beispielen kannst du sehen, wie eng die Anatomie mit dem Pflegealltag verbunden ist. Dieses Fach zu lernen, lohnt sich also! Aber wie?

Es gibt Menschen, die sich Dinge am besten merken können, wenn sie sie hören. Andere, wenn sie sie sehen. Und ein dritter Lerntyp ist am erfolgreichsten, wenn er sie selbst aufschreibt oder zeichnet. Wenn du Lerninhalte gern selbst zusammenfasst, beim Telefonieren ständig vor dich hin kritzelst oder überhaupt gern zeichnest, dann bist du wahrscheinlich Lerntyp Nr. 3. Und genau für diesen Typ haben wir dieses Buch gemacht. So gilt es z.B. Beschriftungen zu ergänzen, Skelettanteile einzufärben oder den Blutfluss im Herzen durch Pfeile nachzuvollziehen. Wer darüber hinaus kreativ tätig sein möchte, kann bei zahlreichen Bildern das künstlerische Zeichnen üben, indem er z.B. Knochen schraffiert oder Farbverläufe in Organen anlegt. Damit dies gelingt, stehen dir unsere Malkurse zur Seite, in denen die wichtigsten Zeichentechniken ausführlich erklärt werden. Bist du Lerntyp 1 oder 2? Macht nichts. Probiere es einfach aus! Vielleicht entdeckst du eine kreative Ader in dir, die du bisher nicht kanntest. Und auch das nicht ganz so talentierte Malen fördert das Merken!

Dein Thieme-Verlagsteam

Welches Material benötigst du?

Bleistifte eignen sich ideal zum Skizzieren und Zeichen, vor allem, wenn du dich mehr auf Formen oder Schattierungen konzentrieren möchtest. Auch Künstler wie Albrecht Dürer, Leonardo da Vinci und Egon Schiele arbeiteten gern mit Bleistift und machten sich dabei das Zusammenspiel der schimmernden Graphitlinien mit anderen Maltechniken, wie z. B. Aquarell, zunutze.

Die Arbeit mit Bleistift hat viele Vorteile: Die Linien lassen sich radieren, sie lassen sich mit dem Finger oder einem Estompen (einem Papierwischer in Stiftform) verwischen, sie funktionieren auf vielen Papiersorten und lassen sich mit Fixierspray (oder einer dünnen Schicht Haarspray) einfach haltbar machen.

Bleistifte gibt es in vielen Härtegraden – je nach Mischverhältnis von Graphit und Ton in der Mine. Die Härtegrade stehen meist als zweistelliger Code auf dem Schaft: B = black = Schwärze, H = hard = hart, HB = hard black = mittelhart, F = firm = fest. Bei den Härtegraden B und H gibt eine vorangestellte Nummer zunehmende Schwärze oder Härte an. Je größer die Ziffer, desto härter oder schwärzer, also weicher, ist der Stift. Für Allrounder oder Zeichenanfänger empfehlen sich mittelharte Stifte (2H, 1H, HB, 1B und 2B).

Buntstifte sind beliebt zum Ausmalen: Durch unterschiedlichen Druck beim Farbauftrag kannst du alles vom zarten bis zum kräftigen Farbergebnis erzielen und fließende Übergänge oder Farbmischungen schaffen. Auch der Farbauftrag einiger Buntstifte kann mit einem Radiergummi wieder entfernt werden, so hast du hier eine zweite Chance, wenn dir einmal ein Resultat nicht gefällt.

Mit **Faserstiften und Markern** bekommst du ein gleichmäßig deckendes und leuchtenderes Farbergebnis. Du kannst aber nicht so einfach Farbabstufungen oder Verläufe erzeugen. Dafür brauchst du mehr Stifte in unterschiedlichen Schattierungen. Und Vorsicht: Viele Marker schlagen durch normales Papier durch oder zerstören die Papierstruktur.

Wenn du noch nicht viel Erfahrung mit Faserstiften hast, empfehlen wir dir deshalb Buntstifte, um die farblichen Gestaltungstechniken in diesem Buch auszuprobieren und den inneren Künstler in dir kennenzulernen. Aber prinzipiell gilt: **Erlaubt ist, was Spaß macht!**

Inhalt

Sinnesorgane & Nervensystem

Hormonsystem

Grundkurs Zeichnen

Handhaltung, Schraffur und Farbenlehre

Mit einigen wenigen **grundlegenden Techniken** kannst du bereits eindrucksvolle Bilder kreieren. Sobald du diese Grundfertigkeiten beherrschst, kannst du große Flächen gleichmäßig ausmalen, Farben übereinanderlagern und intensive, leuchtende Ergebnisse erzielen.

Zunächst sind drei Dinge ganz besonders wichtig:

- Deine **Handhaltung!** Sie ist alles, denn wenn du dich verkrampfst, sieht man das an deiner Linienführung und deine Hand tut nach kurzer Zeit weh.
- Deine Stifte sollten **stets gut gespitzt** sein. Mit einer stumpfen Mine kannst du weder große Flächen noch spitze Ecken gut ausmalen.
- Halte immer ein **weißes Blatt** parat, dass du **zwischen deine Hand und dein Bild** schiebst. So verhinderst du, dass du dein Kunstwerk beim Aufsetzen der Hand aus Versehen verschmierst.

Korrekte Handhaltung

Der dreiseitige Griff. Üblicherweise hältst du den Stift locker und nicht zu nah an der Spitze zwischen Daumen und Zeigefinger und stützt ihn von unten mit deinem Mittelfinger ab.

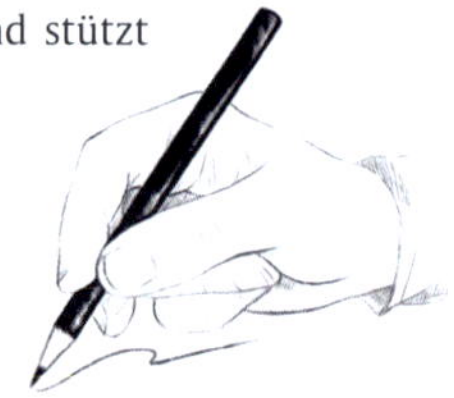

Benutze diese Stifthaltung, wenn du

- nur mit der Spitze des Stiftes arbeiten willst.
- dünne, präzise Linien zeichnen willst.

Der Griff von oben. Beim Ausmalen großer Flächen kannst du die Technik des Schummerns anwenden. Spitze den Stift an, um möglichst viel freiliegende Mine zu haben, die du dann flach auf dem Papier aufsetzt. Dein Zeigefinger ruht nahe der Spitze oben auf dem Stift, deine anderen Finger umfassen ihn locker. Wenn du deinen Stift ohne Absetzen und mit gleichmäßigem Druck vor und zurück oder in engen kreisenden Bewegungen über die zu füllende Fläche bewegst, kannst du viel Weißraum einheitlich abdecken. Benutze diese Stifthaltung also, wenn du

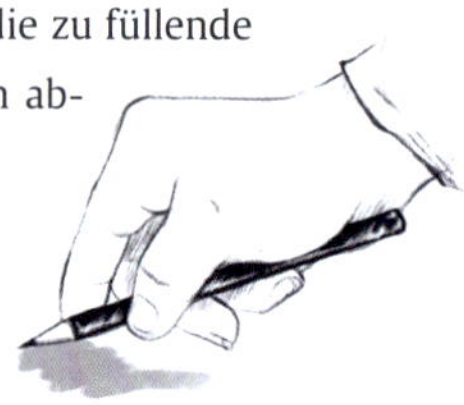

- große Flächen gleichmäßig füllen willst.
- dicke oder auch nur leicht deckende Linien zeichnen willst.

Schummern oder zusammenhängende Striche sind nur zwei Techniken, mit denen du Flächen ausfüllen kannst. Auch **Schraffierungen oder Punktierungen** können sehr interessante, abwechslungsreiche Ergebnisse liefern:

Schraffieren und Punktieren

Beim **Punktieren** – auch **Stippling** genannt – platzierst du viele kleine Punkte auf deinem Blatt Papier. Der Abstand zwischen den Punkten bestimmt hier maßgeblich, wie deine Fläche wirkt. Ist viel Weißraum zwischen deinen Punkten, wirkt die Fläche heller; wird der Abstand kleiner, wirkt die Farbe deckender und dunkler.

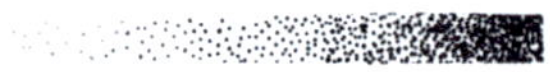

Alternativ kannst du eine Fläche auch schraffieren. **Parallelschraffuren** bestehen, wie der Name es schon vermuten lässt, aus vielen parallelen Linien. Dabei kann durch den Einsatz unterschiedlicher Strichdicken und unterschiedlicher Strichabstände eine hellere oder dunklere Anmutung erzeugt werden.

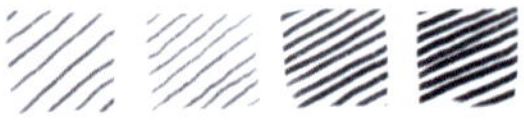

Legst du eine weitere Schraffur in einem abweichenden Winkel über deine erste, so erzeugst du eine sogenannte **Kreuzschraffur.** Je mehr Linien sich überkreuzen, desto dunkler erscheint die schraffierte Fläche. Wenn man in weiteren Durchgängen nur einen Teil der Fläche erneut schraffiert, lassen sich recht einfach flüssige Gradienten erzeugen.

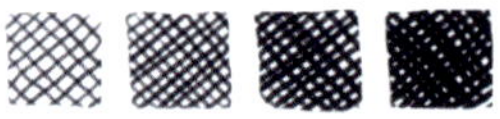

Egal welche Technik du anwendest ...

- Je stärker du die Stiftmine gegen das Papier drückst oder je öfter du dieselbe Stelle bearbeitest, desto deckender wird die Farbe.
- Wenn dich die Anzahl deiner Buntstifte in deiner Farbauswahl beschränkt, kannst du Farben mischen. Orange erhältst du z. B., indem du eine Fläche zunächst leicht mit Gelb schraffierst oder schummerst und sie dann mit Rot übermalst.

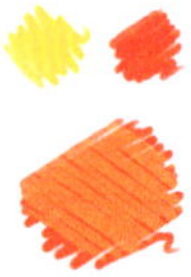

Damit du zuverlässig alle Farben mischen kannst, die du für deine Bilder benutzten möchtest, musst du auch die Grundlagen der Farbenlehre kennen:

Farbenlehre

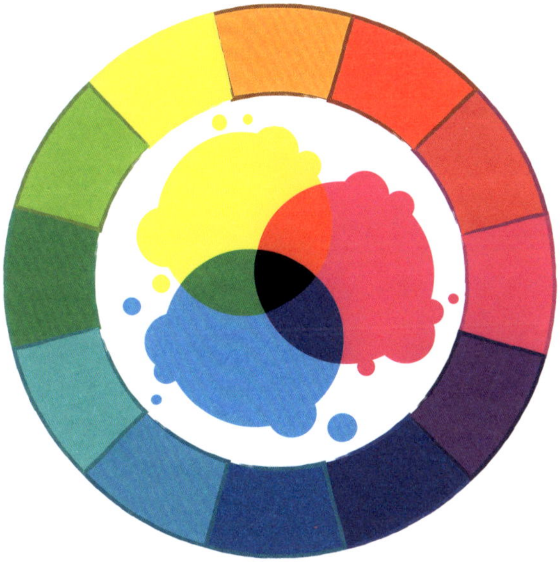

Die Farbenlehre beschäftigt sich damit, wie Farben entstehen, welche Reize sie in uns auslösen und wie sie emotional wirken. Ein Künstler kann für seine Bilder praktisch unendlich viele Farben nutzen. Das Mischen von neuen Farbtönen erklären Systeme der Farbordnung. Bereits seit der Antike wurden Versuche unternommen eine Farbordnung herzustellen, welche Bezüge und Harmonien zwischen den Farben abbildet.
Alle vom Menschen wahrnehmbaren Farben können durch Mischen der drei Primärfarben (Rot, Gelb und Blau) erzeugt werden. Werden je zwei dieser Farben zu gleichen Verhältnissen miteinander gemischt, ergeben sich daraus die drei Sekundärfarben Orange, Grün und Violett. Die Tertiärfarben werden aus zwei benachbarten Primär- und Sekundärfarben im Farbkreis gemischt. Tertiärfarben werden auch als „gebrochene Farben" bezeichnet. Sie sind nicht so leuchtend und wirken nicht so rein wie ihre Ursprungsfarben. Aber gerade weil sie so getrübt sind, sind Mischtöne besonders wichtig, wenn du ein naturgetreues Bildes schaffen willst. In der Natur kommen fast ausschließlich Mischtöne vor. Ein gutes Beispiel ist die Farbe der menschlichen Haut. Sie kommt in hunderten von Farbnuancen vor.

Spannung durch Komplementärfarben. Als Komplementärfarben bezeichnet man die Farben, die sich im Farbkreis gegenüberstehen; also z. B. Grün und Rot oder Blau und Orange. Diese Farben erzeugen eine besondere Spannung, wenn sie gemeinsam in einem Bild eingesetzt werden, denn sie stehen im größtmöglichen Kontrast zueinander. Wie groß dieser Kontrast ist, zeigt sich auch, wenn man zwei Komplementärfarben mischt, denn dann neutralisieren sie sich gegenseitig und es ergibt sich eine Farbe aus dem Spektrum der Grau-, Braun- und Erdtöne.

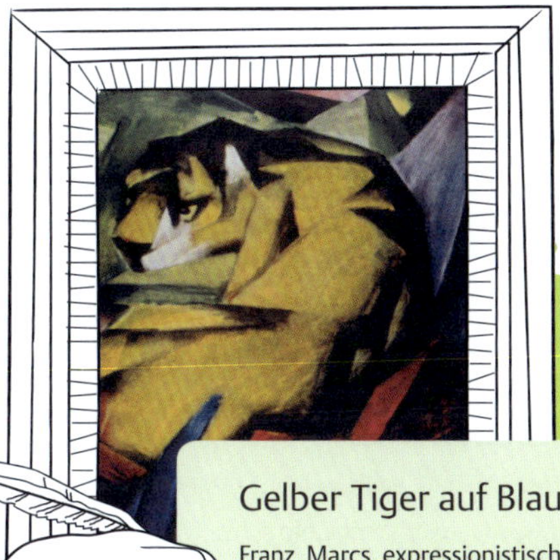

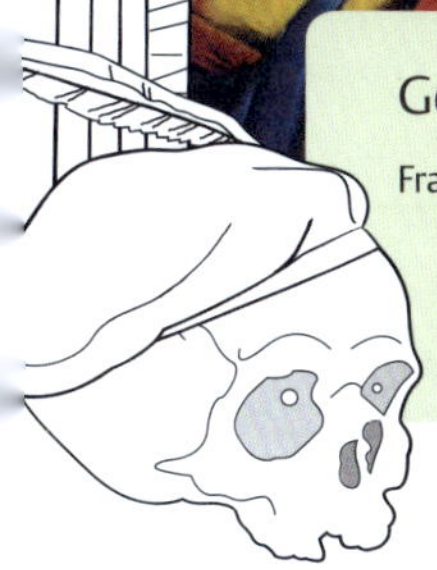

Gelber Tiger auf Blau und Rot

Franz Marcs expressionistische Bilder sind Paradebeispiele für den Einsatz von Komplementärfarben. In seinem Gemälde „Der Tiger" (1912) hebt sich der Körper des Tieres perfekt von den reinbunten Umgebungsfarben ab. © *bpk/Lutz Braun*

Stimmung durch Farben erzeugen. Farben haben sehr unterschiedliche Wirkungen auf uns. Manche Farben wirken warm (in ihnen dominiert der Rotanteil), andere kalt (in ihnen dominiert der Blauanteil).

Zu den warmen, aktiven Farben zählen gelbe, orange und rote Farben sowie rötliche Violetttöne. Diese warmen Farben wirken energiegeladen, aggressiv, anregend und heiter und werden allgemein mit Helligkeit und Hitze assoziiert. Zu den kalten, passiven Farben zählen Blautöne, aber auch bläuliche Grün- und Violetttöne. Kalte Farben wirken beruhigend, passiv, klar, aber auch unnahbar. Alleine der Einsatz blauen oder roten Lichtes in einem Raum kann unser tatsächliches Temperaturwahrnehmen beeinflussen: Wird ein Zimmer mit blauem Licht ausgeleuchtet, beschreiben Probanden in klinischen Tests es als kühl und wenig einladend.

Blaues Blut

Bei Kälte versucht der Körper durch geringere Durchblutung seiner Oberfläche Energie zu sparen. Fließt weniger Blut, muss das Gewebe dem Blut aber ungleich mehr Sauerstoff entnehmen, um optimal versorgt zu bleiben. Doch nur mit Sauerstoff angereichertes Blut ist tatsächlich rot. Sinkt sein Sauerstoffgehalt, verfärbt es sich dunkelrot-bläulich. Deshalb werden in anatomischen Abbildungen Arterien auch **rot** und Venen **blau** dargestellt. Und: Wir sehen es Menschen sofort im Gesicht an, ob sie frieren oder nicht. Blau verfärbte Lippen, Nasen oder Fingerspitzen verbindet man unwillkürlich sofort mit Kälteeinfluss. Doch Vorsicht: Auch die Zyanose, der chronische Sauerstoffmangel im Blut, z. B. aufgrund einer Lungenerkrankung, kann diesen Effekt erzeugen.

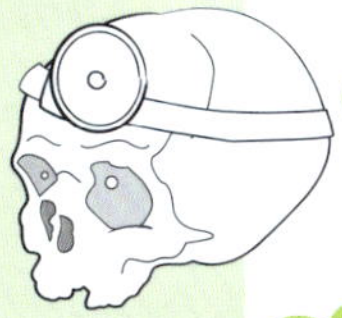

Anatomische Grundlagen

Malkurs: Proportionen

Der menschliche Körper ist ein Kunstwerk der Natur, in dem alle Details genau aufeinander abgestimmt sind. Die Verhältnisse zwischen Kopf, Rumpf, Armen und Beinen sind bei normal ausgewachsenen Menschen deshalb immer sehr ähnlich. Wer einen Menschen – oder dessen Teile – zeichnen möchte, sollte diese Gesetzmäßigkeiten berücksichtigen, damit das Ergebnis dann möglichst realistisch wirkt.

Körpervermessung

Das Zeichnen des menschlichen Körpers kann eine echte Herausforderung sein. Aber obwohl uns die Menschen, die uns im Alltag begegnen, so unterschiedlich erscheinen, folgt der Aufbau unserer Körper immer erstaunlich genau den gleichen Regeln.

Das wurde bereits in der Antike erkannt: Der griechische Bildhauer Polyklet begann damit, einzelne Körperteile zum Vermessen des gesamten menschlichen Körpers heranzuziehen und z. B. alle Teile des Körpers in Relation zur Länge des Unterarmes zu setzen. Noch heute ist die Lehre des römischen Architekten Marcus Vitruvius Pollio (aus dem 1. Jahrhundert vor Christus) die bekannteste Proportionslehre. Viele Meister der Malerei beriefen sich in ihren eigenen Studien auf seine Erkenntnisse:

Vermutlich kennst du das bekannteste Beispiel eines so von Vitruvius inspirierten Werks, den „vitruvianischen Menschen“ von Leonardo da Vinci.

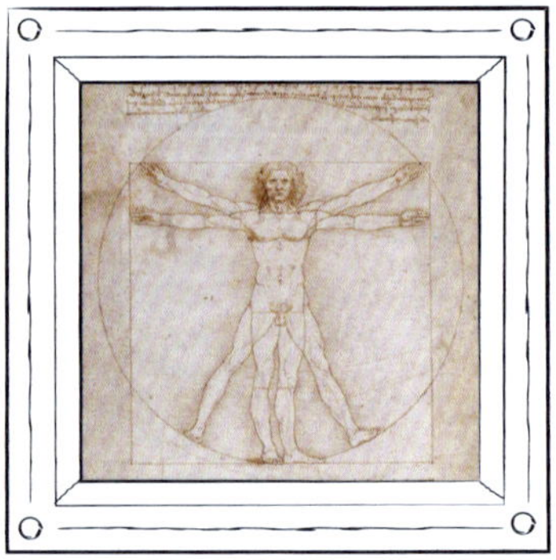

Das Bild ziert nicht nur die italienische Euromünze, es wird auch im Gesundheitssektor oft herangezogen und findet sich z. B. auf Versichertenkarten oder im Logo von Arztpraxen.

Der lockige Mann steht mit ausgestreckten Armen in einem Quadrat und einem Kreis (dessen Mittelpunkt im Nabel der Figur liegt), die er sowohl mit den Fingerspitzen als auch den Fußflächen berührt. Diese geometrischen Flächen helfen dabei, die Proportionen und gleichzeitig die Bewegungsradien seines Körpers zu verstehen.

Abweichungen und Kindchenschema

Unsere Proportionen ändern sich im Verlauf der menschlichen Entwicklung vom Fötus bis zum Erwachsenen drastisch. Auf der nächsten Doppelseite findest du weitere Inhalte hierzu und eine Grafik, die die Verhältnisänderungen illustriert. Der am deutlichsten erkennbare Unterschied zwischen Kindern, jungen Erwachsenen und Erwachsenen ist die Proportion des Kopfes: Im Verhältnis zum gesamten Körper ist dieser sehr viel größer, die Stirnregion höher, Gesichtsmerkmale wie Nase und Kinn sind kleiner, die Augen dafür rund und größer. Das hat evolutionsbedingte Gründe, denn das Kindchenschema ist ein Schlüsselreiz und weckt bei Erwachsenen Assoziationen mit Schwäche und Hilfsbedürftigkeit. So regt es zu Pflege- und Schutzverhalten an. Auch die Jungtiere der meisten Tierarten weisen typische Züge des Kindchenschemas auf.

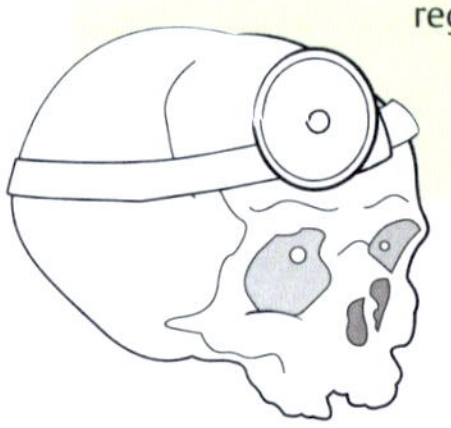

Der 8-Kopf-Kanon

Natürlich gibt es verschiedene Methoden zur Konstruktion erwachsener Körper; wir betrachten hier einmal die gängigste, den „8-Kopf-Kanon“. In ihm gilt der Kopf des Menschen (vom Scheitel bis zum Kinn) als Maßeinheit und der gesamte Körper wird gemessen an ihm in 8 Einheiten unterteilt:

1. Kopfhöhe und Maßeinheit: vom Scheitel bis zum Kinn
2. Kopfhöhe: vom Kinn bis zur Mitte der Brust (ca. auf Höhe der Brustwarzen)
3. Kopfhöhe: von der Brust bis zum Bauchnabel
4. Kopfhöhe: vom Bauchnabel bis zur Schamgegend
5. Kopfhöhe: von der Schamgegend bis zur Mitte des Oberschenkels

6. Kopfhöhe: von der Mitte des Oberschenkels bis knapp unter das Knie
7. Kopfhöhe: von knapp unter dem Kinn bis zur Mitte der Waden
8. Kopfhöhe: von der Mitte der Wade bis zur Fußsohle

Zusätzlich

- entspricht der Abstand zwischen den Schläfen der halben Schulterbreite.
- entspricht die Schulterbreite in etwa der Breite des Beckens.
- entspricht die Taille etwa ⅔ der Schulterbreite.
- befinden sich die Ellbogen in Höhe der Taille.
- befindet sich das Handgelenk in Höhe des Schambeins.
- markiert die Schamgegend die Mitte des Körpers.
- erreichen die Fingerspitzen bei schlaff herunterhängenden Armen etwa die Mitte der Oberschenkel.
- entspricht die Spannweite bei ausgestreckten Armen der gesamten Körpergröße.
- sind Ober- und Unterschenkel gleich lang.

Das Proportionsschema lässt sich grob auf alle noch so unterschiedlichen menschlichen Gestalten anwenden, um einen grundlegend stimmigen Körper zu konstruieren. Vermutlich musst du zu Beginn noch sehr viel ausmessen und die Verhältnisse immer wieder nachlesen. Mit genug Übung bekommst du aber schnell ein Gefühl für die richtigen Proportionen.

Natürlich hast du, wenn du nicht anatomisch korrekt arbeiten musst, auch mehr Spielraum und künstlerische Freiheit. Karikaturen und viele aktuelle Zeichentrickserien brechen ganz gezielt mit Proportionsschemata, um eine gewisse Ästhetik zu erzeugen. Hab keine Scheu zu experimentieren!

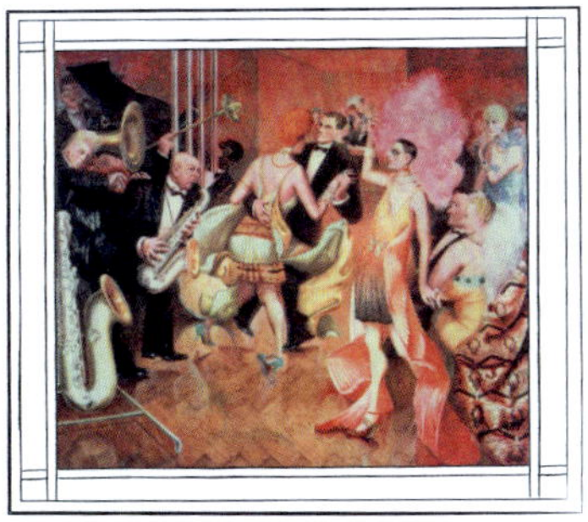

Beine bis zum Boden

Der expressionistische Maler Otto Dix überzeichnet gewisse Charakteristika seiner dargestellten Personen bewusst, um Posen dramatischer und dynamischer wirken zu lassen. So z. B. bei der stehenden Grazie im Werk „Großstadt", deren Beine sehr lang und deren Kopf im Vergleich zum exzentrisch posierenden Körper sehr klein wirkt.
Foto: © bpk/Jochen Remmer;
Gemälde: ©VG Bild-Kunst, Bonn 2022

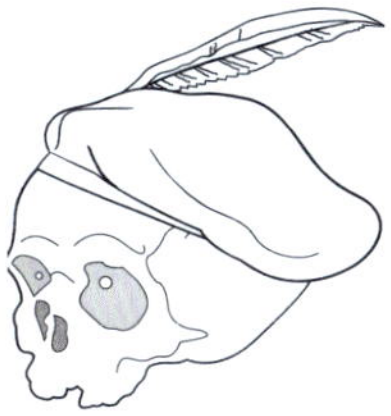

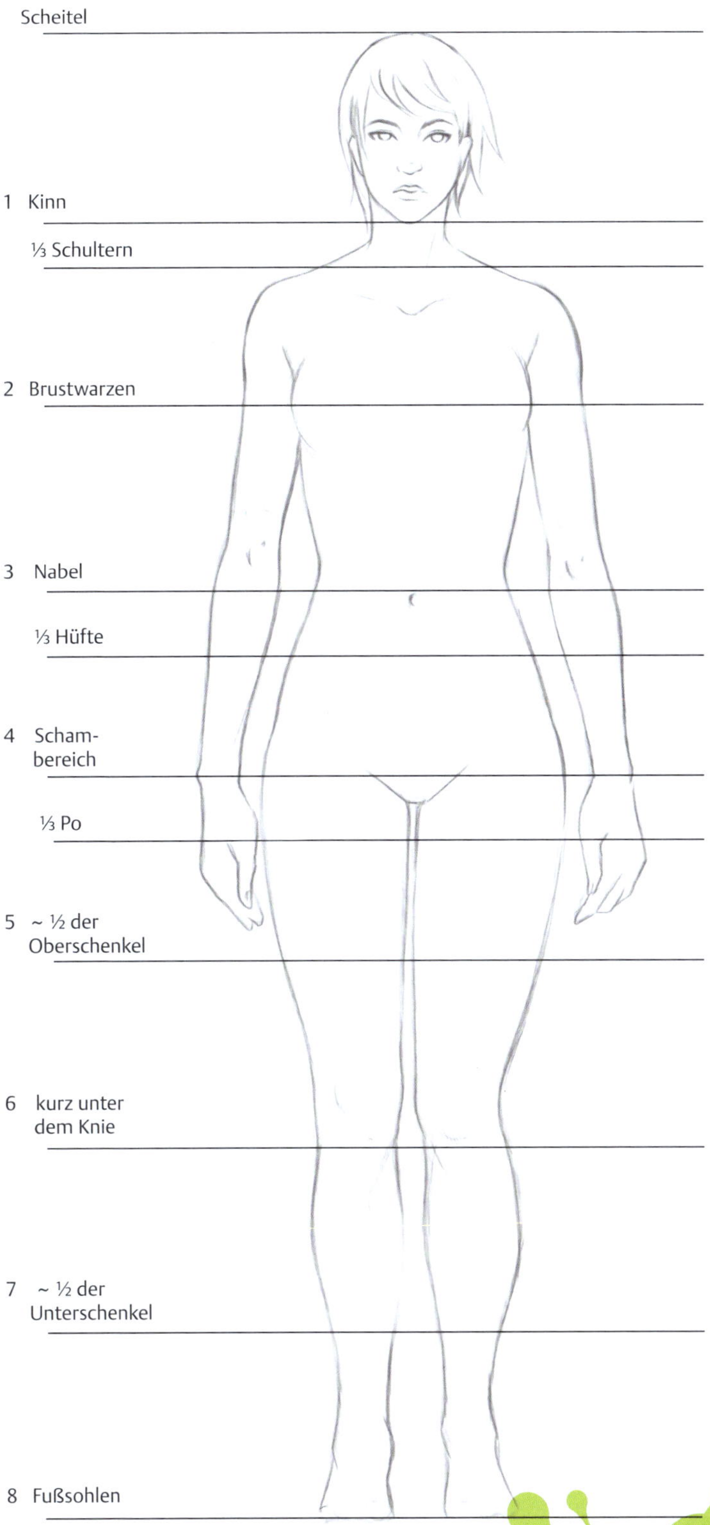

Körperproportionen

Schaut man sich in seiner Familie, im Freundeskreis oder einfach auf der Straße um, erkennt man schnell, wie unterschiedlich der Körperbau eines Menschen sein kann. Es finden sich Große und Kleine, Hagere und Gedrungene, Breitschultrige und Schmale und vielerlei mehr. Aber so unterschiedlich Körpergröße und Konstitution (Körperbau oder Statur) auch sein mögen, die **Körperproportionen**, also das Größenverhältnis der verschiedenen Körperabschnitte zueinander, sind weitestgehend gleich:

Beim Erwachsenen unterteilt die Schambeinfuge die Gesamtkörperlänge in eine obere und eine untere Hälfte, die sog. **Ober-** bzw. **Unterlänge**. Kopf und Hals machen dabei 2 Fünftel der Oberlänge aus, genauso wie der Brustkorb. Auf das Becken entfällt 1 Fünftel. Die Unterlänge wird durch den Kniegelenkspalt halbiert, der Oberschenkel hat also dieselbe Länge wie der Unterschenkel inkl. der Ferse.

Die Kopfhöhe macht, auf die Gesamtkörperlänge bezogen, etwa 1 Achtel aus.

Diese Proportionen bilden sich allerdings erst im Laufe der Entwicklung aus. Bei einem Neugeborenen zum Beispiel liegt die Körpermitte noch auf der Höhe des Bauchnabels, und seine Kopfhöhe entspricht 1 Viertel der Gesamtkörperlänge.

Die durchschnittliche Körpergröße in Deutschland gibt das Statistische Bundesamt übrigens mit 1,65 m für Frauen und mit 1,78 m für Männer an (Stand 2013).

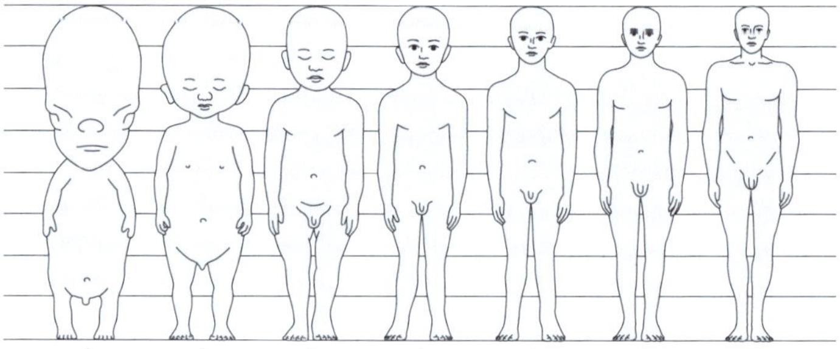

Das gibt's zu tun

Ein gutes Gefühl für die Körperproportionen bekommst du, wenn du selbst einen Menschen zeichnest. Auf der rechten Seite unterstützen dich Hilfslinien dabei, die richtigen Größenverhältnisse zu finden.

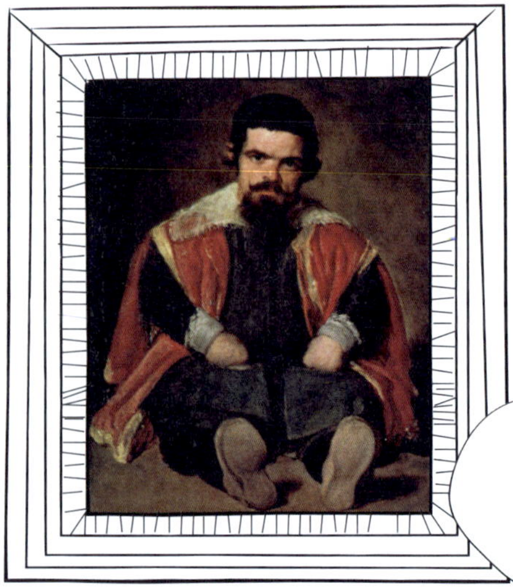

Disproportionierter Kleinwuchs

Unterbleibt bei Kindern in der Wachstumsphase das Wachstum der langen Röhrenknochen, entsteht ein disproportionierter Kleinwuchs. Diese Menschen haben als Erwachsene ähnliche Körperproportionen wie Kleinkinder – der Kopf und der Rumpf sind normal groß, Arme und Beine sind im Vergleich dazu verkürzt. Ursache ist oft die Erkrankung **Achondroplasie**. Bei dieser Krankheit schließen sich die Epiphysenfugen der Röhrenknochen zu früh, und damit hören die Extremitäten auf zu wachsen. Für kleinwüchsige Menschen ist diese Normabweichung im Alltag eine Herausforderung. Wirklich belastend wird sie, wenn Normalwüchsige herabwürdigend damit umgehen – z. B. unter Verwendung von Begriffen wie „Liliputaner" oder „Zwerg". Für Künstler oder Schriftsteller war Kleinwuchs dagegen immer auch Quell der Inspiration – vom kleinwüchsigen Prinzen Tyrion in der Fantasy-Geschichte „Game of Thrones" über die Gebrüder Grimm und J.R.R. Tolkien bis zu Barockmalern. Letztere porträtierten gerne sogenannte **„Hofzwerge"**, die in Fürstenhäusern als „Spaßmacher" missbraucht wurden – wie den „Zwerg" Sebastián de Morra am Hof des spanischen Königs Philipp IV., hier gemalt von Diego Velàzquez im Jahr 1645. © *bpk/Lutz Braun*

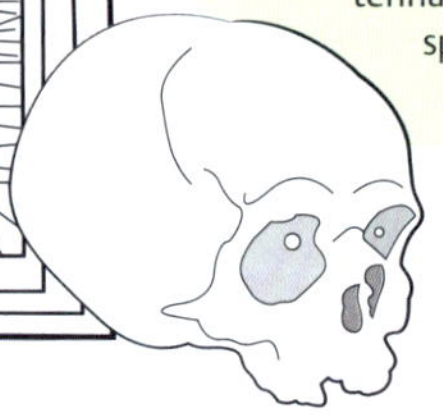

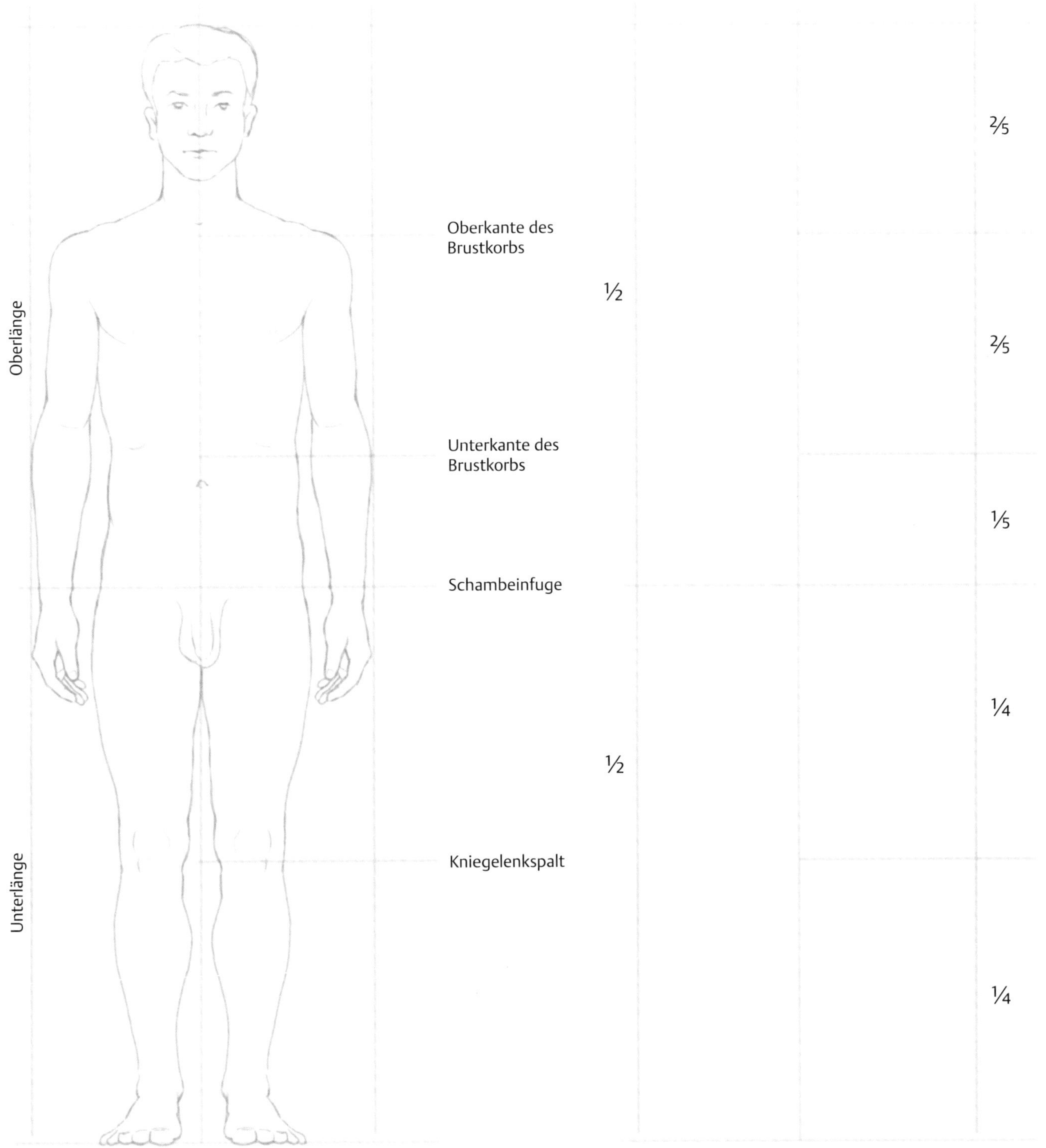
Oberlänge
Unterlänge
Oberkante des Brustkorbs
Unterkante des Brustkorbs
Schambeinfuge
Kniegelenkspalt
½
½
⅖
⅖
⅕
¼
¼

Körperhöhlen

Die innere Einteilung des Rumpfes, die durch Brust-, Bauch- und Beckenhöhle vorgegeben ist, hat mit dessen äußeren Proportionen nur wenig gemein. So ragt z.B. die Bauchhöhle mit ihrem oberen Abschnitt in den Brustkorb hinein. Zwischen Bauch- und Beckenhöhle gibt es keine deutliche Grenze, sodass beide auch als eine gemeinsame Höhle betrachtet werden können. Der Teil des Körpers, in dem diese gemeinsame Höhle liegt, wird als **Abdomen** (Bauch, Unterleib) bezeichnet.

Die **Brusthöhle** beginnt unterhalb des Halses etwa auf Höhe der Schlüsselbeine. Sie wird vom Brustkorb umschlossen und unten vom Zwerchfell begrenzt. In der Brusthöhle liegen die Lunge, das Herz, der Thymus und der untere Abschnitt der Luftröhre mit dem Bronchialbaum. Außerdem zieht die Speiseröhre durch die Brusthöhle.

Unterhalb des Zwerchfells schließt sich die **Bauchhöhle** an. Sie beherbergt den Magen, die Leber mit der Gallenblase, die Gallenwege, den Dünn- und den Dickdarm und die Milz. Da das Zwerchfell eine nach oben gewölbte Kuppel bildet, liegen die Leber, die Milz und Teile des Magens noch innerhalb des Brustkorbs. Die Bauch- und die Rückenmuskulatur bildet zusammen mit der Wirbelsäule die Wände der Bauch- und Beckenhöhle.

Die Bauchhöhle geht etwa auf der Höhe des oberen Kreuzbeinrandes in die **Beckenhöhle** über. Die Beckenbodenmuskulatur und die Beckenknochen schließen die Beckenhöhle nach unten ab. Die Beckenhöhle beherbergt das Rektum, die Harnblase und den unteren Abschnitt der Harnleiter. Bei der Frau liegen hier außerdem Gebärmutter, Eileiter, Eierstöcke und Vagina, beim Mann Samenleiter, Prostata und Bläschendrüse.

Damit die Organe versorgt werden können, durchziehen zahlreiche Blut- und Lymphgefäße und Nerven die Körperhöhlen.

Einige Organe liegen außerhalb dieser 3 großen Körperhöhlen. Dazu zählen beispielsweise die Nieren, die Bauchspeicheldrüse, die Schilddrüse, die Hoden, die Harnröhre und das Rückenmark. Das Gehirn liegt gut geschützt in der Schädelhöhle.

Das gibt's zu tun

Welches Organ liegt in welcher Körperhöhle? Färbe alle Organe einer Körperhöhle in derselben Farbe ein! Ein Tipp für die Abgrenzung von Bauch- und Beckenhöhle: Ziehe eine Linie vom oberen Rand des Kreuzbeins zum oberen Rand des Schambeins – hier verläuft in etwa die Grenze. Die Lunge ist auf dem Bild nicht sichtbar, weil die Schnittebene zwischen den beiden Lungenflügeln verläuft.

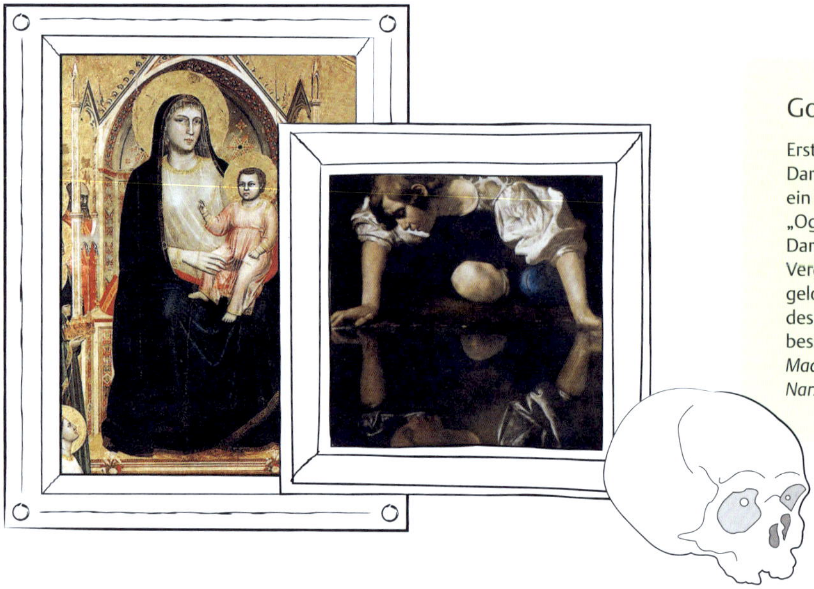

Gotik vs. Renaissance

Erst im 15. Jahrhundert entstanden die ersten dreidimensionalen Darstellungen des Menschen in der Malerei. Giotto di Bondone ist ein klassischer Künstler der Gotik. Sein Werk (hinten) trägt den Titel „Ognissanti-Madonna“ und entstand um das Jahr 1310. Hier wirkt die Darstellung des menschlichen Körpers in Ausführung und Pose flach. Im Vergleich dazu (vorne) ein Ausschnitt des Werkes „Narziss“ von Michelangelo Caravaggio, entstanden in der Renaissance (1598/99): Das Volumen des Körpers lässt sich durch Darstellung von Licht und Schatten viel besser erfassen, und seine Platzierung im Raum spielt eine große Rolle.
Madonna con bambino e santi © Gallerie Degli Uffizi
Narziss © bpk/Alinari Archives

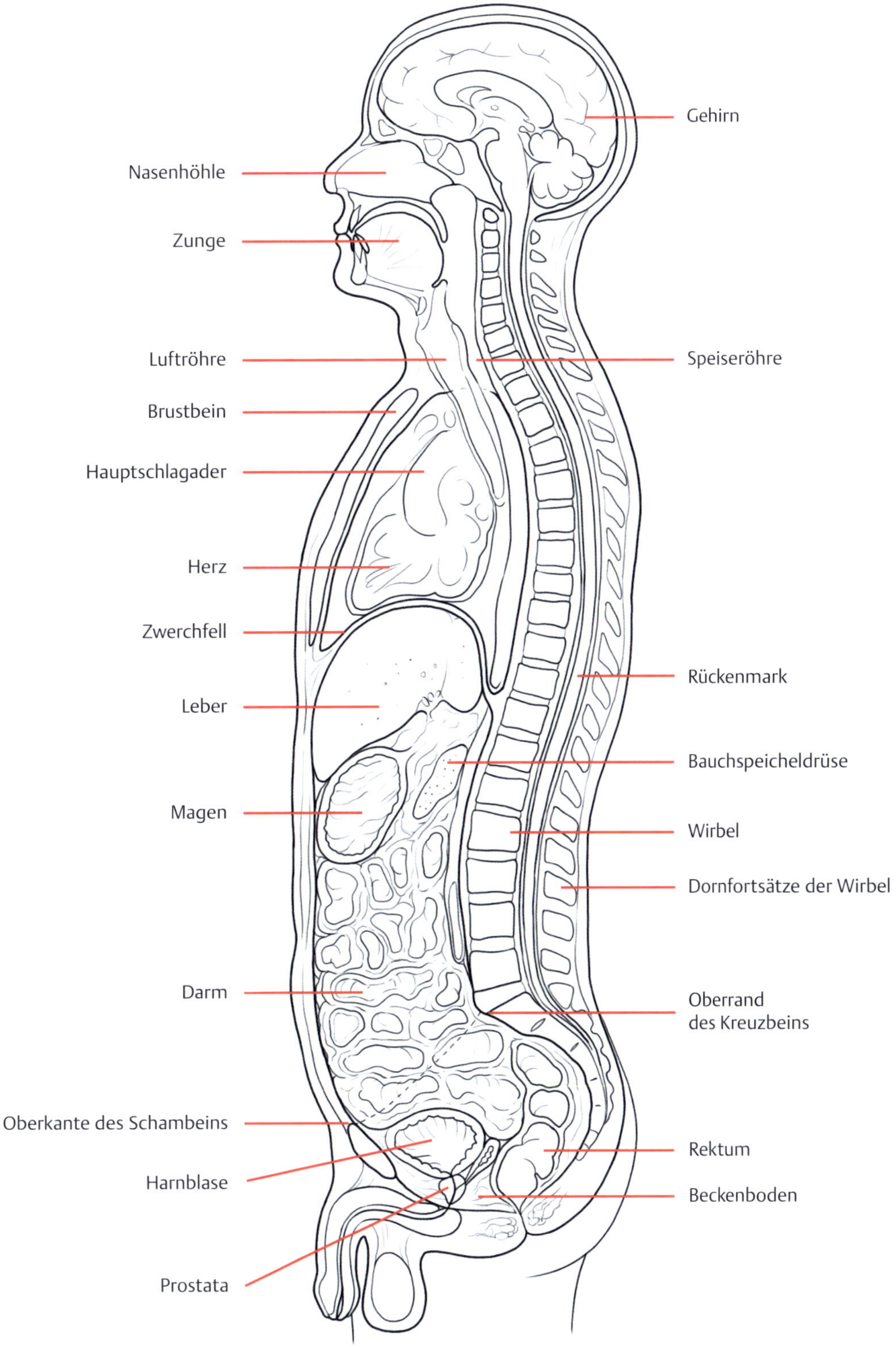

Gehirn
Nasenhöhle
Zunge
Luftröhre
Speiseröhre
Brustbein
Hauptschlagader
Herz
Zwerchfell
Rückenmark
Leber
Bauchspeicheldrüse
Magen
Wirbel
Dornfortsätze der Wirbel
Darm
Oberrand
des Kreuzbeins
Oberkante des Schambeins
Rektum
Harnblase
Beckenboden
Prostata

Lage- und Richtungsbezeichnungen

„Mein Fahrrad steht da hinten neben der Garage." Im Alltag ist es meist recht einfach, die Lage eines Gegenstands oder eine Richtung zu beschreiben. Schwieriger ist das in der Anatomie. „Die Milz liegt hinter dem Magen." Das stimmt weitestgehend, solange der Mensch steht und man ihn von vorn betrachtet. Liegt er aber zum Beispiel auf dem Rücken, befindet sich die Milz plötzlich unter dem Magen. Um solche Unklarheiten zu vermeiden, hat man sich auf Begriffe geeinigt, die unmissverständlich sind. Die meisten dieser Begriffe stammen von den lateinischen Bezeichnungen für die jeweiligen Körperteile ab.

Anstelle von „oben" und „unten" verwendet man an Kopf und Rumpf:

- **kranial**: in Richtung Kopf (oben; von cranium = Schädel). Beispiel: Das Zwerchfell liegt kranial des Magens.
- **kaudal**: in Richtung Steißbein bzw. Fuß (unten; von cauda = Schwanz). Beispiel: Der Magen liegt kaudal des Zwerchfells.

An den Gliedmaßen spricht man dagegen meist von:

- **proximal**: rumpfnah (zum Rumpf hin, oberhalb). Beispiel: Das proximale Ende des Schienbeins (Tibia) wird als Tibiakopf bezeichnet.
- **distal**: rumpffern (vom Rumpf weg, unterhalb). Beispiel: Distal der Kniescheibe lässt sich das Kniescheibenband tasten.

Weitere wichtige Richtungsangaben sind:

- **ventral**: in Richtung Bauch (vorn; von venter = Bauch). Beispiel: Das Bauchfell überzieht die Ventralfläche der Bauchspeicheldrüse.
- **dorsal**: in Richtung Rücken (hinten; von dorsum = Rücken). Beispiel: Der Harnleiter verläuft dorsal des Eierstocks.
- **lateral**: außen. Beispiel: Der laterale Meniskus ist nahezu O-förmig.
- **medial**: zur Mitte hin. Beispiel: Die Tränenflüssigkeit fließt in Richtung des medialen Augenwinkels.
- **median**: in der Körpermitte. Beispiel: Am gebeugten Rücken sind die Dornfortsätze der Wirbel als höckerige Linie in der Medianen erkennbar.

Und zum Schluss noch eine kurze, aber wichtige Regel: Die Angaben „links" (lat. sinister) und „rechts" (lat. dexter) werden immer **aus Sicht des Patienten** gemacht!

Das gibt's zu tun

Präge dir anhand des Textes und der Abbildung die Richtungsbegriffe gut ein – sie tauchen gerade in Befunden gar nicht so selten auf. Das Bild bietet sich außerdem an, um die Zeichentechnik der Schraffur (S. 8) zu üben. Schau dazu auch in unseren Malkurs auf S. 48! Dort wird erklärt, wie man durch Schraffieren mit Licht und Schatten spielen kann. Damit es für den Anfang nicht zu schwierig ist, hat unser Grafiker schon mit der linken Körperhälfte begonnen.

Frontal-, Sagittal- und Transversalebene

Besonders bei bildgebenden Verfahren wie CT oder MRT spielen neben den Richtungsbezeichnungen auch die Körperebenen eine Rolle. Sie geben an, in welcher Schnittebene das jeweilige Bild angefertigt wurde.

Die **Frontalebene** durchschneidet den Menschen parallel zu Rücken und Bauch. Sie teilt ihn in einen vorderen und einen hinteren Teil.

Die **Sagittalebene** steht rechtwinklig zur Frontalebene. Sie teilt den Menschen in einen linken und einen rechten Teil. Verläuft sie genau in der Mitte (also quasi direkt durch die Nase), wird sie als Medianebene bezeichnet.

Die **Transversalebene** verläuft parallel zu den Fußsohlen. Sie teilt den Menschen in eine obere und eine untere Hälfte.

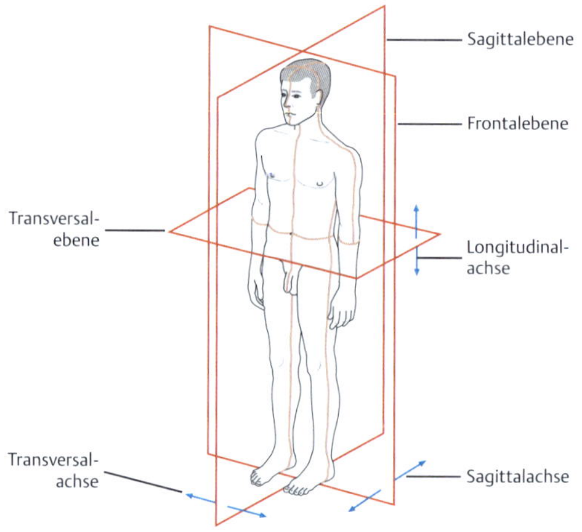

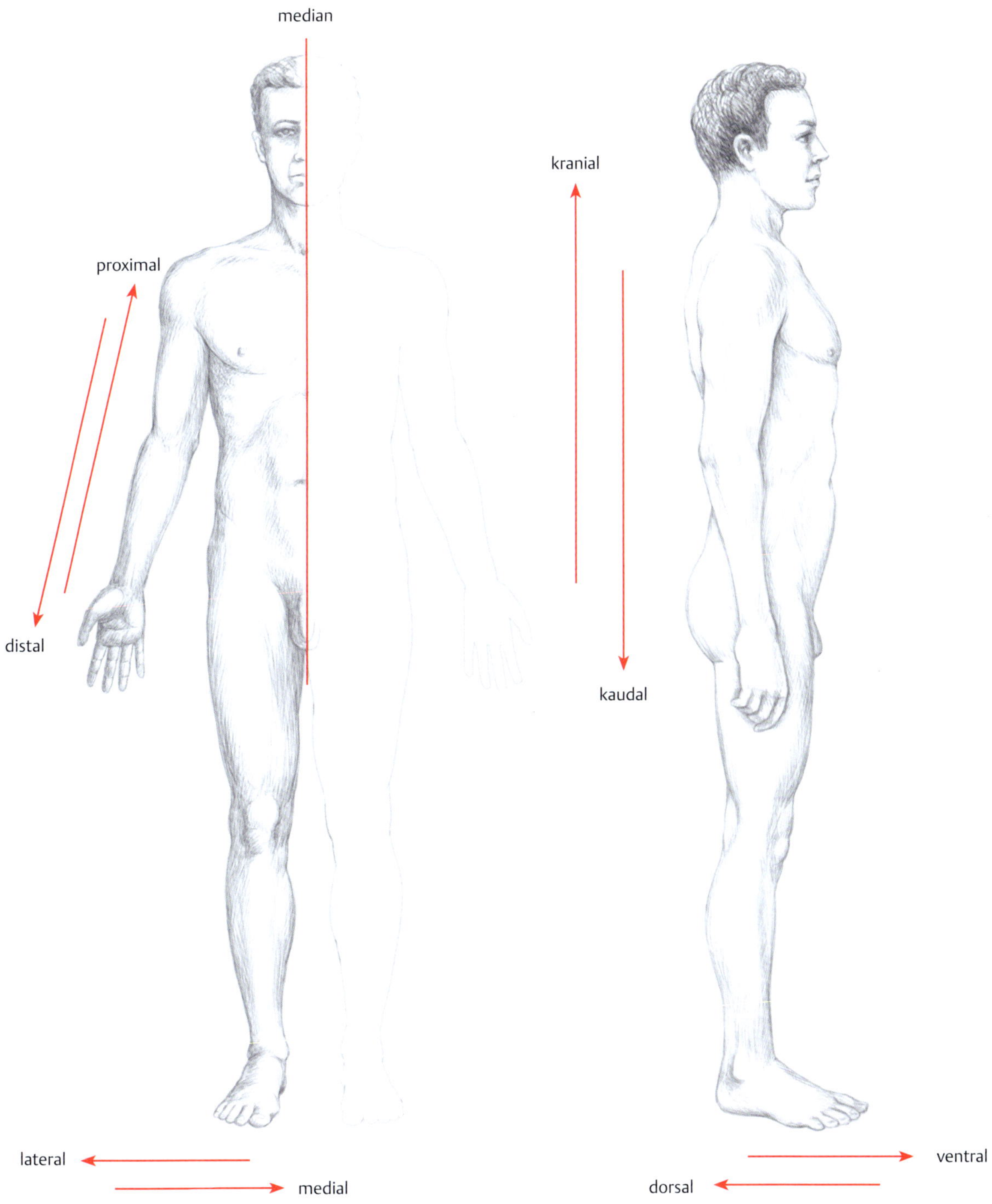
median
proximal
distal
kranial
kaudal
lateral
medial
ventral
dorsal

Histologie
Malkurs: Vergrößerung

Die Histologie ist die Wissenschaft, die sich mit dem Mikrokosmos des Menschen beschäftigt: Aus welchen Bausteinen setzt sich unser Körper zusammen? Welche Merkmale zeichnen diese Strukturen aus und wie funktionieren sie? Wie erkennt man, ob ein Gewebe so wächst, wie es soll, oder bösartig entartet ist und zum Tumor wuchert? Um diesen Mikrokosmos zu erforschen, bedienen sich Histologen der Mikroskopie. Aber auch Künstler haben Techniken, um kleine Strukturen groß abzubilden.

Geschummelt?

Lange Zeit war Kunst nicht mehr als ein Handwerk und ihr höchstes Ziel die Erschaffung möglichst realistischer (Ab-)bilder. Es ist also kaum verwunderlich, dass alte Meister über die Jahrhunderte viele Verfahren und Tricks entwickelten, um diesem Ideal näher zu kommen.

Vielleicht weißt du bereits, dass Künstler oft unzählige Studien von Objekten anfertigten, auf die sie dann später bei der Erstellung eines großen Werkes zurückgreifen konnten und die sie dann z. B. abzeichneten.

Das Durchpausen hat heute oft einen schlechten Ruf, dabei hat sogar Michelangelo seine Vorlagen mit Hilfe eines einfachen Siebdruckverfahrens direkt auf seine Leinwände übertragen und Dürer hat sich von einer komplizierten Fadenkonstruktion beim perspektivischen Zeichnen helfen lassen. Sogar Glasscheiben wurden als Hilfsmittel eingesetzt: Das Motiv wurde einfach hinter der Scheibe platziert und der Künstler zeichnete es direkt auf dem Glas nach. Später konnte die Zeichnung dann ganz einfach wieder auf ein Papier durchgepaust werden.

Kopieren, Nachzeichen, Durchschlagen und Konstruieren, das alles können legitime Taktiken sein, um ans Ziel zu kommen und gleichzeitig dazuzulernen!

Velum – das Fadengitter

Leon Battista Alberti hat ein sehr mächtiges Handwerkszeug entwickelt: Das Fadengitter, auch Velum genannt, beschrieb er das erste Mal in seiner Abhandlung „Della Pittura“ (1435/1436). Als Velum dient z. B. nicht mehr als ein mit einem quadratischen Raster besticktes durchsichtiges Tuch oder ein mit Fäden bespannter Rahmen. Diese Zeichenhilfe wird zwischen den Künstler und das Sujet gehängt und vereinfacht es, das Model perspektivisch korrekt aus dem dreidimensionalen Raum auf das Papier zu übertragen.

Das gleiche Raster, das der Maler z. B. zwischen sich und seinem Model sieht, kann auf das Papier oder die Leinwand gezeichnet werden. Das Sujet kann dann Teil für Teil, Kästchen für Kästchen analysiert und transferiert werden.

Geometrische Verkürzungen in einer perspektivisch räumlichen Darstellung des Bildes können so besonders gut erkannt werden.

Bekannt wurde die Vorrichtung in Künstlerkreisen vor allem durch Albrecht Dürer, der sie (1525) in einem Holzschnitt darstellte.

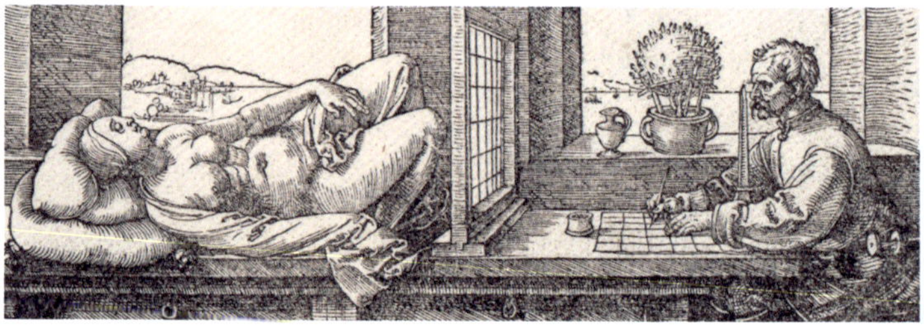

© bpk/Kupferstichkabinett, SMB/Volker-H. Schneider

Das Raster kommt dir eventuell bekannt vor. Häufig findet man simple so aufbereitete Bilder in Gestaltungs- oder Beschäftigungsbüchern für Kinder. Tatsächlich kann man jedes beliebige Motiv ganz einfach mit Hilfe der Fadengittertechnik beliebig vergrößern und verkleinern.

Selbst rastern

Um dein Lieblingsbild für die Arbeit mit dem Raster vorzubereiten, brauchst du einen Ausdruck des Bildes oder Fotos, ein Lineal, eine Nadel oder einen Bleistift und einen Cutter oder eine Schere.

1. Miss die Längsseite deiner Bildvorlage ab und teile sie z. B. durch sechs. Diese Zahl ergibt die Seitenlänge deiner Rasterquadrate.
2. Zeichne nun das Raster über das Bild: Setze dafür zunächst an der Oberkante deines Bildes Hilfspunkte in dem von dir berechneten Abstand, indem du mit der Nadel hineinstichst oder mit sachtem Druck Linien einritzt. Wiederhole nun dasselbe im jeweils gleichen Abstand auch an den anderen Seiten. Die Vierecke am äußeren rechten Rand sind eventuell nicht genau so breit wie deine anderen, das ist aber gar nicht schlimm.
3. Mit Hilfe des Lineals ziehst du anschließend mit der Nadel oder dem Bleistift waagrechte und lotrechte Linien zwischen deinen Hilfspunkten. Die Nadel kannst du benutzen, wenn dein Ausgangsbild dunkel genug ist, so dass die Lichtlinien darauf auch sichtbar sind. Der Vorteil der Nadellinien ist, dass sie kaum etwas vom Originalbild unkenntlich machen.
4. Nun musst du das Raster 1:1, als Vergrößerung oder Verkleinerung auf dein Arbeitsmedium übertragen. Willst du, dass deine Kopie in ihrer Größe vom Original abweicht, dann musst du nur den Wert deiner berechneten Rasterquadrateseitenlänge nach deinen Wünschen vergrößern oder verkleinern. Die eventuell abweichenden letzten Spalten in Höhe und Breite musst du dann an deinem Original ausmessen und nach den gleichen Regeln umrechnen.

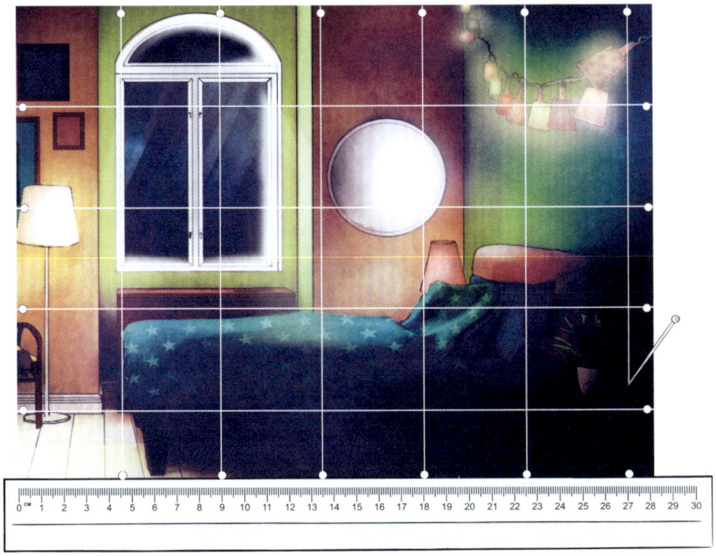

Um das Übertragen zu vereinfachen, kannst du auch noch ein Abdeckfenster erstellen. Dafür brauchst du ein Blatt Papier, das idealerweise doppelt so groß wie deine Vorlage ist. In dessen Mitte zeichnest du nun ein Quadrat, das in der Größe deinem Raster auf dem Original entspricht, und schneidest es aus. Lege dieses Abdeckfenster so auf deine Vorlage, dass nur eines der Rasterkästchen zu sehen ist. So kannst du dich voll und ganz auf das Übertragen eines Bereiches nach dem anderen fokussieren.

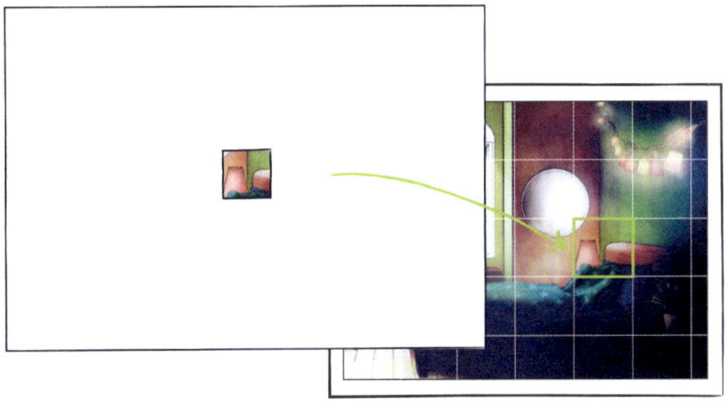

RASTER-Elektronenmikroskop

Das RASTER-Elektronenmikroskop (REM), erfunden 1937 von Manfred von Ardenne, ist heute eines der wichtigsten Instrumente der Wissenschaft, um den Mikrokosmos der menschlichen Gewebe zu erforschen. Wie anno dazumal Signor Alberti teilt auch das REM ein beobachtetes Bild der Natur in ein Raster auf, das systematisch betrachtet (abgetastet) wird – hier allerdings nicht von dem Auge eines Künstlers, sondern von einem Elektronenstrahl.

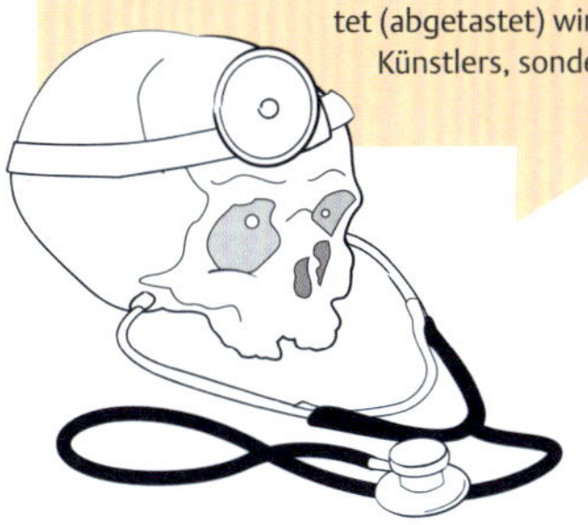

Allgemeiner Zellaufbau

Unser Körper besteht aus mehreren Billionen Zellen, von denen die meisten hochspezialisiert sind. So haben z. B. Knochenzellen eine Stützfunktion, in den Leberzellen laufen Stoffwechselprozesse ab, und die Muskelzellen dienen der Bewegung.

Die meisten unserer Körperzellen sind zwischen 10 µm und 20 µm groß (1 µm ist 1 Tausendstel Millimeter). Mit einem Durchmesser von 6–8 µm sind die Lymphozyten die kleinsten Zellen, während Nervenzellen mit ihren Ausläufern eine Länge von bis zu 1 m erreichen.

Wegen ihrer unterschiedlichen Aufgaben unterscheiden sich die Körperzellen zwar in Form und Größe, haben aber prinzipiell denselben Aufbau: Sie bestehen aus einer Zellmembran, dem Zytoplasma und verschiedenen Zellorganellen.

Die **Zellmembran** bildet die „Außenhaut" der Zelle und umschließt das Zytoplasma. Sie besteht aus einer zweilagigen Schicht, der Phospholipiddoppelschicht. Zwischen den Lipiden liegen verschiedene Proteine. Sie können als periphere Membranproteine entweder auf der Innen- oder auf der Außenseite der Membran sitzen oder als Transmembranproteine die Membran komplett durchspannen. Bei den Transmembranproteinen kann es sich z. B. um Rezeptoren handeln, die Informationen aus der Umgebung der Zelle ins Zellinnere leiten, oder um Kanäle, durch die Ionen oder Moleküle die Zelle verlassen oder betreten können. Zu den peripheren Membranproteinen zählen u.a. Proteine, die Kontakte mit anderen Zellen eingehen, um Zellverbände (Gewebe) zu bilden. Der Außenseite der Zellmembran ist die **Glykokalyx** aufgelagert, eine Schicht aus mehrkettigen Zuckerresten (Polysacchariden).

Das **Zytoplasma** füllt das Zellinnere (Intrazellularraum) aus und umgibt die Zellorganellen. Es besteht aus dem flüssigen **Zytosol** und dem **Zytoskelett**. Das Zytosol besteht größtenteils aus Wasser. Das Zytoskelett ist das Stützgerüst der Zelle. Es kann außerdem bei Bewegungen der Zelle oder Transportprozessen innerhalb der Zelle eine Rolle spielen. Das Zytoskelett ist aus Proteinfasern aufgebaut, den sog. Filamenten.

Das gibt's zu tun

Vervollständige die Beschriftung der Membranbestandteile! Die passenden Begriffe findest du im Text. Koloriere außerdem die Zellbestandteile: Verwende beispielsweise für die Membranproteine Blautöne und für die Zuckerreste ein kräftiges Rot. Die Lipiddoppelschicht kannst du einfarbig gestalten oder den Köpfchen der Lipide eine andere Farbe geben als den Schwänzen. Dabei kannst du, wenn du möchtest, auch die Zeichentechnik des Schummerns (S. 8) üben.

Einzellige Riesen

Neben den Mehrzellern gibt es auch Organismen, die aus nur einer einzigen Zelle bestehen. Die meisten der rund 40 000 Einzellerarten sind nur wenige Mikrometer groß, es gibt unter ihnen aber auch wahre Riesen. Der größte bisher entdeckte Einzeller ist die **Grünalge *Caulerpa***. Von außen ähnelt sie mit verzweigten blatt- und wurzelähnlichen Strukturen einem mehrzelligen Seegras und erreicht eine Höhe von bis zu 1 m. Umso verblüffter waren die Forscher, als sie feststellten, dass es sich bei dieser Alge um einen Einzeller handelt – der allerdings mit mehreren Zellkernen ausgestattet ist. Auch im Bereich der tierischen Einzeller gab es einen Riesen zu vermelden: den **Nummuliten *Cycloclypeus carpenteri***. Die Nummuliten werden auch als Münzsteine bezeichnet. Diesen Namen haben die Wurzelfüßler von ihrem Aussehen: Sie bilden eine linsenförmige Kalkschale aus, die das Zytoplasma umgibt.

Der Durchmesser dieser Kalkschale erreichte beim – inzwischen allerdings ausgestorbenen – *Cycloclypeus carpenteri* 13 cm.

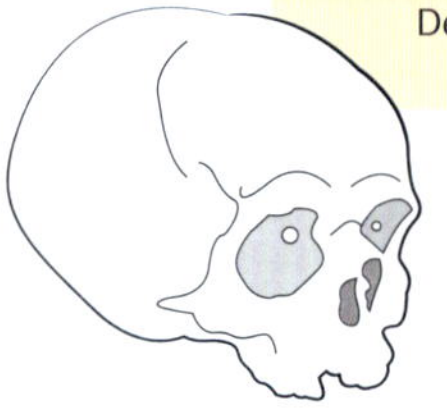

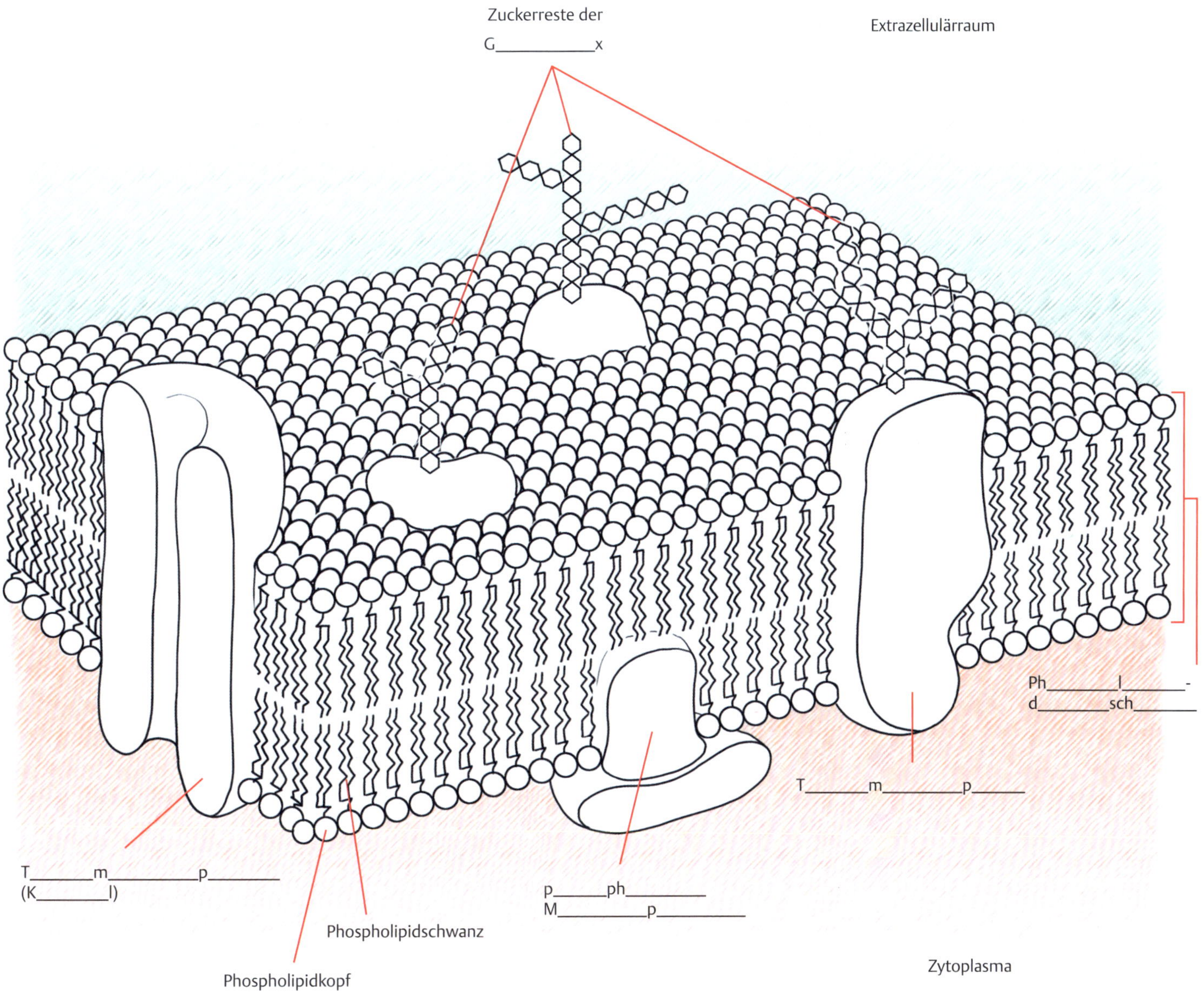

Zuckerreste der
G___________x
Extrazellulärraum
Ph________l_______-
d________sch_______
T_______m_________p______
T_______m__________p________
(K________l)
p______ph_________
M__________p_________
Phospholipidschwanz
Phospholipidkopf
Zytoplasma

Zellorganellen

Der **Zellkern** (Nukleus) regelt die Aktivität und die Funktion der Zelle, indem er bestimmt, wann welche Proteine gebildet werden. Er ist das größte Zellorganell und kommt – mit Ausnahme der roten Blutkörperchen – in jeder Zelle vor. Er besteht aus der Kernmembran, dem Kernplasma und den Kernkörperchen (Nukleoli) und enthält die DNA in Form von Chromosomen. Im Kern findet der 1. Schritt der Proteinsynthese statt, die **Transkription**: Er stellt den RNA-Abdruck eines Gens her, also eines bestimmten DNA-Abschnitts. Dieser Abdruck, die sog. mRNA, gelangt durch Poren der Kernmembran ins Zytoplasma zu den Ribosomen.

Die **Ribosomen** sind für die Bildung von Proteinen zuständig. Hier läuft der 2. Schritt der Proteinsynthese ab: Bei der **Translation** wird die mRNA in das jeweilige Protein übersetzt, indem die entsprechenden Aminosäuren aneinandergereiht werden. Die Ribosomen können auf dem rER (s.u.) sitzen oder frei im Zytoplasma liegen. Ribosomen bestehen aus RNA und Proteinen, sie besitzen keine Zellmembran. Ihre Untereinheiten werden von den **Kernkörperchen** gebildet und gelangen durch die Kernporen ins Zytoplasma, wo sie sich zu den Ribosomen zusammensetzen.

Das **endoplasmatische Retikulum** (ER) durchzieht als Hohlraumsystem das Zytoplasma aller kernhaltigen Zellen. Wenn auf seiner Membran Ribosomen sitzen, spricht man vom rauen endoplasmatischen Retikulum (rER), falls nicht, vom glatten endoplasmatischen Retikulum (sER; s steht für englisch smooth). Das **rER** ist für die Bildung von Proteinen zuständig. Es steht mit dem Zellkern in Kontakt. Das **sER** bildet Fettsäuren, Lipide und Hormone. In den Zellen der Skelett- und Herzmuskulatur speichert es außerdem Kalzium. Das sER steht mit dem rER in Verbindung.

Die Proteine, die vom rER gebildet werden, verpackt der **Golgi-Apparat** in kleine Transportbläschen. In diesen sog. **Vesikeln** können sie dann aus der Zelle geschleust und an ihren Bestimmungsort transportiert werden. Auch bei dem Golgi-Apparat handelt es sich um ein Hohlraumsystem, das von einer Membran umschlossen wird.

Die **Mitochondrien** erzeugen die Energie, die das jeweilige Organ benötigt. Die Energie wird in Form von ATP (Adenosintriphosphat) bereitgestellt und entsteht durch die Reaktionen des Zitratzyklus und der Atmungskette, die in den Mitochondrien ablaufen. Mitochondrien kommen in allen Zellen vor. Sie sind das einzige Zellorganell mit einer eigenen DNA.

Die **Lysosomen** bauen Material ab, das nicht mehr benötigt wird (überalterte Zellbestandteile oder zellfremde Stoffe). Die kugeligen Gebilde entstehen im Golgi-Apparat. Sie werden von einer Membran begrenzt und enthalten in ihrem Inneren Enzyme.

Die **Zentriolen** befinden sich in der Nähe des Kerns. An diesen zylinderförmigen Proteinen heftet sich während der Mitose und der Meiose die Teilungsspindel an.

Das gibt's zu tun

Welches Zellorganell ist welches? Ergänze die Namen der jeweiligen Zellstruktur! Als kleine Hilfe haben wir ihre Hauptfunktion schon angegeben. Wenn du Zeit und Lust hast, färbe noch die unterschiedlichen Zellorganellen in verschiedenen Farben ein. Viele Menschen können sich dadurch z. B. die Größenverhältnisse der Organellen besser merken.

Farbe für den Mikrokosmos

Nach der Erfindung der Lichtmikroskopie vor ca. 400 Jahren stand das Tor zum Mikrokosmos eigentlich weit offen. Doch was die ersten Histologen beim Blick in diese Welt sahen, war leider nur eine schwer zu differenzierende, kontrastarme Masse. Das änderte sich erst mit der Entdeckung der sogenannten **„Färbetechniken"**. Ein Pionier dieser Methoden war der deutsche Anatom Joseph von Gerlach. Er färbte 1847 die Zellkerne von Endothelzellen mit Karminrot, wodurch sie sich sehr viel besser als bislang vom übrigen Zellinhalt differenzieren ließen. Den Durchbruch brachte 1884 allerdings die Einführung der „Kombifärbung" mit **Hämatoxylin-Eosin**. Hämatoxylin färbt basophile Zellbestandteile wie den Zellkern violett ein. Eosin färbt azidophile Strukturen wie die Zellplasmaproteine rot. Bis heute arbeiten Histopathologen mit dieser sogenannten „HE-Färbung", um sich z. B. nach einer Biopsie schnell ein Bild über die Gut- bzw. Bösartigkeit einer Gewebeprobe zu machen.

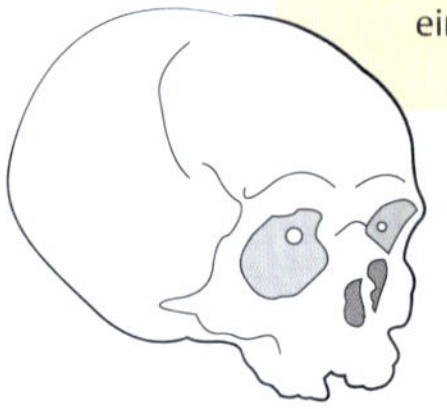

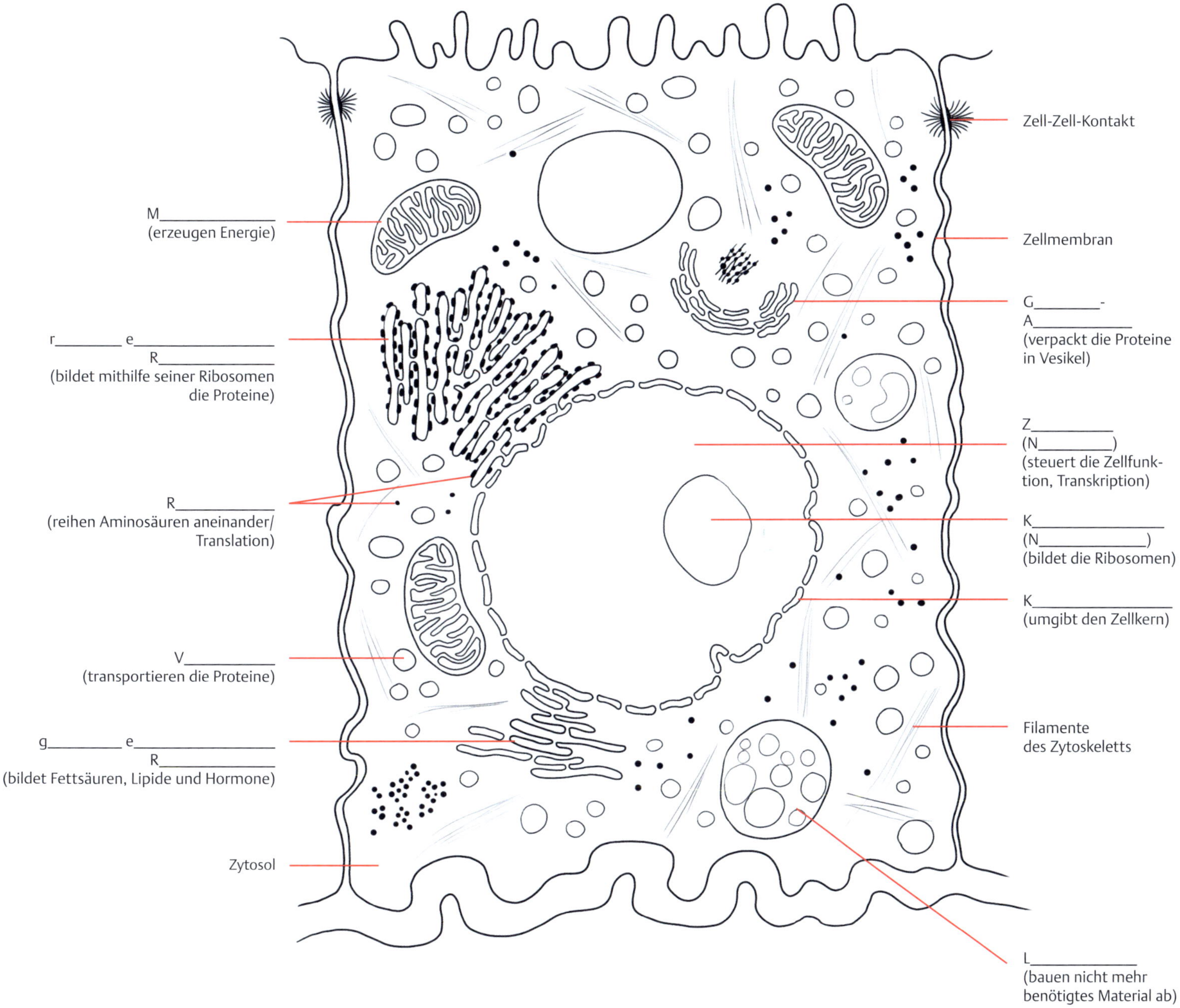
M______________
(erzeugen Energie)
r________ e________________
R______________
(bildet mithilfe seiner Ribosomen
die Proteine)
R___________
(reihen Aminosäuren aneinander/
Translation)
V___________
(transportieren die Proteine)
g________ e________________
R______________
(bildet Fettsäuren, Lipide und Hormone)
Zytosol
Zell-Zell-Kontakt
Zellmembran
G________-
A____________
(verpackt die Proteine
in Vesikel)
Z__________
(N_________)
(steuert die Zellfunk-
tion, Transkription)
K_______________
(N____________)
(bildet die Ribosomen)
K________________
(umgibt den Zellkern)
Filamente
des Zytoskeletts
L____________
(bauen nicht mehr
benötigtes Material ab)

Chromosomen

Beim Menschen sind die **Erbinformationen** in Form der DNS gespeichert. DNS steht für „Desoxyribonukleinsäure“, inzwischen wird allerdings häufiger die englische Abkürzung **DNA** (desoxyribonucleic acid) verwendet. Die DNA enthält alle Informationen, die eine Zelle benötigt, um Proteine herzustellen. Die jeweiligen Informationen hierfür sind in der DNA an bestimmten Abschnitten hinterlegt. Diese DNA-Abschnitte werden als **Gene** bezeichnet. Ein Mensch besitzt zwischen 30000 und 40000 unterschiedliche Gene.

Die DNA setzt sich aus 4 verschiedenen Nukleinbasen (Guanin, Cytosin, Thymin und Adenin), Zuckermolekülen (Desoxyribose) und Phosphatresten zusammen. Sie ist in Form einer **Doppelhelix** aufgebaut. Damit die DNA, die in gestrecktem Zustand fast 2 m lang wäre, im Zellkern untergebracht werden kann, muss sie klein verpackt sein. Dazu wickelt sie sich um bestimmte Proteine, die **Histone**, die wiederum spiralig angeordnet sind. Dieses Gebilde aus DNA und Histonen wird als **Chromatid** bezeichnet. Eine Einschnürung, das Zentromer, unterteilt jedes Chromatid in 1 kurzen und 1 langen Arm.

Kurz vor der Zellteilung besteht jedes **Chromosom** aus 2 Chromatiden, die über ihr Zentromer miteinander verbunden sind. In ruhenden Zellen besteht das Chromosom aus nur 1 Chromatid.

Beim Menschen enthalten sowohl die Eizellen als auch die Spermien jeweils 23 Chromosomen (haploider Chromosomensatz). Die übrigen Körperzellen verfügen über **46 Chromosomen** (diploider Chromosomensatz), von denen jeweils die Hälfte vom Vater bzw. von der Mutter stammt. Es liegen also alle Chromosomen paarweise vor. Eine Ausnahme bilden die männlichen Geschlechtschromosomen: Dieses Chromosomenpaar besteht aus einem X-Chromosom, das von der Mutter stammt, und einem Y-Chromosom, das der Vater beigetragen hat.

Die gesamte Erbinformation eines Organismus wird unter dem Begriff **Genom** zusammengefasst.

Das gibt's zu tun

Rechts im Bild siehst du den diploiden Chromosomensatz, wie er in nahezu allen Körperzellen vorkommt. Färbe jeweils das väterliche Chromosom blau und das mütterliche rot ein. Achtung beim männlichen Geschlechtschromosom!
Bei dem Chromosom links im Bild handelt es sich um ein Chromosom kurz vor der Zellteilung, Es besteht deshalb aus 2 Chromatiden (2 DNA-Strängen). Gib jedem Chromatid eine eigene Farbe! Stelle dabei den kurzen Arm heller dar als den langen. Dafür bietet sich wieder die Schraffur (S. 8) an (oder nimm einfach 2 unterschiedliche Stifte ...).

Trisomie 21

Bei der **Trisomie 21** (Down-Syndrom) kommt das Chromosom 21 nicht paarweise, sondern dreifach in den Körperzellen vor. Ursache kann ein Fehler während der Meiose sein: Bei den Reifeteilungen erfolgt die Trennung der Chromosomen oder Chromatiden nur unvollständig, sodass in der Keimzelle das Chromosom doppelt anstatt einfach vorliegt. Bei der Befruchtung kommt das Chromosom des anderen Elternteils dazu, wodurch die Trisomie entsteht.

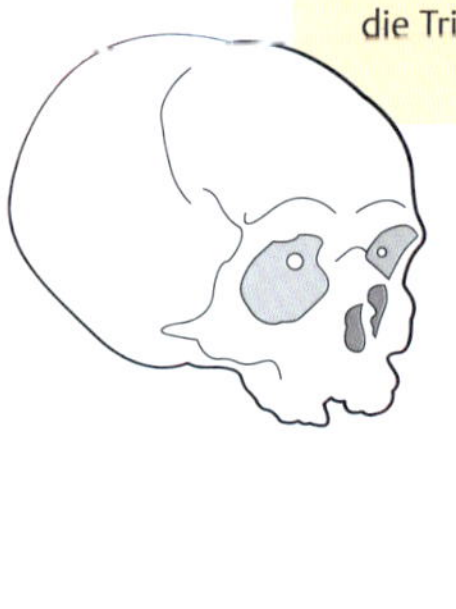

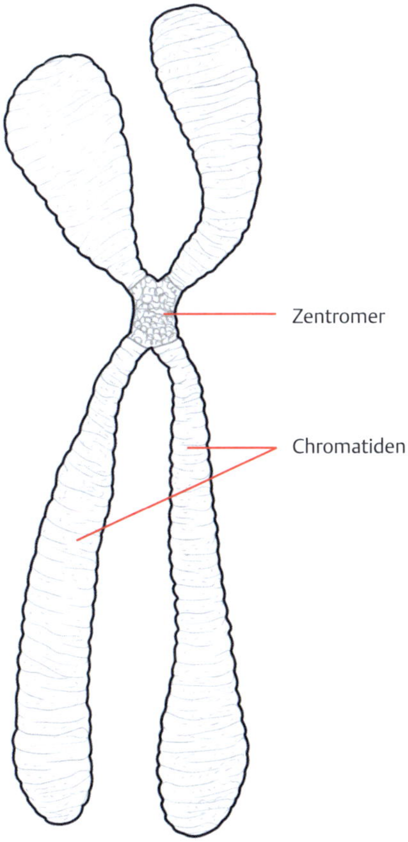

Zentromer
Chromatiden

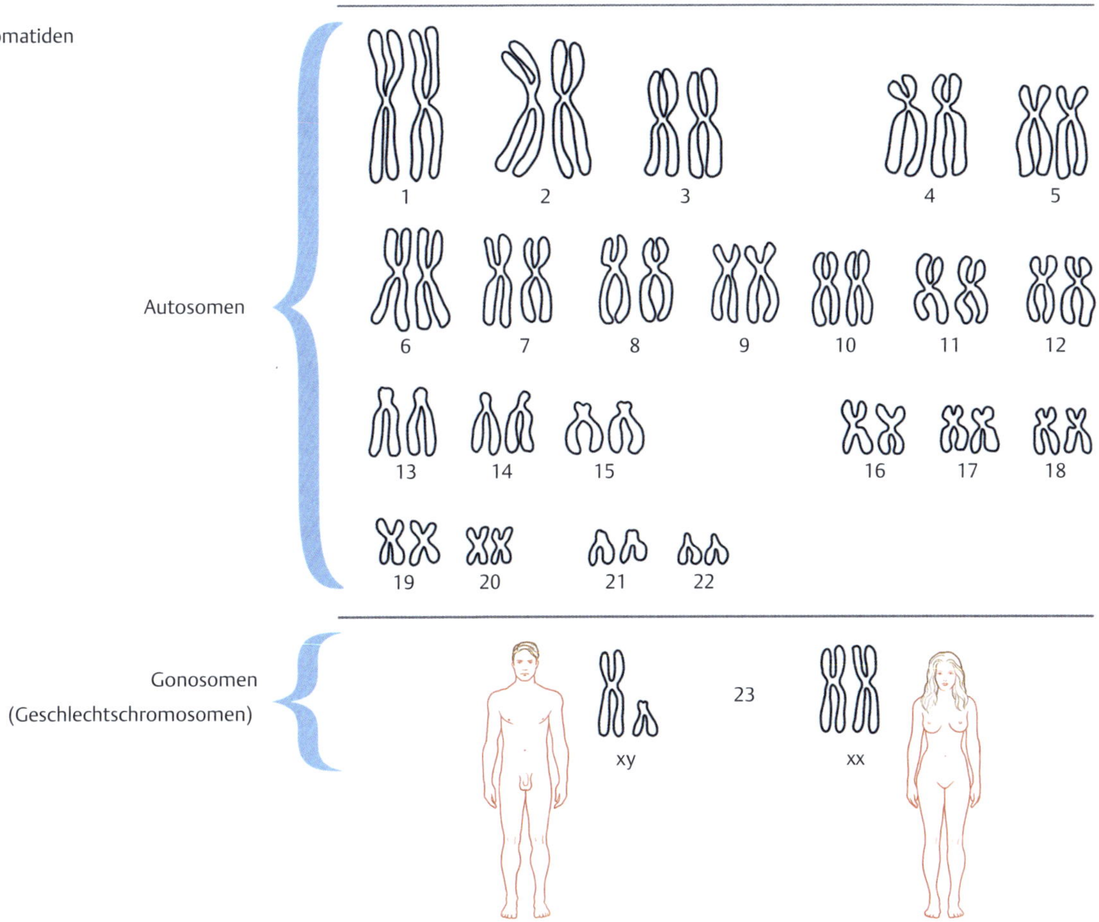

Autosomen
1
2
3
4
5
6
7
8
9
10
11
12
13
14
15
16
17
18
19
20
21
22
Gonosomen
(Geschlechtschromosomen)
xy
23
xx

Allgemeiner Gewebeaufbau

Ein **Gewebe** setzt sich aus Zellen und Interzellularsubstanz zusammen. Die Zellen haben dabei alle dieselbe Funktion und sind miteinander verbunden. Die **Interzellularsubstanz** befindet sich in den Zellzwischenräumen, die in ihrer Gesamtheit als **Interstitium** bezeichnet werden.

Organe bestehen häufig aus unterschiedlichen Geweben. Dasjenige, das für die Organfunktion zuständig ist, wird als **Parenchym** bezeichnet. Das Stützgewebe (**Stroma**) gibt dem Organ seine Form.

Man unterscheidet 4 Grundgewebearten:

- das Epithelgewebe,
- das Binde-, Stütz- und Fettgewebe,
- das Muskelgewebe und
- das Nervengewebe.

Epithelgewebe

Epithelgewebe kommt im Körper an vielen Stellen vor. Über Zell-Zell-Kontakte sind seine Zellen eng miteinander verbunden. Sie sitzen immer einer Basalmembran (Faserschicht) auf. Epithelgewebe enthält keine Blutgefäße.

Die **Oberflächenepithelien** (Deckepithelien) dienen dem Schutz der darunter liegenden Strukturen und sind auch an Transportprozessen beteiligt. Sie werden nach der Anzahl der Zellschichten bzw. -reihen und der Form der Zellen in der oberen Schicht eingeteilt:

Sind die Zellen der oberen Schicht breiter als hoch (also platt), spricht man von einem **Plattenepithel**. Es kann aus einer oder aus mehreren Schichten bestehen. Die obere Schicht kann verhornen, wie bei der äußeren Haut, oder auch nicht, wie bei den Schleimhäuten.

Besteht die obere Zellschicht aus nahezu quadratischen Zellen, spricht man von einem **kubischen Epithel**. Es besteht meist nur aus 1 Schicht und kommt z. B. in den Ausführungsgängen von Drüsen vor.

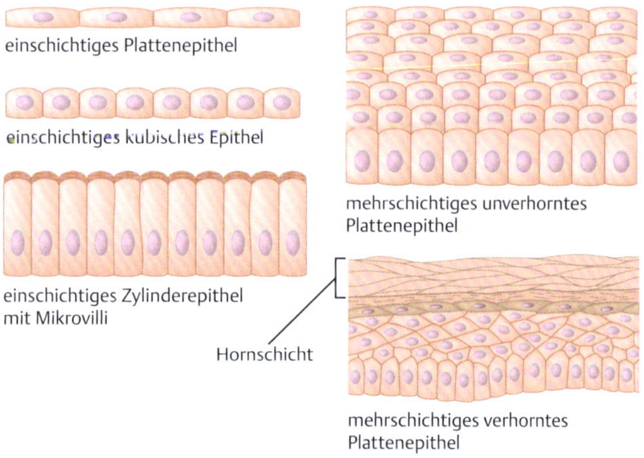

Sind die Zellen höher als breit, spricht man von einem **Zylinderepithel**. Es ist ebenfalls meist einschichtig. Eine Sonderform ist das mehrreihige Epithel. Hier sitzen zwar ebenfalls alle Zellen der Basalmembran auf, allerdings sind sie unterschiedlich hoch. Die kürzeren Zellen erreichen nicht die Epitheloberfläche. Sie sind deshalb für die Epithelfunktion weitestgehend ohne Bedeutung, spielen aber eine wichtige Rolle bei der Zellerneuerung. Die Zellen des Zylinderepithels besitzen an ihrer Oberseite häufig kleine Fortsätze. Beim Dünndarmepithel bilden z. B. Mikrovilli einen Bürstensaum, beim Flimmerepithel der Atemwege tragen die Zellen kleine Flimmerhärchen.

Beim dehnbaren **Übergangsepithel** (Urothel) kann sich die Form der Zellen je nach Dehnungsgrad verändern. Übergangsepithelien sind immer mehrschichtig. Sie kommen z. B. in der Harnblase vor.

Die Zellen der **Drüsenepithelien** bilden Sekrete. Exokrine Drüsen geben das Sekret über einen Ausführungsgang nach außen ab. Endokrine Drüsen besitzen keinen Ausführungsgang. Ihr Sekret gelangt in die Blutbahn.

Eine weitere Epithelart ist das Sinnesepithel. Es nimmt über spezialisierte Zellen Reize auf.

Das gibt's zu tun

Auf dem Bild siehst du den histologischen Schnitt eines einschichtigen kubischen Epithels (Querschnitt durch ein Sammelrohr der Niere, HE-Färbung). Um ihn maßstabsgerecht zu vergrößern, übertrage das Bild in das untere Rasterfeld. Ein Zeichentipp: Zeichne erst die Umrisse zart mit Bleistift und koloriere das Bild erst im 2. Schritt. Wähle dabei für das Epithelgewebe eine bestimmte Farbe und für das umgebenden Gewebe eine andere. Falls du dir eher die verschiedenen Anteile der Epithelzellen (Basalmembran, Kern, Zytoplasma usw.) einprägen möchtest, färbe diese jeweils unterschiedlich ein.

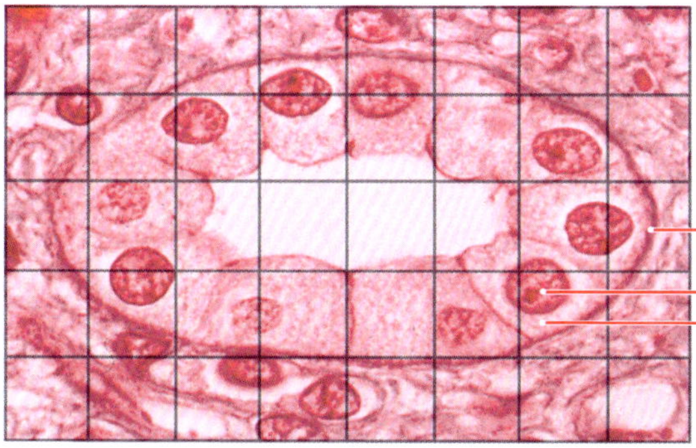
Basalmembran
Zellkern und
Zytoplasma der Epithelzelle

Knorpelgewebe

Das Knorpelgewebe zählt zusammen mit dem Knochengewebe zu den **Stützgeweben**. Es überzieht die Knochenenden und sorgt so für glatte Gelenkflächen. Auch die Zwischenwirbelscheiben und die Menisken bestehen aus Knorpel. Der Luftröhre, der Nase und der Ohrmuschel zum Beispiel verleihen kleine Knorpelstücke ihre Stabilität.

Die ausgereiften Knorpelzellen werden als **Chondrozyten**, ihre Jugendform als **Chondroblasten** bezeichnet. Da die Interzellularsubstanz des Knorpelgewebes viele kollagene Fasern enthält und größere Mengen an Wasser binden kann, ist Knorpel fest und druckelastisch.

Es gibt 3 Knorpelarten:

- **Hyaliner Knorpel** ist besonders druckelastisch. Er kommt im Körper vor allem als Gelenkknorpel vor.
- **Elastischen Knorpel** findet man z. B. in der Ohrmuschel. Er enthält viele elastische Fasern und ist deshalb biegsam.
- **Faserknorpel** ist besonders zugfest. Man findet ihn in den Zwischenwirbelscheiben und Menisken.

Im Gegensatz zum Faserknorpel ist elastischer Knorpel und der hyaline Knorpel, der außerhalb von Gelenken liegt, von Knorpelhaut überzogen.

Nach Verletzungen erholt sich das Knorpelgewebe nur schlecht und meist unvollständig. Der Grund hierfür ist, dass es keine Gefäße besitzt und deshalb über Diffusion ernährt werden muss.

Das gibt's zu tun

Schau dir die Zusammensetzung der verschiedenen Knorpelarten an! Der hyaline Knorpel stammt aus einem Gelenk, der elastische aus dem Kehlkopfdeckel und der Faserknorpel aus einer Zwischenwirbelscheibe. Bei der Anfärbung der histologischen Schnitte wurden unterschiedliche Färbeverfahren verwendet.

Auf der letzten Seite hast du die histologische Abbildung mit Hilfe des Rasters vergrößert, hier kannst du es jetzt einmal ohne versuchen. Dafür haben wir die Platzierung der Knorpelzellen schon grob für dich übertragen. Schau dir außerdem die unterschiedlichen Färbungsintensitäten an und versuche, sie auf deine Vergrößerung zu übertragen. Es kann dir dabei übrigens helfen, die Augen ein bisschen zusammenzukneifen, um Kontraste besser zu erkennen.

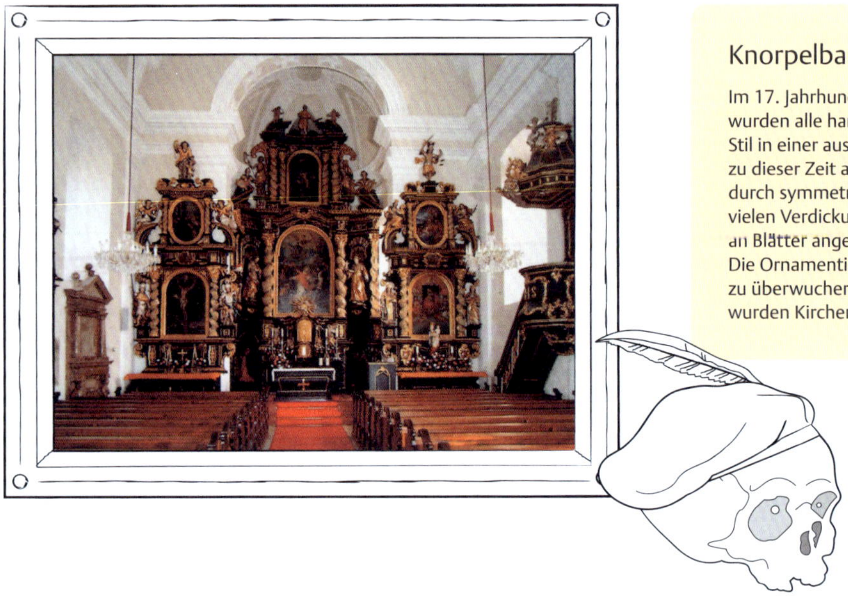

Knorpelbarock

Im 17. Jahrhundert war die plastische Kunst von Extremen geprägt. Es wurden alle handwerklichen Möglichkeiten ausgeschöpft, um den eigenen Stil in einer ausgeprägten Ornamentik zu zeigen. Der **Knorpelstil** entstand zu dieser Zeit aus dem niederländischen Knorpelwerk und zeichnet sich aus durch symmetrisch angeordnete, an Knorpel erinnerende Ornamente mit vielen Verdickungen. Die Elemente, deren Erscheinungsbild normalerweise an Blätter angelehnt ist, erinnern hier eher an verwundene Ohrmuscheln. Die Ornamentik ist sehr ausladend und scheint das Motiv im Zentrum fast zu überwuchern. In Norddeutschland, im Baltikum und in Skandinavien wurden Kirchen und Möbel im Knorpelstil gestaltet. © *Christoph Wurm*

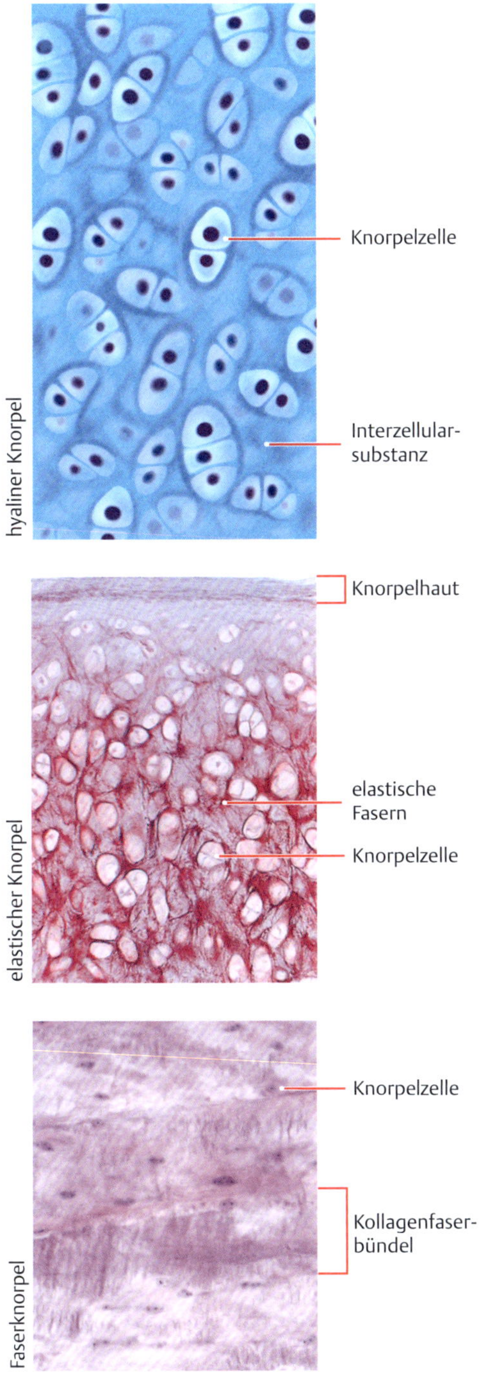
hyaliner Knorpel
Knorpelzelle
Interzellular-
substanz
elastischer Knorpel
Knorpelhaut
elastische
Fasern
Knorpelzelle
Faserknorpel
Knorpelzelle
Kollagenfaser-
bündel

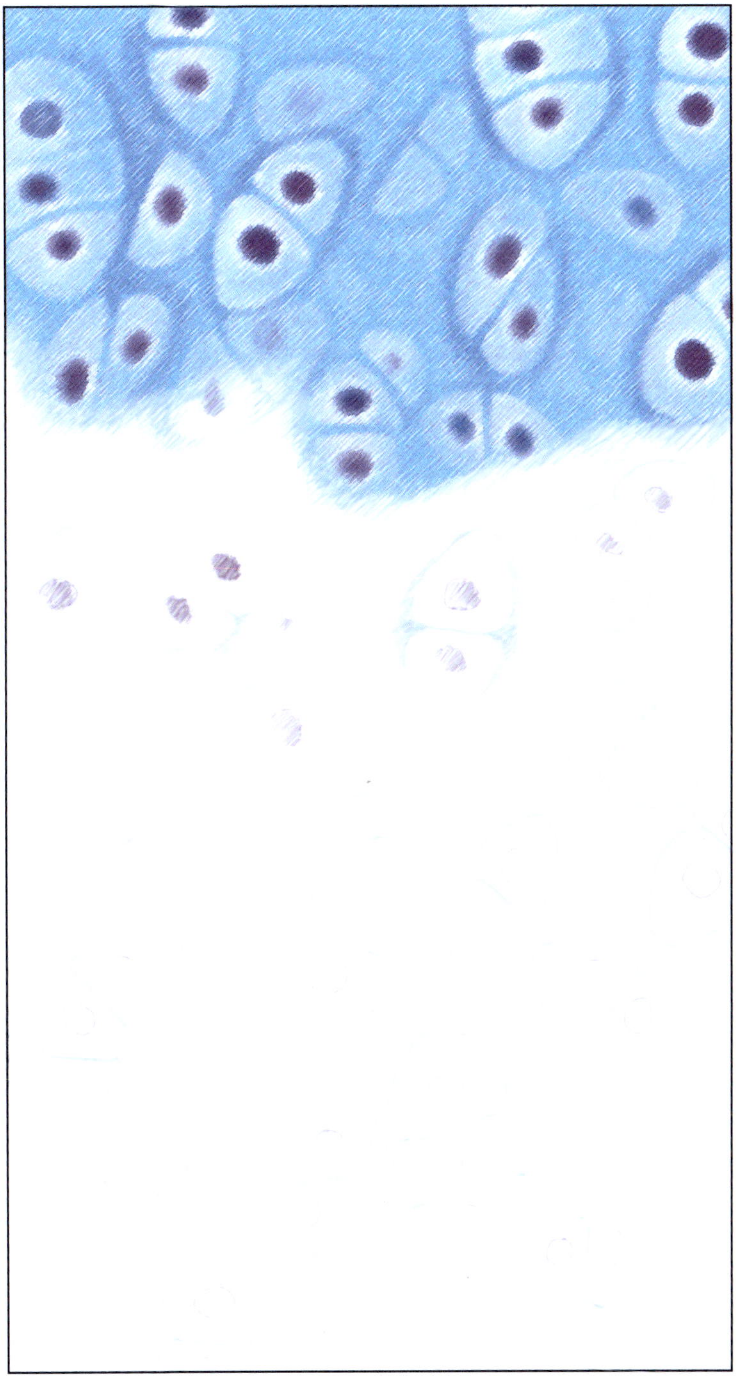

Knochengewebe

Das Knochengewebe besteht aus der **Knochengrundsubstanz** (Mineralstoffe, Proteine, Kollagenfasern) und den **Knochenzellen**. Es zählt zu den härtesten Geweben des menschlichen Körpers. Es ermöglicht als Skelett die aufrechte Körperhaltung und schützt wichtige Organe, wie z. B. das Gehirn. Im Knochengewebe sind außerdem etwa 99 % des gesamten Kalziumvorrats des Körpers gespeichert.

Man unterscheidet 2 Knochenarten: den Geflechtknochen und den Lamellenknochen. Beim **Geflechtknochen** handelt es sich um den Vorläufer des Lamellenknochens, er entsteht z. B. bei der Heilung von Knochenbrüchen. Geflechtknochen enthält viele Knochenzellen und ist nur wenig mineralisiert. Die Kollagenfasern seiner Grundsubstanz sind unregelmäßig angeordnet.

Im Laufe der Zeit wird der Geflechtknochen zum **Lamellenknochen** umgebaut. Bei diesem Vorgang ordnen sich die Kollagenfasern regelmäßig zu sog. Lamellen an. In der Außenschicht des Knochens lagern sich die Lamellen zu kleinen Zylindern zusammen, den Osteonen. Den Raum zwischen den Osteonen füllen die sog. Schaltlamellen. Insgesamt entsteht so eine sehr dichte Knochenschicht, die als **Kompakta** bezeichnet wird. Im Inneren des Knochens sieht es anders aus: Hier lagern sich die Lamellen zu feinen Knochenbälkchen zusammen, den Trabekeln. Die Trabekel wiederum bilden ein verzweigtes Gerüst, das als **Spongiosa** bezeichnet wird. Zwischen den Trabekeln liegen kleine Hohlräume. Dort, wo die Trabekel fehlen, entsteht ein größerer Hohlraum, die **Markhöhle** (Kap. 18). Durch diesen Aufbau und seine stärkeren Mineralisierung ist der Lamellenknochen wesentlich belastbarer als der Geflechtknochen.

Der Lamellenknochen wird über feine Blutgefäße ernährt, die in den Havers- und den Volkmann-Kanälen durch die Kompakta ins Knocheninnere ziehen.

Das Knochengewebe wird sowohl außen als auch innen von einer **Knochenhaut** überzogen. Sie besteht aus Bindegewebe und den Knochenvorläuferzellen (Osteoprogenitorzellen), die bei der Knochenheilung eine wichtige Rolle spielen. Die Knochenhaut wird außen als Periost und innen als Endost bezeichnet.

Obwohl das Knochengewebe so hart und stabil ist, wird es ständig umgebaut. Damit passt sich der Knochen an Belastungen an. Auf- und Abbau halten sich dabei die Waage. Für diese Umbauprozesse sind die Knochenzellen verantwortlich. Man unterscheidet 3 Arten von Knochenzellen:

- **Osteoklasten**: Sie bauen Knochengewebe ab, indem sie verkalkte Interzellularsubstanz vernichten.
- **Osteoblasten**: Sie bilden neue Interzellularsubstanz und bauen so Knochengewebe auf. Sie sind die Vorläuferzellen der Osteozyten.
- **Osteozyten**: Sie messen wahrscheinlich die Belastung des Knochens.

Die Aufgaben der Knochenzellen kann man sich mit folgendem Merksatz einprägen: Osteo**b**lasten **b**auen, Osteo**k**lasten **k**lauen.

Das gibt's zu tun

Beim Weiterzeichnen dieses Bildes kannst du ein bisschen ausspannen. Ergänze in der Kompakta die Kreise der Osteonen und die Linien der Schaltlamellen. Hier zeichnest du vermutlich harte Linien mit der Spitze deines Bleistifts. Leichter und luftiger führt man den Stift beim Schraffieren der Trabekel. Allein durch diese beiden unterschiedlichen Arten zu zeichnen merkt man schon, was für eine geniale Struktur sich die Natur beim Lamellenknochen ausgedacht hat.

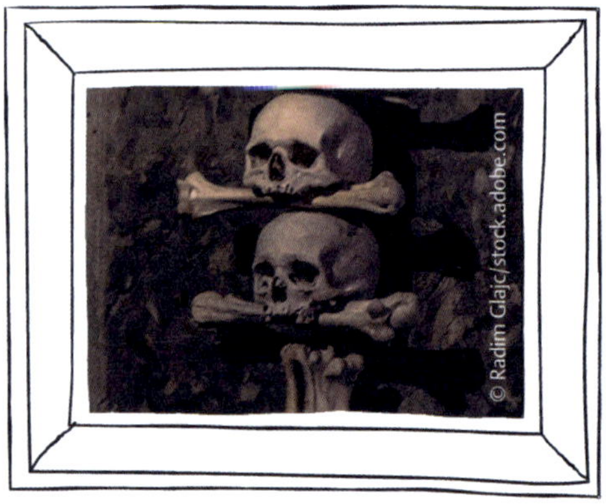

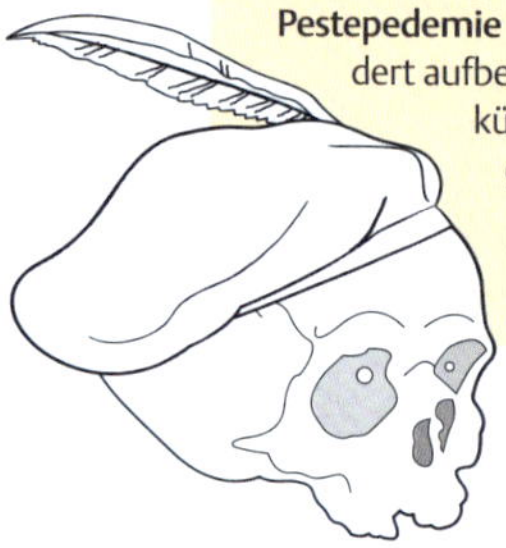

Ungewöhnliche Ruhestätte

Das Sedletz-Ossarium in Kutná Hora in Tschechien ist ein Beinhaus im Untergeschoss der Allerheiligenkirche. Dort werden die knöchernen Überreste von 40 000 Opfern der **Pestepedemie** Mitte des 14. Jahrhunderts und des **Hussitenkriegs** im 15. Jahrhundert aufbewahrt. Etwa 10 000 dieser Skelette wurden 1870 von František Rint künstlerisch in Dekorations- oder zu Einrichtungsgegenstände des Kirchengebäudes umgewandelt. Darunter finden sich zwei menschengroße Abendmahlskelche, ein Jesus-Monogramm, Fialen, ausladende Lüster und Wappenwandschmuck. © *Radim Glajc/stock.adobe.com*

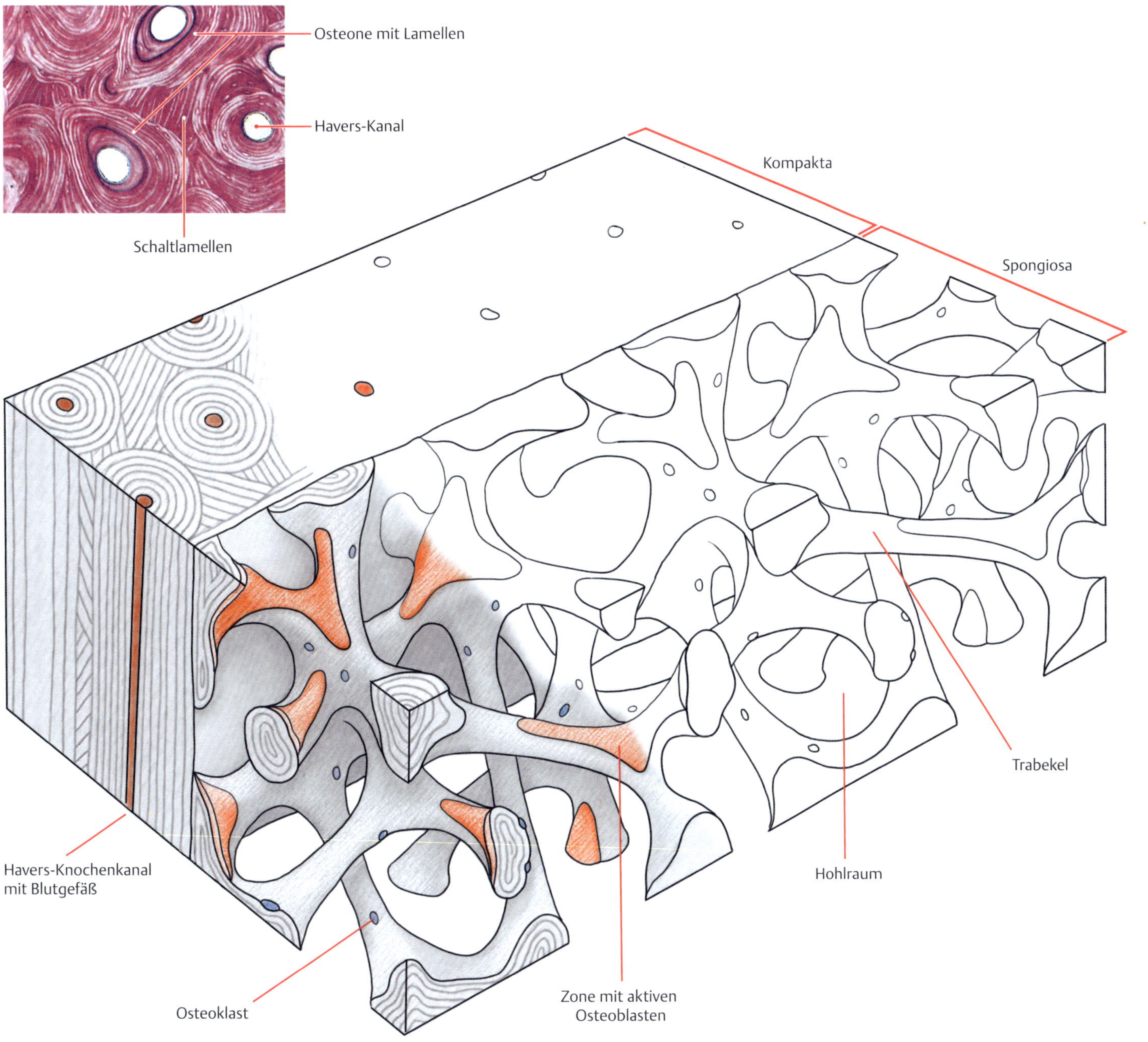
Osteone mit Lamellen
Havers-Kanal
Schaltlamellen
Kompakta
Spongiosa
Trabekel
Hohlraum
Havers-Knochenkanal
mit Blutgefäß
Osteoklast
Zone mit aktiven
Osteoblasten

Bindegewebe und Fettgewebe

Zur Grundgewebeart Binde-, Stütz- und Fettgewebe gehören neben dem Knorpel- und Knochengewebe noch das Bindegewebe im eigentlichen Sinne und das weiße und das braune Fettgewebe. Bis auf das Fettgewebe haben alle Gewebe dieser Gruppe eines gemeinsam: Sie sind aus viel Interzellularsubstanz und nur wenigen Zellen aufgebaut. Ihre **Interzellularsubstanz** besteht aus:

- **Wasser:** Je nach Gewebeart ist der Wasseranteil unterschiedlich hoch.
- **Grundsubstanz:** Sie ist u.a. für das Wasserbindungsvermögen des Gewebes verantwortlich.
- **Bindegewebsfasern:** Man unterscheidet die zugfesten, aber nur wenig dehnbaren kollagenen Fasern von den dehnbaren elastischen Fasern. Sie ziehen sich nach Belastung wieder zusammen.

lockeres Bindegewebe

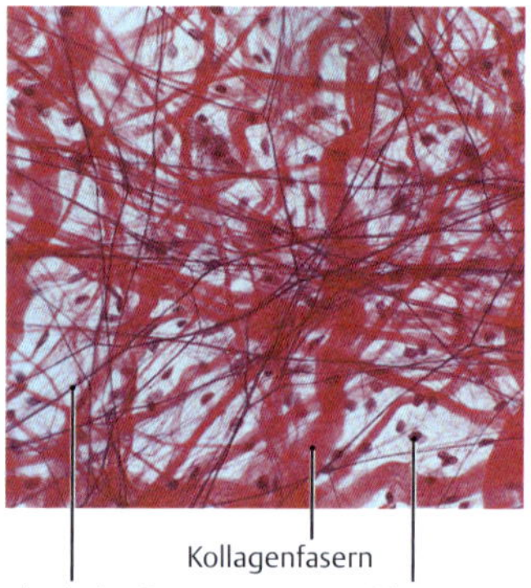

weißes Fettgewebe

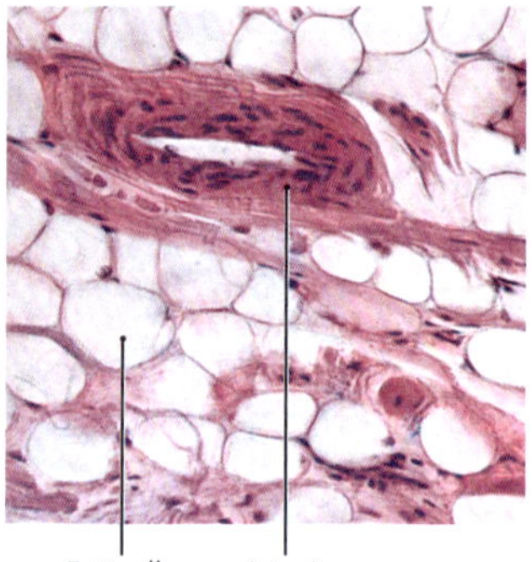

Die reifen **Zellen** des Bindegewebes heißen Fibrozyten und die des Fettgewebes Adipozyten. Häufig findet man außerdem weiße Blutkörperchen, die in das Gewebe eingewandert sind. Sie werden als Histiozyten bezeichnet.

Beim **Bindegewebe** im eigentlichen Sinne unterscheidet man das lockere, das straffe und das retikuläre Bindegewebe. Das **lockere Bindegewebe** kommt im Körper an vielen Stellen vor. Es unterfüttert die Oberflächenepithelien und bildet das Stroma der Organe. In ihm verlaufen Nerven und Blutgefäße. Es besteht hauptsächlich aus Grundsubstanz und enthält nur wenige Zellen und Fasern. Im Gegensatz dazu ist das **straffe Bindegewebe** sehr faserreich. Man findet es im Körper z.B. in Sehnen, Bändern, Organ- und Gelenkkapseln, Knochenhaut oder Herzklappen. Das **retikuläre Bindegewebe** bildet das Grundgerüst der lymphatischen Organe. Es ist ebenfalls reich an Fasern. Sie bilden ein dichtes Netz, in dem sich zahlreiche Histiozyten aufhalten.

Im Gegensatz zum Binde- und Stützgewebe enthält das **Fettgewebe** nur wenig Interzellularsubstanz, sondern besteht überwiegend aus Zellen. In den Fettzellen befinden sich Fetttropfen, die als Energiespeicher dienen. Enthält die Zelle nur 1 großen Fetttropfen, spricht man von **weißem Fettgewebe**, sind es mehrere kleinere Tropfen, von braunem Fettgewebe. Das weiße Fettgewebe hat 2 Aufgaben: Es speichert als Speicherfett Energie. Wird viel Energie in Form von Fett gespeichert, steigt übrigens nicht die Anzahl der Fettzellen, sondern jede einzelne Zelle vergrößert sich. Als Baufett bildet weißes Fettgewebe Polster um Organe, wie z.B. Augapfel oder Niere. Baufett wird erst abgebaut, wenn ein Energiemangel länger andauert. Im Gegensatz zum braunen Fettgewebe ist weißes Fettgewebe nur wenig durchblutet. Der Erwachsene verfügt nur über wenig braunes Fettgewebe. Es dient in erster Linie Säuglingen zur Wärmeproduktion. Erwachsene können Wärme stattdessen durch Muskelzittern erzeugen.

Das gibt's zu tun

Dieses Bild zeigt noch einmal die Spongiosa des Knochens. Aber schau es dir länger an. Zuerst siehst du es vermutlich zweidimensional. Kleine gemusterte Flächen liegen auf einem weißen Hintergrund. Schaust du aber länger darauf, springt das Bild um. Plötzlich erscheint die dreidimensionale Struktur der Trabekel. Solche Bilder, bei denen sich die Wahrnehmung während des Betrachtens verändert, werden Kippbilder genannt. Pack deine Farbstifte aus, schalte dein Gehirn in Leerlauf und schau, was passiert. Zu lernen brauchst du hier nichts.

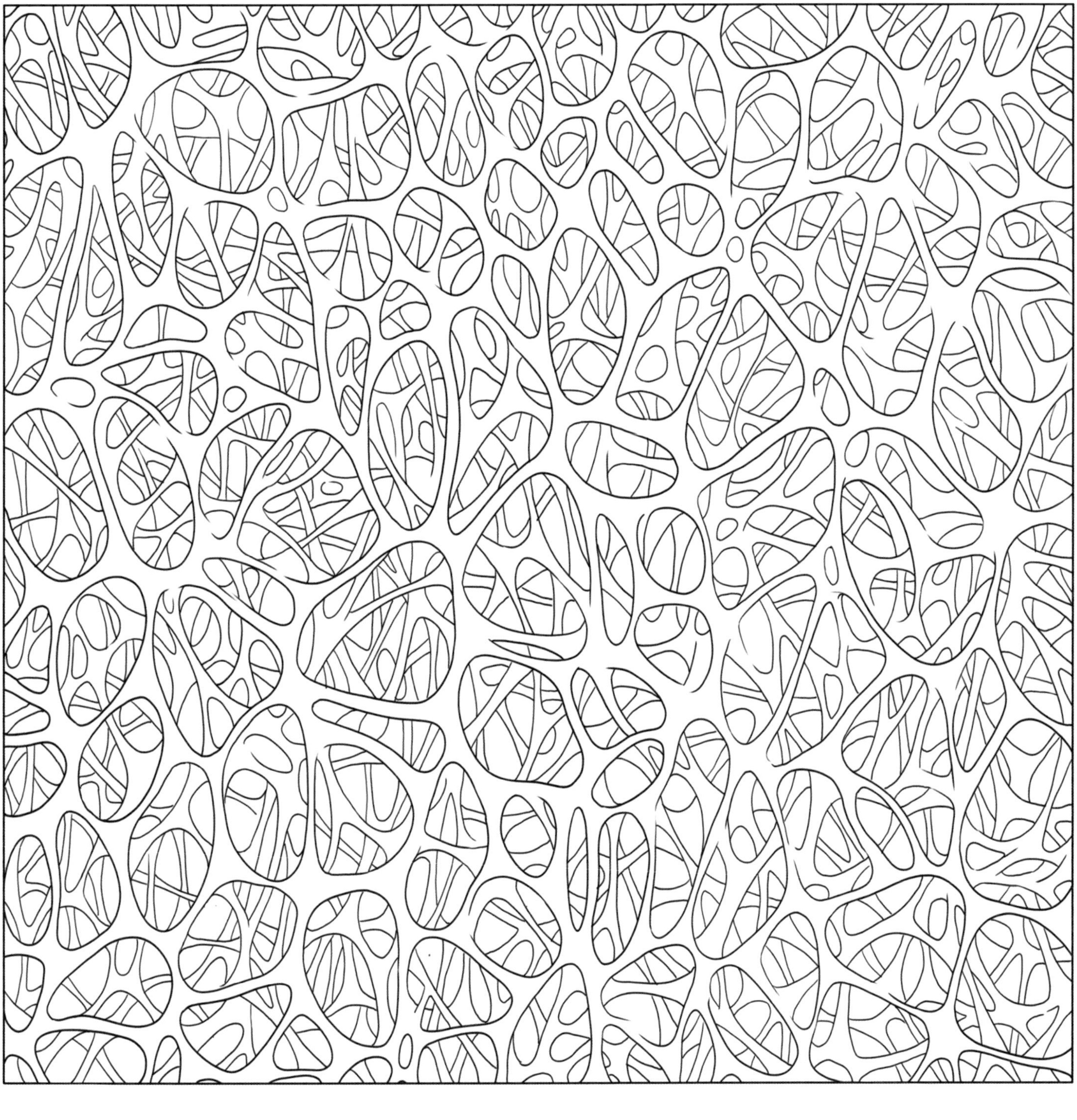

Muskelgewebe I

Das Muskelgewebe ermöglicht Bewegungen des Körpers oder der Wände von Hohlorganen, wie z. B. dem Herzen, dem Magen, dem Darm oder der Harnblase. Es besteht in erster Linie aus Muskelzellen, den **Myozyten**.

Die Myozyten können sich verkürzen, indem sie sich zusammenziehen. Anschließend entspannen sie sich und kehren zu ihrer ursprünglichen Länge zurück. Die Verkürzung wird als **Kontraktion**, die Entspannung als **Relaxation** bezeichnet. Die Fähigkeit dazu verdanken sie dem Aufbau ihres Zytoskeletts. Es enthält spezielle Proteine, die nebeneinander angeordnet sind: Aktin und Myosin. Sie werden gemeinsam als **Myofilamente** bezeichnet.

Bei der Kontraktion verkürzt sich der Muskel, indem sich die Aktin- und die Myosinfilamente aneinander vorbeischieben. Diese Bewegung ist nur möglich, wenn die Kalziumkonzentration in der Zelle ansteigt. Der Anstieg der Kalziumkonzentration wird durch einen elektrischen Reiz ausgelöst, der von einem Nerv auf die Muskelzelle übertragen wird. Die Umwandlung dieses elektrischen Impulses in die Kontraktion der Muskelfaser – und damit in mechanische Arbeit – wird als **elektromechanische Kopplung** bezeichnet. Sowohl für den Vorgang der Kontraktion als auch für die folgende Relaxation, bei der die Myofilamente wieder in ihre ursprüngliche Position zurückkehren, wird Energie in Form von ATP benötigt.

In der Skelett- und der Herzmuskulatur sind die Myofilamente in gleichmäßigen Aktin-Myosin-Aktin-Einheiten angeordnet, den **Sarkomeren**. Die Bereiche der Aktinfilamente in den Sarkomeren werden als I-Streifen, diejenigen der Myosinfilamente als A-Streifen bezeichnet, wobei sich beide Bereiche zum Teil überlappen. Etwa in der Mitte jedes I-Streifens liegt eine Faserscheibe, an der die Aktinfilamente verankert sind. Sie wird Z-Streifen genannt und begrenzt die Sarkomere. Damit ist jedes Sarkomer folgendermaßen aufgebaut: Z-Streifen, ein halber I-Streifen, A-Streifen, ein halber I-Streifen, Z-Streifen.

Die Sarkomere bilden lange Ketten, die sog. **Myofibrillen**. Da die Myofibrillen in der Muskelfaser parallel angeordnet sind, kommen auch die Sarkomere immer nebeneinander zu liegen. Das heißt, Myosin liegt neben Myosin und Aktin neben Aktin. Da die Bereiche der Aktinfilamente (I-Streifen) unter dem Lichtmikroskop heller wirken als die der Myosinfilamente (A-Streifen), entsteht der Eindruck einer Querstreifung. Man spricht daher von **quergestreifter Muskulatur** (Kap. 12).

In den Wänden der Gefäße und den Organen des Verdauungssystems sind die Aktin- und Myosinfilamente ungeordnet, sodass keine Querstreifung zu erkennen ist. Diese Muskulatur wird als **glatte Muskulatur** bezeichnet.

Das gibt's zu tun

Beginne beim Ausmalen dieser Abbildung am besten von hinten: Färbe zuerst Aktin und Myosin ein, beispielsweise mit Grün und Orange. Übertrage dann diese Farbgebung auf das Sarkomer und schließlich auf die Myofibrille und die einzelne Muskelfaser. So lässt sich gut nachvollziehen, wie es zur Querstreifung der Muskulatur kommt.
Bei der Darstellung des gesamten Muskels und des Muskelfaserbündels sind die einzelnen Sarkomere nicht mehr zu unterscheiden. Möchtest du sie ebenfalls einfärben, würde ein Rotton gut passen.

Wusstest du ...

... dass das Zytoplasma von Muskelzellen **Sarkoplasma** heißt?

... dass man das endoplasmatische Retikulum von Muskelzellen als sarkoplasmatisches Retikulum bezeichnet?

... dass **„sarko"** aus dem Griechischen kommt (σαρκο) und eigentlich nichts anders als „Fleisch" bedeutet?

... dass man „Sarkophag" also direkt mit **„Fleischfresser"** übersetzen kann? Diese Bezeichnung rührt daher, dass die alten Griechen (und Römer) feststellten, dass Leichen in bestimmten Steinsärgen besonders schnell verwesen.

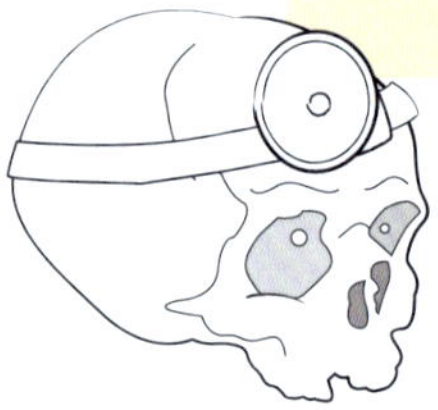

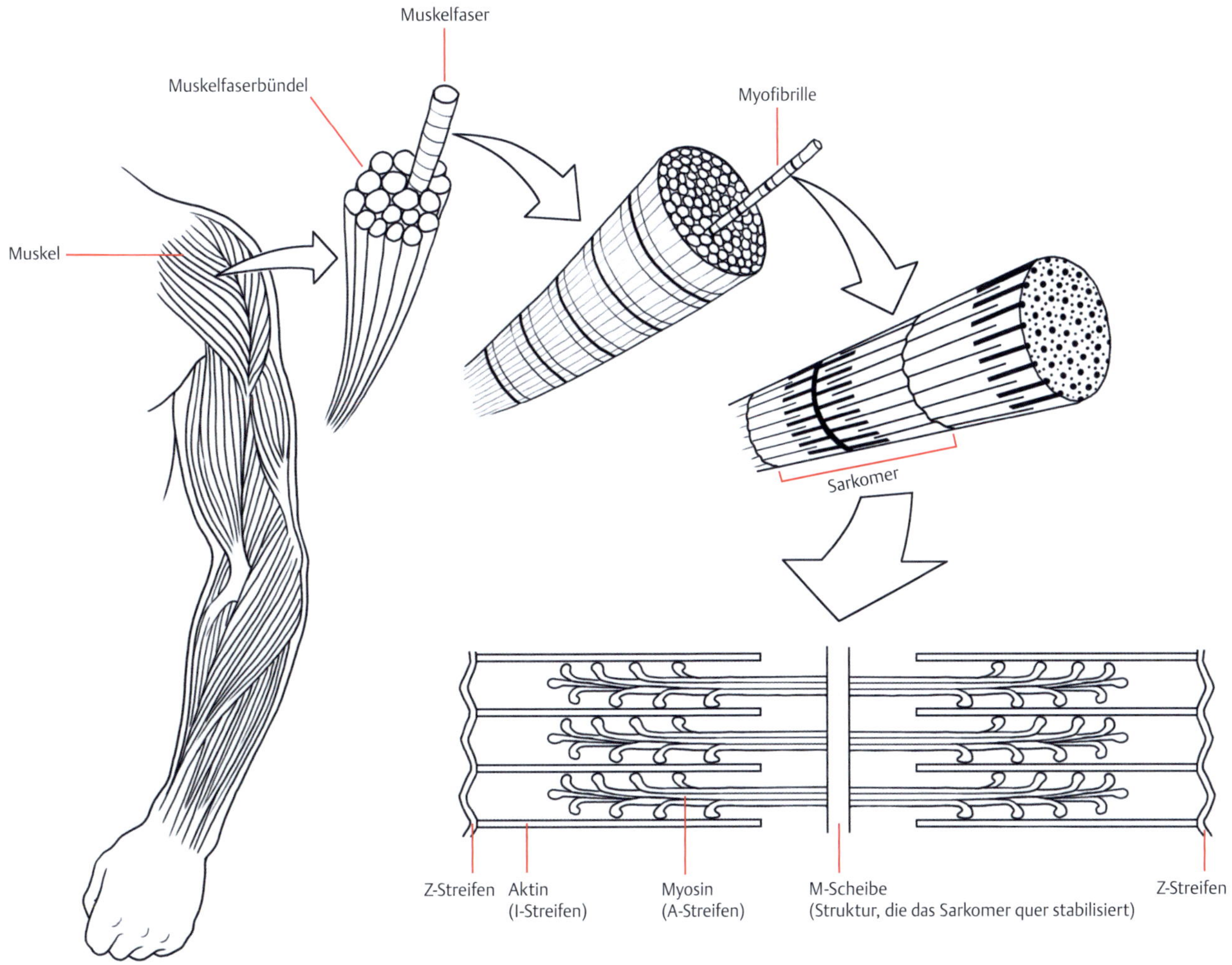

Muskelfaser
Muskelfaserbündel
Myofibrille
Muskel
Sarkomer
Z-Streifen
Aktin
(I-Streifen)
Myosin
(A-Streifen)
M-Scheibe
(Struktur, die das Sarkomer quer stabilisiert)
Z-Streifen

Muskelgewebe II

Die Zellen der **quergestreiften Skelettmuskulatur** können eine Länge von bis zu 30 cm erreichen. Wegen ihrer langgestreckten Form werden sie auch als **Muskelfasern** bezeichnet. Sie sind unverzweigt und enthalten mehrere Kerne. In ihrem sarkoplasmatischen Retikulum sind große Mengen Kalzium gespeichert. Es wird freigesetzt, sobald ein elektrischer Reiz die Zelle erreicht. Dieser Reiz wird von einer speziellen Synapse (Kap. 13), der sog. **motorischen Endplatte**, vom Nerv auf die Muskelzelle übertragen. Die Reize stammen aus Gehirn oder Rückenmark.

Die Zellen der **quergestreiften Herzmuskulatur**, die Kardiomyozyten, erreichen eine Länge von bis zu 120 µm. Sie enthalten nur 1 Kern und verzweigen sich. Die Herzmuskelzellen erhalten ihre Impulse von Zellen des herzeigenen Erregungsbildungssystems (Kap. 42). Da sie mit den benachbarten Herzmuskelzellen elektrisch gekoppelt sind, können diese Impulse – im Gegensatz zur Skelettmuskulatur – von Zelle zu Zelle weitergegeben werden.

Die Zellen der **glatten Muskulatur** sind mit bis zu 200 µm etwas größer als die Herzmuskelzellen und besitzen ebenfalls nur 1 Kern. Ihre Aktin- und Myosinfilamente sind unregelmäßig angeordnet. Die glatte Muskulatur verfügt immer über eine gewisse Grundspannung. Ihre Kontraktion verläuft im Gegensatz zur quergestreiften Muskulatur langsam. Die Reize, die zu einer Kontraktion der glatten Muskulatur führen, sind vielgestaltig. So können z. B. auch die Dehnung des Organs oder Hormone eine Anspannung auslösen. Der Anstieg des Kalziumspiegels kommt in erster Linie durch einen Kalziumeinstrom von außen zustande. Die Freisetzung aus dem sarkoplasmatischen Retikulum spielt dabei keine große Rolle.

Das gibt's zu tun

Vervollständige die Vergrößerung der quergestreiften Skelettmuskulatur! Schau dabei noch einmal ins vorherige Kapitel: Was bildet den hellen Anteil des Sarkomers, was den dunklen? Ein kleiner Tipp: Bei den schmalen Linien in den hellen Bereichen handelt es sich um die Z-Streifen. Falls du dich bei der Weiterführung des Bildes unsicher fühlst, zeichne als Hilfe einfach ein Gitternetz ein.
Schau dir die Unterschiede zwischen glatter und quergestreifter Muskulatur an und auch diejenigen zwischen Skelett- und Herzmuskulatur! Die Aufzweigung der Kardiomyozyten beispielsweise ist in dem histologischen Schnitt gut zu erkennen.

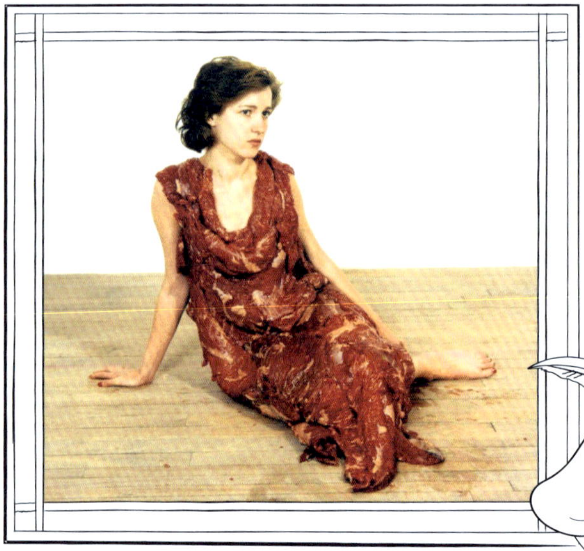

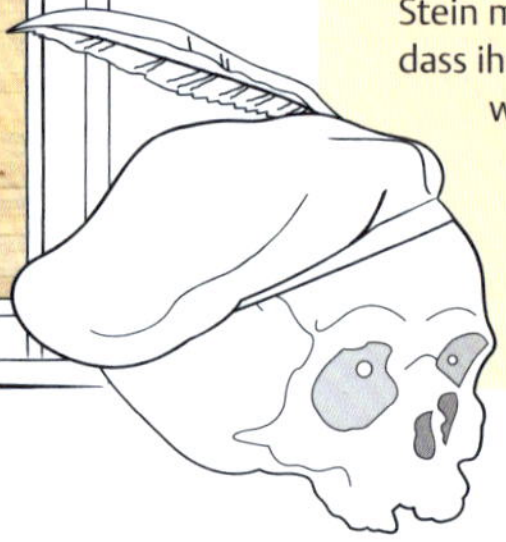

Das Original Fleischkleid

Bei den MTV Music Awards 2010 schockierte Lady Gaga in einem Abendkleid aus Fleisch. Allerdings war diese Idee nicht ansatzweise so originell, wie es zunächst erschien: Der Designer der Popsängerin hatte seine Couture ganz plump abgekupfert. Eine kanadische Künstlerin mit Prager Wurzeln, Jana Sterbak, hatte bereits 1987 ein fast identisches Kleid entworfen, getragen und eine Fotografie gefertigt. Über die Jahre vertrocknete es dann unter dem Titel **„Vanitas, Flesh Dress for an Albino Anorexic, 1987"** in mehreren Ausstellungen.
Jana Sterbaks Kunst ist feministisch, performativ und konzeptuell, bildhaft und stofflich. Außer ihrem Kleid fertigte sie auch Sessel aus gepökeltem Fleisch oder schmelzendem Eis. Auch ein Sisyphus-Rucksack – ein großer Stein mit zarten Schulterriemen – zählt zu ihren Werken. Kein Wunder, dass ihr kreatives Schaffen Lady Gaga inspiriert hat. Die hat sich übrigens wegen des Kleidklaus nie bei Jana Sterbak gemeldet.

Jana Sterbak
Vanitas, Flesh Dress for an Albino Anorexic, 1987
Collection MNAM Centre Pompidou, Paris © Jana Sterbak

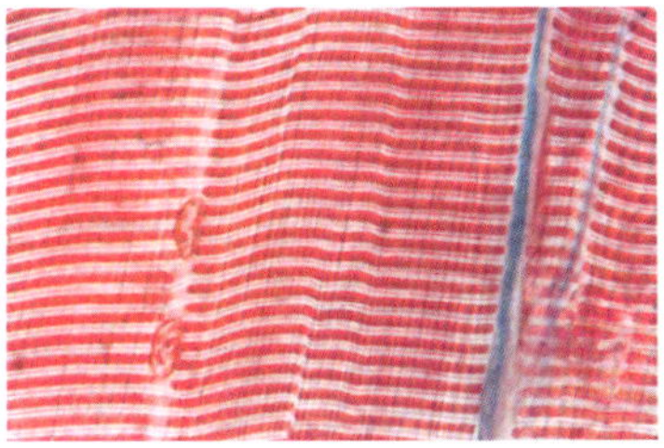

Skelettmuskulatur (quergestreift)

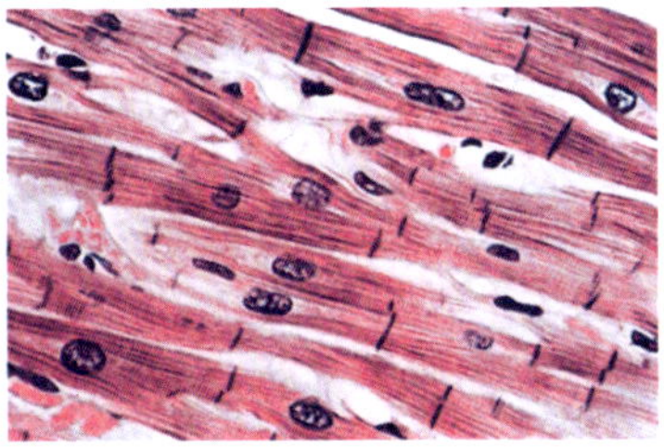

Herzmuskulatur (quergestreift)

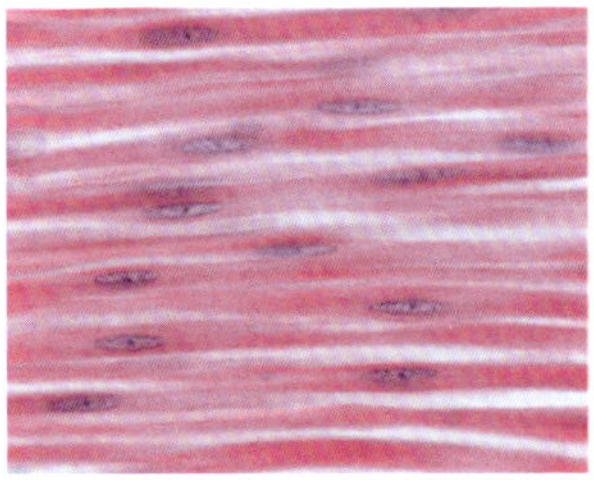

glatte Muskulatur

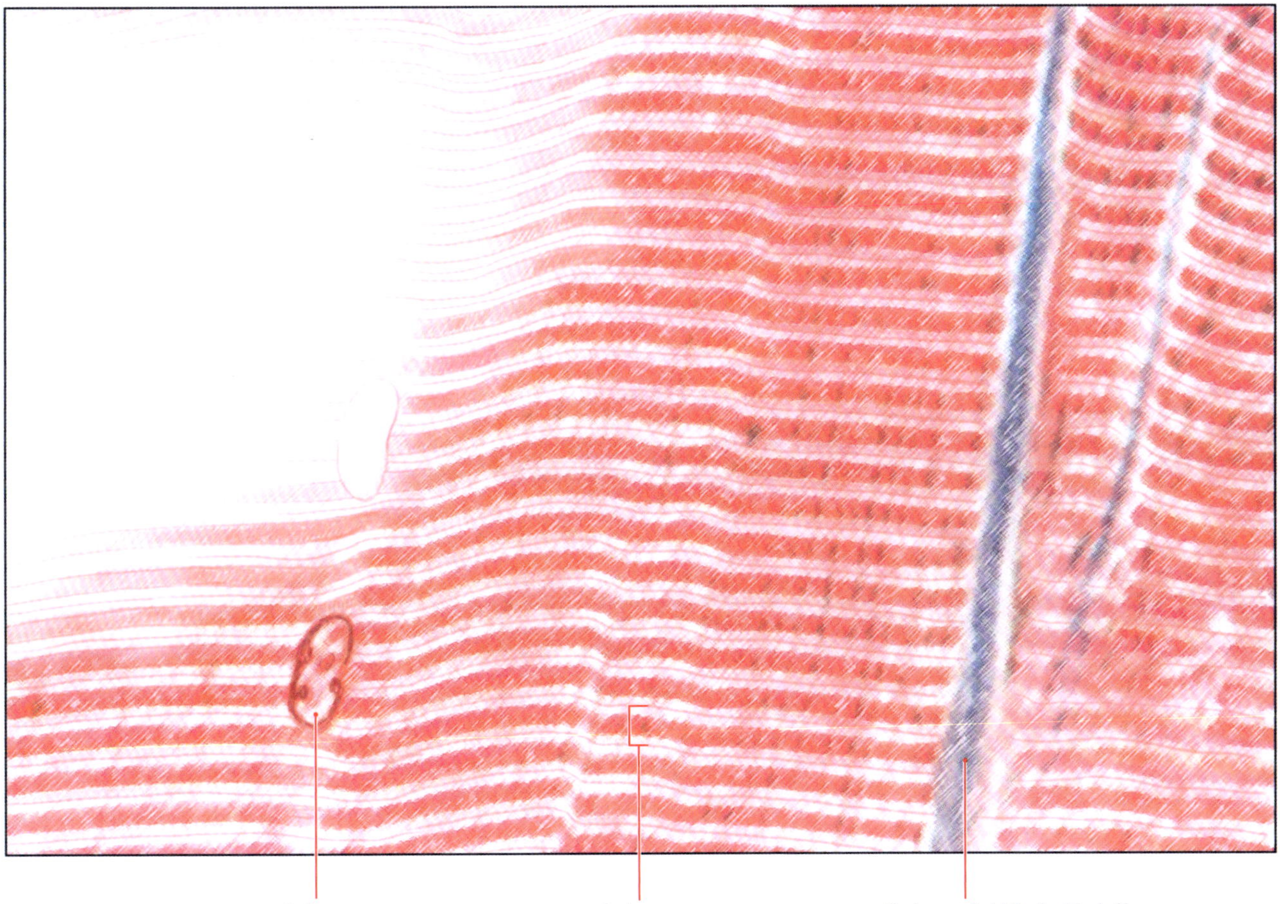

Nervengewebe I

Das Nervengewebe hat die Aufgabe, Informationen in Form von elektrischen Impulsen weiterzuleiten. Es setzt sich aus 2 Zelltypen zusammen: den eigentlichen Nervenzellen (Neuronen) und den Stützzellen (Gliazellen).

Ein **Neuron** besteht aus einem **Zellkörper** (Soma), der die Zellorganellen enthält, und verschiedenen Fortsätzen, den Dendriten und dem Axon. Die **Dendriten** sind kurz und verzweigt. Sie nehmen die Informationen auf und leiten sie in Richtung des Zellkörpers weiter. Im **Axon** folgt die Information der entgegengesetzten Richtung, nämlich vom Zellkörper in Richtung der Zielzelle. Die Zielzelle ist die Zelle, für die die Information bestimmt ist. Das Axon kann eine Länge von bis zu 1 m erreichen. An seinem Ende verzweigt es sich und bildet Kontakte mit den Zielzellen aus, die sog. Synapsen. Jedes Axon ist von einer bindegewebigen Hülle umgeben, dem Endoneurium.

Je nachdem, wo sich das Nervengewebe befindet, kommen unterschiedliche Arten von **Gliazellen** vor. Im Gehirn und Rückenmark sind das:

- Astrozyten: Sie ernähren und stützen die Neurone.
- Oligodendrozyten: Sie umhüllen als Markscheide die Axone.
- Mikrogliazellen: Sie dienen der Immunabwehr.
- Ependymzellen: Sie spielen eine Rolle beim Austausch der Gehirn- und Rückenmarkflüssigkeit.

Außerhalb des zentralen Nervensystems finden sich:

- Mantelzellen: Ähnlich den Astrozyten im ZNS ernähren und stützen sie die Neurone.
- Schwann-Zellen: Sie bilden die Markscheide der peripheren Nerven.

Axon und Gliazellschicht werden gemeinsam als **Nervenfaser** bezeichnet. Ein **Nerv** besteht aus mehreren Nervenfasern.

Das gibt's zu tun

Vervollständige die Beschriftung der einzelnen Bestandteile der Nervenzelle! Färbe anschließend die drei Nervenzellen ein. Du kannst dich farblich an dem histologischen Schnitt (Nervenzelle aus dem Rückenmark, Pyridin-Silber-Goldchlorid-Imprägnation) orientieren oder deiner Fantasie freien Lauf lassen. Zeichne anschließend noch Pfeile neben die Zellfortsätze, die die Richtung des Informationsflusses angeben – möglichst ohne noch einmal nachzuschauen!

Synapsen

Die Kontakte, die das Axon mit der Zielzelle ausbildet, werden als Synapse bezeichnet. Sie bestehen aus:

- der **präsynaptischen Membran** (Membranabschnitt am Ende des Axons),
- dem **synaptischen Spalt** (Zwischenraum zwischen Axon und Zielzelle) und
- der **postsynaptischen Membran** (Membranabschnitt der Zielzelle).

Erreicht ein elektrischer Impuls die präsynaptische Membran, schüttet diese einen chemischen Überträgerstoff aus, den **Neurotransmitter**. Er diffundiert durch den synaptischen Spalt und bindet an Rezeptoren der postsynaptischen Membran. Über diese Rezeptoren wird in der Zielzelle ein Reiz ausgelöst. Je nach Neurotransmitter kann der Reiz erregend oder hemmend sein.

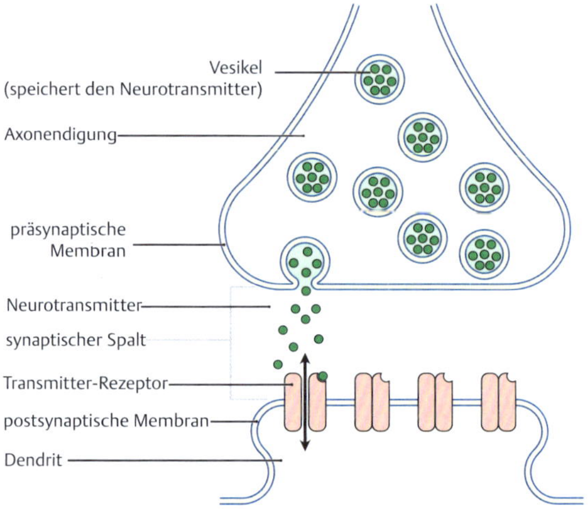

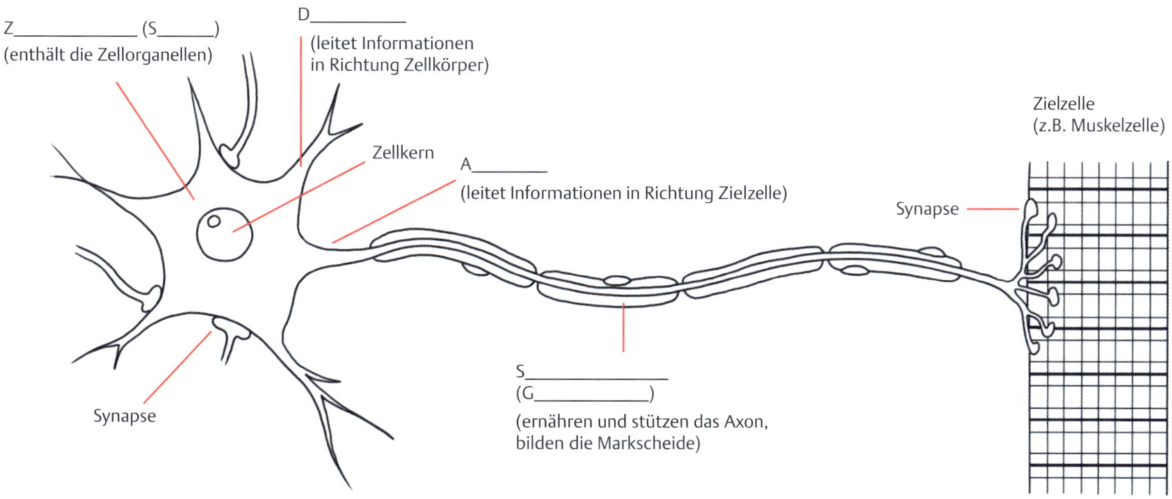
Z____________ (S______)
(enthält die Zellorganellen)
D__________
(leitet Informationen
in Richtung Zellkörper)
Zielzelle
(z.B. Muskelzelle)
Zellkern
A________
(leitet Informationen in Richtung Zielzelle)
Synapse
Synapse
S______________
(G___________)
(ernähren und stützen das Axon,
bilden die Markscheide)

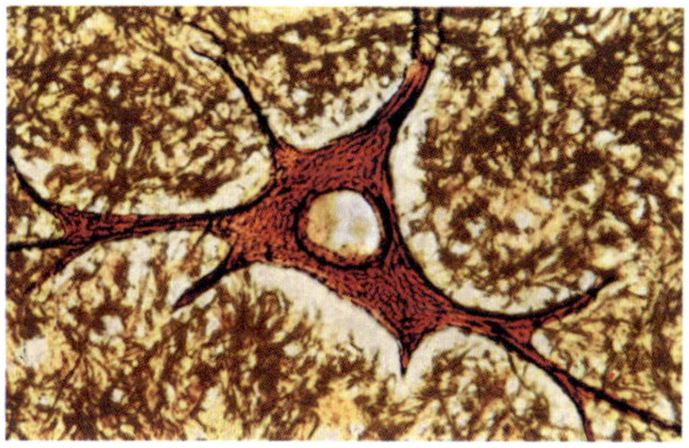

Nervengewebe II

Die **Markscheide** besteht aus dem sog. **Myelin**, das sich aus Proteinen und Lipiden zusammensetzt. Sie ermöglicht dem Axon, Reize mit **hoher Geschwindigkeit** weiterzuleiten. Das Myelin wird von Gliazellen gebildet und umgibt das Axon in Form feiner Lamellen. Zwischen den Lamellen der einzelnen Gliazellen entstehen Einschnürungen, die **Ranvier-Schnürringe.** Da die Markscheide das Axon elektrisch isoliert, springt die Erregung von Schnürring zu Schnürring (saltatorische Erregungsleitung), wodurch eine hohe Leitungsgeschwindigkeit erreicht wird.

In Gehirn und Rückenmark besitzen fast alle Nervenfasern eine Markscheide. Im übrigen Nervensystem sind nur diejenigen Fasern myelinisiert, bei denen es auf eine hohe Leitungsgeschwindigkeit ankommt. Nervenfasern mit Markscheide werden als markhaltige oder myelinisierte Fasern bezeichnet, Nervenfasern ohne Markscheide als marklose oder nichtmyelinisierte Fasern.

Unabhängig davon, ob sie myelinisiert sind oder nicht, fließen Informationen in jeder Nervenfaser nur in eine Richtung: **Afferente Fasern** leiten Reize in Richtung Rückenmark und Gehirn. Sie transportieren **sensible** Informationen (Sinneseindrücke). **Efferente Fasern** leiten die Reize in die entgegengesetzte Richtung.

Zu den efferenten Fasern zählen die motorischen Fasern oder **Motoneurone** und die **autonomen Fasern**. Die Motoneurone senden Bewegungsbefehle zu den Muskeln. Die autonomen Fasern transportieren Informationen, über die die Organfunktionen gesteuert werden.

Jede Nervenfaser ist also hinsichtlich der Richtung des Informationsflusses und der Art der Information spezialisiert. Dies gilt aber nur für die einzelnen Nervenfasern, nicht für den gesamten Nerv: Innerhalb eines Nervs können Fasern aller Fasertypen vorkommen.

Das gibt's zu tun

Vervollständige auch hier wieder die Beschriftung: Wo ist das Axon, wo die Markscheide, wo der Schnürring, wo das Endoneurium? Das Bild zeigt einen peripheren Nerv. Um welche Art Gliazelle handelt es sich also? Schau notfalls noch einmal im vorangehenden Kapitel nach! Den Aufbau der Markscheide kannst du gut nachvollziehen, indem du die einzelnen Strukturen farbig nachzeichnest. Orientiere dich dabei am kleinen Bild in der linken oberen Ecke.

Multiple Sklerose

Eine Erkrankung, bei der die Markscheiden geschädigt werden, ist die **Multiple Sklerose (MS).** Hier greifen körpereigene Abwehrzellen die Myelinstrukturen v.a. im Gehirn an. Die Folge ist eine verzögerte oder gestörte Erregungsleitung, die u.a. zu Sehstörungen, einer schnellen Ermüdbarkeit, Lähmungserscheinungen und Empfindungsstörungen führt. Die Erkrankung verläuft schubweise und ist derzeit noch nicht heilbar.

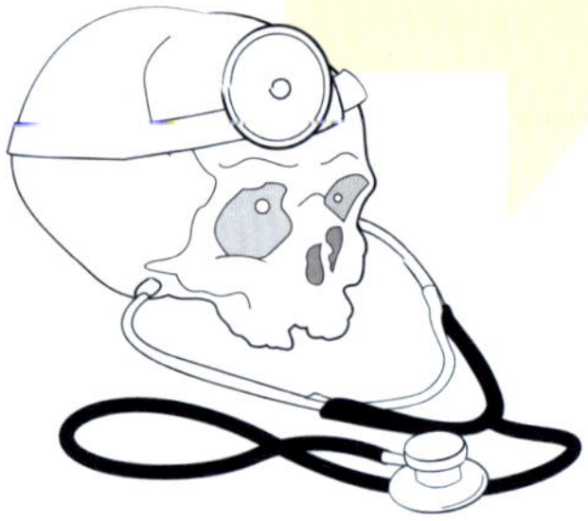

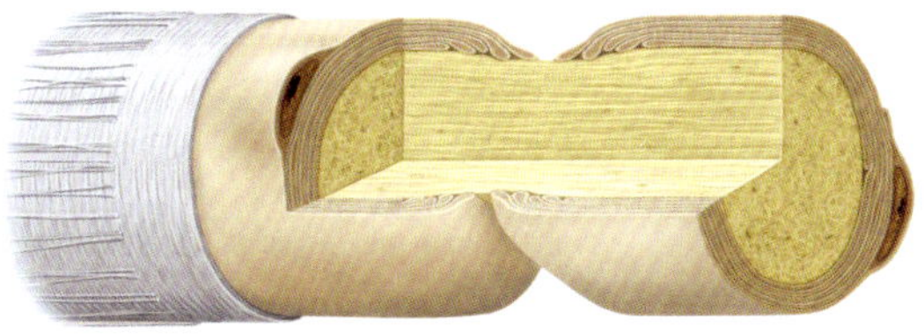

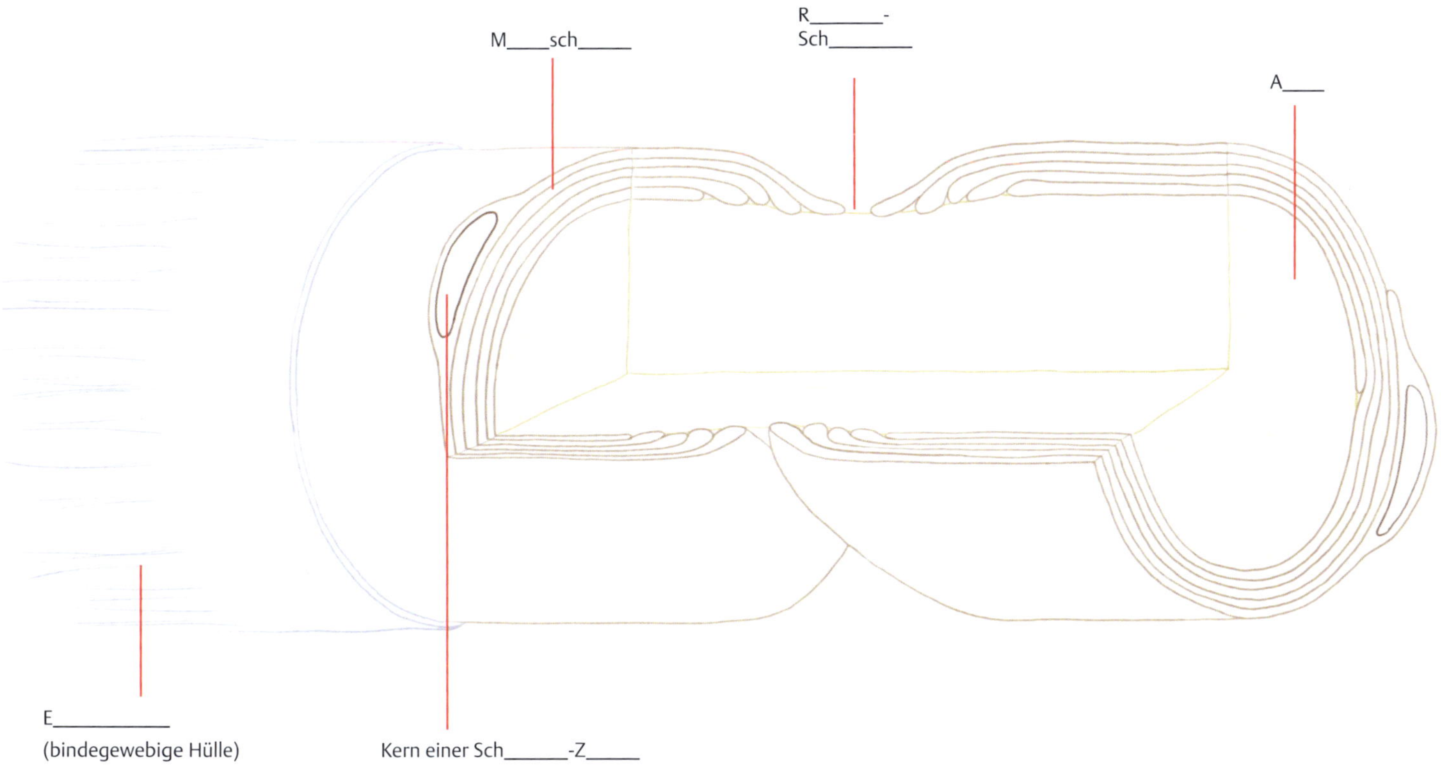
M____sch_____
R_______-
Sch________
A____
E___________
(bindegewebige Hülle)
Kern einer Sch______-Z_____

Blut und Blutzellen

Als Faustregel gilt: Das Blutvolumen macht 6–8 % des Körpergewichts aus. Bei einem 70 kg schweren Mann zum Beispiel sind das ca. 4,5 l. Davon kann nahezu 1 Drittel verloren gehen, bevor die Situation ernsthaft problematisch wird. Bei dem 70-Kilo-Mann sind das immerhin rund 1,5 l Blut.

Der **pH-Wert** des Blutes liegt bei 7,4. Wird dieser Wert unterschritten (ist das Blut also saurer), spricht man von einer Azidose, im umgekehrten Fall von einer Alkalose.

Blut besteht zu etwa 55 % aus Blutplasma und zu 45 % aus Blutzellen. Hauptbestandteil des **Blutplasmas** ist Wasser, ca. 8 % machen Proteine und ca. 2 % Elektrolyte aus. Zu den Proteinen zählen das Albumin, die Globuline und die Gerinnungsfaktoren. Unter **Blutserum** versteht man Plasma ohne Gerinnungsfaktoren.

Der Anteil der **Blutzellen** am gesamten Blutvolumen wird als **Hämatokrit** (Hkt) bezeichnet. Je höher der Hämatokrit, desto höher ist auch die Viskosität des Blutes, d. h., desto zäher fließt es. Bei Männern liegt der Hämatokrit mit 44–45 % meist höher als bei Frauen mit 41–43 %.

Bei den Blutzellen unterscheidet man die roten Blutkörperchen (Erythrozyten), die weißen Blutkörperchen (Leukozyten) und die Blutplättchen (Thrombozyten).

Die **Erythrozyten** machen mit 4–5,5 Mio./µl Blut ca. 99 % aller Blutzellen aus. Sie haben einen Durchmesser von ca. 7,5 µm und besitzen weder einen Kern noch sonstige Zellorganellen. Die Erythrozyten transportieren den Sauerstoff von der Lunge ins Gewebe. Der Sauerstoff ist während des Transports an den roten Blutfarbstoff (**Hämoglobin**) gebunden.

Ein Hämoglobinmolekül setzt sich aus 4 Globinen und 4 Hämgruppen zusammen. Jede **Hämgruppe** besteht aus einem Farbstoffmolekül und einem Eisenatom (Fe^{2+}), an das der Sauerstoff bindet. Geschieht dies, ändert sich der Farbton des Hämoglobins: Sauerstoffreiches Blut hat eine hellere Färbung als sauerstoffarmes Blut.

Die **Sauerstoffsättigung** gibt an, welcher Prozentsatz der Bindungsstellen des Hämoglobins mit Sauerstoff besetzt ist. Sie liegt im arteriellen Blut bei ca. 98 % und im venösen Blut bei ca. 75 %. Hämoglobin kann auch Kohlendioxid binden, allerdings wesentlich schlechter. Deshalb wird der größte Teil des Kohlendioxids nicht in den Erythrozyten vom Gewebe zur Lunge transportiert, sondern in Form von Bikarbonat im Blut. Die Umwandlung wiederum findet in den Erythrozyten statt. Kurz vor der Abatmung in der Lunge wird das Bikarbonat wieder in Kohlendioxid zurückverwandelt.

Die **Thrombozyten** sind an der Blutstillung beteiligt. Sie sind kernlos und flach, besitzen aber ein ausgeprägtes Zytoskelett. Ihr Durchmesser beträgt 1–3 µm, ihre Anzahl liegt bei 150 000–350 000/µl Blut.

Das gibt's zu tun

Ergänze die Prozentzahlen in der Abbildung! Welchen Anteil macht das Blutplasma aus, welchen die Blutzellen? Welchen Anteil an den Blutzellen haben die Erythrozyten, welchen die Leuko- und die Thrombozyten? Koloriere außerdem das Blutröhrchen (und wenn du möchtest natürlich auch den Rest)! Das Plasma ist meist gelblich, die Farbe der Erythrozyten dürfte kein Geheimnis für dich sein. Die Schicht aus Leukozyten und Thrombozyten wird übrigens „Buffy Coat" genannt.

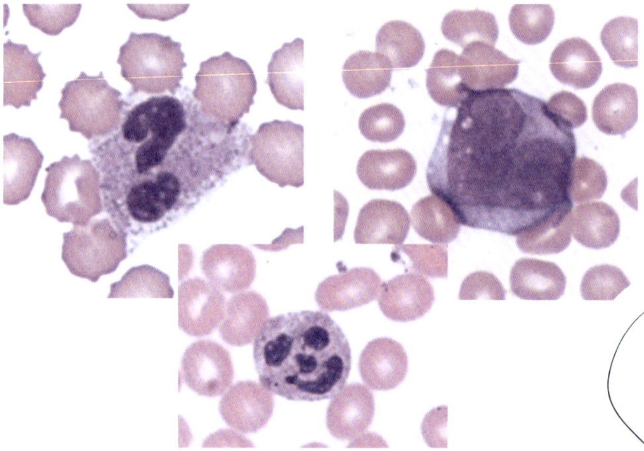

Die Schönheit der Blutzellen

Der Schwerpunkt von Anja Windischs Arbeit im Klinikum Nürnberg liegt auf der Diagnostik von Leukämien und anderen hämatologischen Systemerkrankungen. Beim Erstellen von Differenzialblutbildern findet sie immer kleine Überraschungen. Nicht selten kommen ihr in der Vielzahl der Zellen lustig geformte Zellkerne unter, die sie Dank der Kamera am Mikroskop festhalten kann. Anja Windisch hat die schönsten Schnappschüsse gesammelt und in einer Ausstellung unter dem Titel „Die Schönheit der Blutzellen" in den Laborgängen präsentiert. © *Anja Windisch*

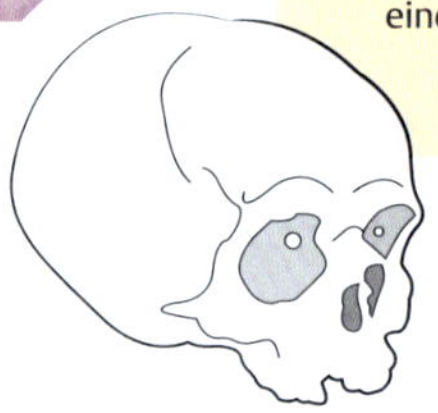

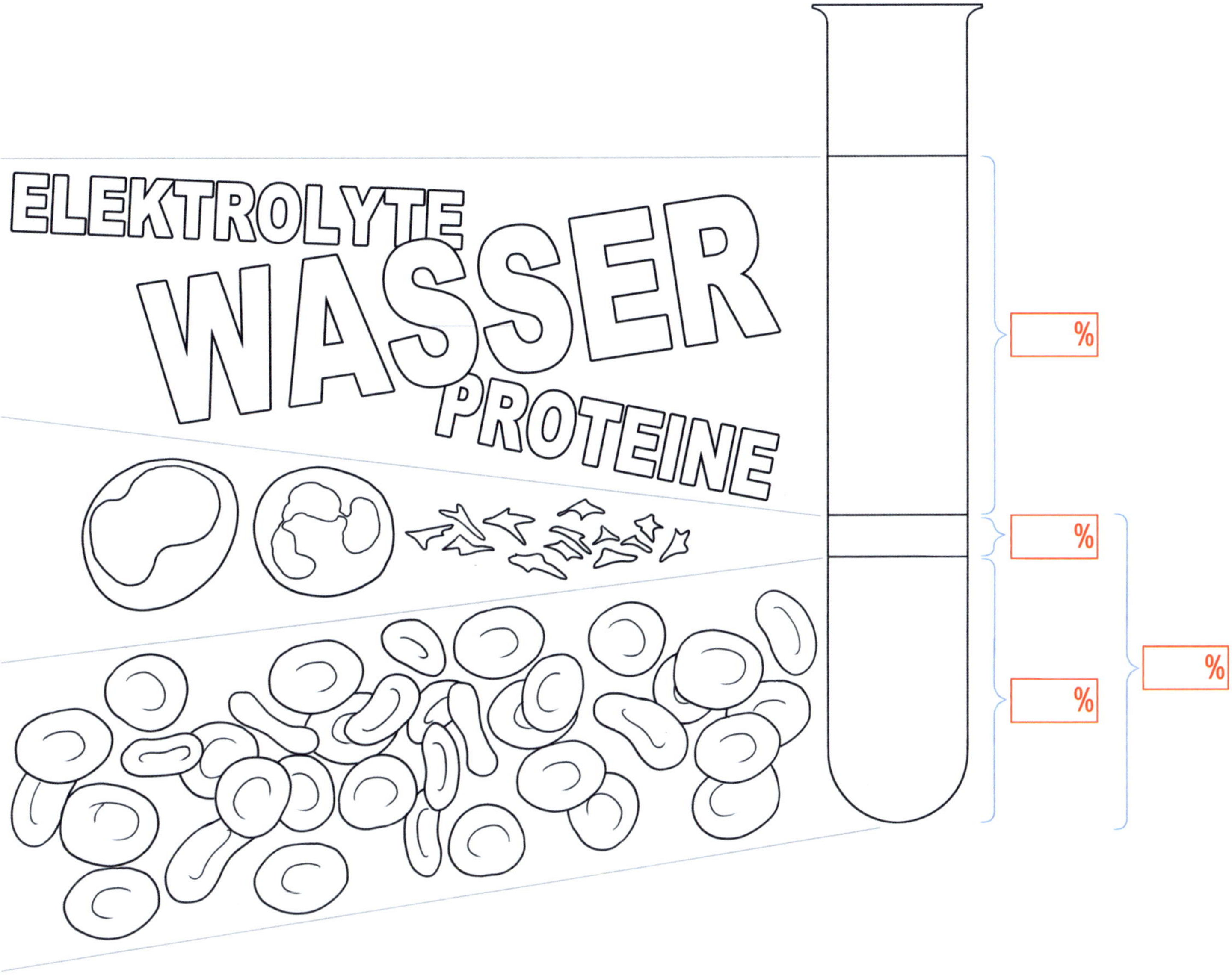
ELEKTROLYTE
WASSER
PROTEINE
%
%
%
%

Leukozyten

Die Gruppe der Leukozyten setzt sich aus verschiedenen Zelltypen zusammen: den Granulozyten, den Monozyten, den Lymphozyten, den Mastzellen und den dendritischen Zellen. Die Leukozyten dienen der **Abwehr** von Erregern und körperfremden Stoffen und spielen eine wichtige Rolle bei der Entstehung von **Entzündungen**.

Im Blut tauchen nur die Granulozyten, die Monozyten und die Lymphozyten auf. Dort befindet sich allerdings nur ein kleiner Teil (4000–10 000/µl Blut) ihrer Gesamtzahl. Der Großteil wandert ins Gewebe aus, um im Fall einer Infektion direkt vor Ort zu sein (z. B. in den Schleimhäuten). Mastzellen und dendritische Zellen kommen nur im Gewebe vor.

Bei den **Granulozyten**, deren Durchmesser 9–16 µm beträgt, unterscheidet man 3 Arten: die neutrophilen, die eosinophilen und die basophilen Granulozyten:

Die **neutrophilen Granulozyten** sitzen v.a. in den Schleimhäuten und bilden dort die erste Abwehrfront gegen eindringende Erreger. Diese bekämpfen sie entweder durch Phagozytose oder dadurch, dass sie bakterizide Stoffe freisetzen. Aber auch im Blut sind die Neutrophilen zahlreich vertreten, dort machen sie 50–70 % aller Leukozyten aus (2000–7000/µl Blut). Je nach Reifegrad der Zelle besitzt der Kern der Neutrophilen unterschiedliche Formen: Noch unreife Neutrophile, die sog. **Stabkernigen**, besitzen einen stabförmigen Kern. Der Kern der reifen Neutrophilen besteht aus 2–4 Segmenten, weshalb diese Zellen als **Segmentkernige** bezeichnet werden. Sie machen den Hauptanteil der Neutrophilen im Blut aus.

Die **eosinophilen Granulozyten** sind wesentlich seltener als die Neutrophilen. Sie dienen im Gewebe v.a. der Parasitenabwehr. Ihre Häufigkeit im Blut liegt bei 200–400/µl. Die **basophilen Granulozyten** kommen überwiegend im Blut vor (< 200/µl) und sind an allergischen Reaktionen beteiligt.

Die **Monozyten** sind mit einem Durchmesser von 12–20 µm die größten Leukozyten. Sie kommen ausschließlich im Blut vor (200–1000/µl), wo sie 20–45 % aller Leukozyten ausmachen. Wenn sie in das Gewebe übergehen, entwickeln sie sich zu **Makrophagen** weiter, die in allen Organen vorkommen. Sowohl die Monozyten als auch die Makrophagen zählen zu den Phagozyten (Fresszellen).

Die **Lymphozyten** finden sich im Blut und im Gewebe. Man unterscheidet die B-Lymphozyten, die T-Lymphozyten und die natürlichen Killerzellen (NK-Zellen), wobei die T-Lymphozyten die häufigsten sind (ca. 75 % aller Lymphozyten). Die **B-** und die **T-Lymphozyten** haben einen Durchmesser von 6–8 µm. Im Gegensatz zu den anderen Leukozyten sind die Lymphozyten in der Lage, Teile von körperfremden Stoffe bzw. Zellen (sog. Antigene) nicht nur als feindlich zu erkennen, sondern genau zu identifizieren und gezielt bekämpfen. Während die **B-Lymphozyten** spezielle Antikörper gegen das Antigen herstellen, aktivieren die **T-Lymphozyten** andere Abwehrzellen oder vernichten die Erreger direkt. Die **NK-Zellen** sind v.a. in der Virenabwehr aktiv, indem sie befallene Zellen durch Zytotoxine (Zellgifte) vernichten.

Die Funktion der **Mastzellen** ähnelt derjenigen der basophilen Granulozyten, während die **dendritischen Zellen** Phagozyten sind.

Das gibt's zu tun

Welche Zelle ist welche? Beachte die Größenverhältnisse und die Farbe der Granula! Wichtig zu wissen: Die Granulozyten haben ihre Namen durch ihr Färbeverhalten bei der Färbung nach Pappenheim. Der darin enthaltene saure Farbstoff Eosin färbt die Granula der Eosinophilen rot, der basische Farbstoff Methylenblau färbt die Granula der Basophilen blau. Die Granula der Neutrophilen verhalten sich bei der Pappenheim-Färbung relativ neutral und färben sich kaum an.

Leukämie

„Leukämie" ist ein Sammelbegriff, der verschiedene Krebserkrankungen des blutbildenden Systems (Knochenmark) zusammenfasst. Immer ist der Auslöser eine Fehlschaltung bestimmter Gene, die zu einer Entartung von **weißen Blutkörperchen** (Leukozyten) führt. Diese Leukozyten sind meistens nicht funktionsfähig und können ihre Aufgabe, Krankheitserreger abzuwehren, nicht erfüllen. Noch dazu vermehren sie sich rasend schnell und verdrängen so gesunde weiße und rote Blutkörperchen. So kommt es zu Infektionen, Blutarmut (Anämie) und Blutgerinnungsstörungen und dadurch zu nachlassender körperlicher und geistiger Leistungsfähigkeit und einer größeren Blutungsneigung. Eine Leukämie kann in **jedem Lebensalter** auftreten. Auch Kinder können betroffen sein. Die Krankheit kann sehr unterschiedlich und akut oder chronisch verlaufen.

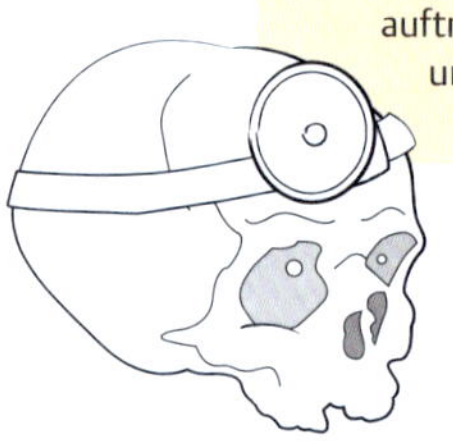

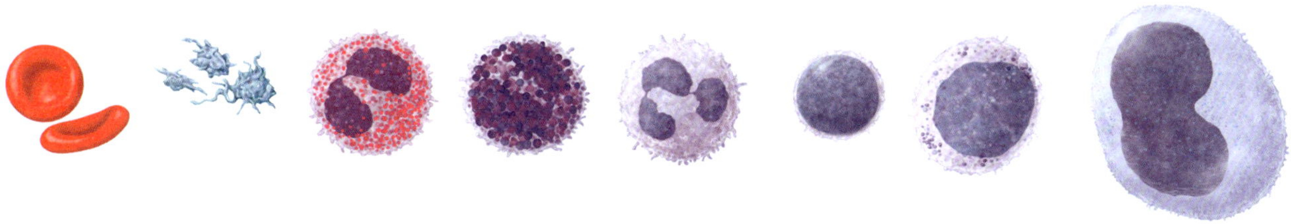

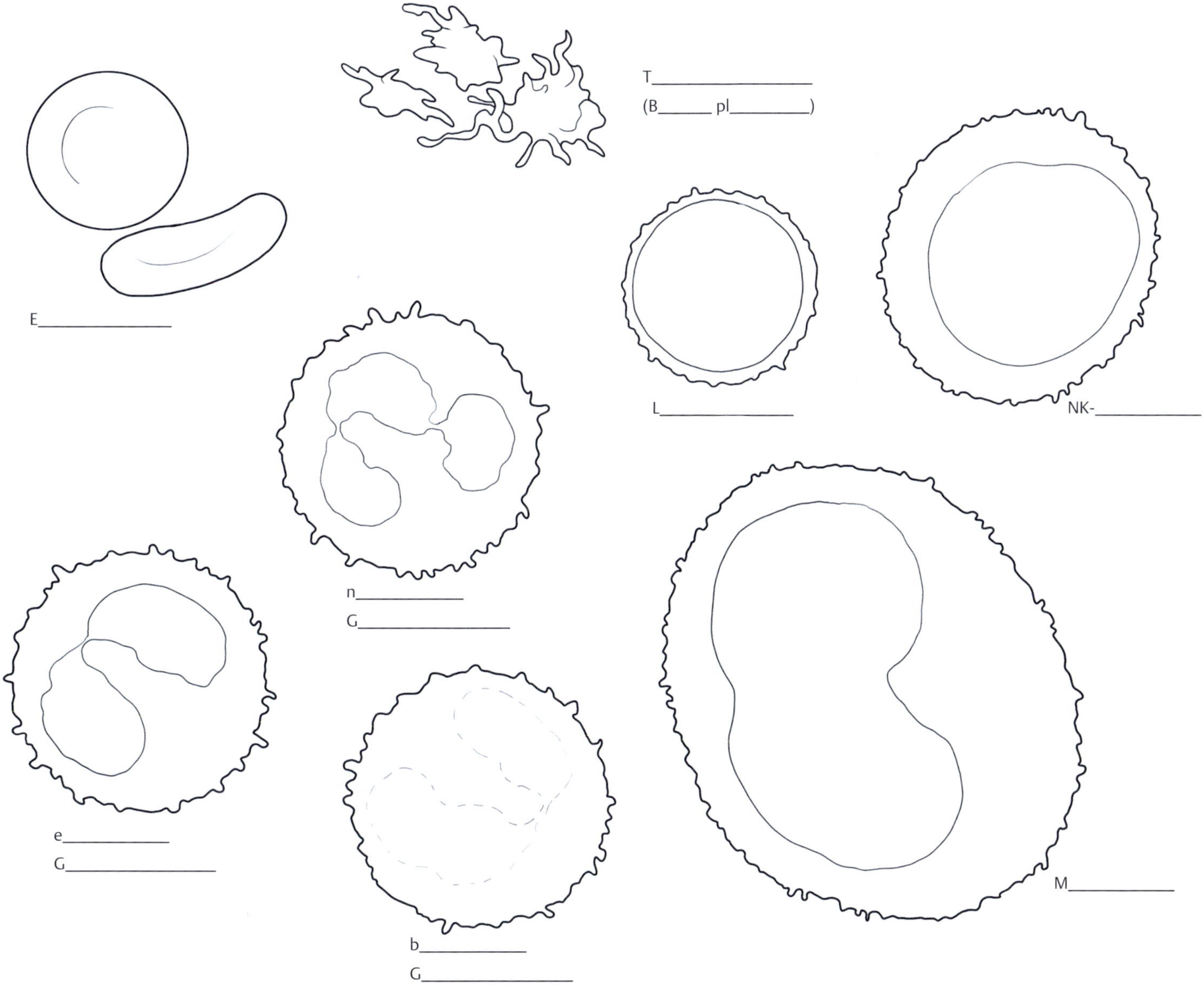
T________
(B____ pl______)
E________
L________
NK-________
n________
G________
e________
G________
b________
G________
M________

Blutbildung

Gebildet werden alle Blutzellen aus den sog. **pluripotenten Stammzellen** im roten Knochenmark. Sie heißen so, weil aus ihnen 2 unterschiedliche Zelltypen entstehen können:

- **myeloische Vorläuferzellen:** Aus ihnen bilden sich die Erythrozyten, die Thrombozyten, die Monozyten und die Granulozyten.
- **lymphatische Vorläuferzellen:** Aus ihnen entstehen die Lymphozyten.

Bis aus den Vorläuferzellen die endgültigen Zellen entstehen, durchlaufen sie viele Zwischenstufen. Diese noch unreifen Zellen heißen **Blasten**.

Die Bildung und Reifung der Erythrozyten (**Erythropoese**) dauert 5–7 Tage. Sie wird über das Hormon **Erythropoetin** gesteuert, das in der Niere gebildet wird. Über mehrere Zwischenstufen entsteht zunächst die bereits kernlose Jugendform der Erythrozyten, die **Retikulozyten**. Diese verlassen das Knochenmark und reifen im Blut zu Erythrozyten. Der Anteil der Retikulozyten im Blut liegt normalerweise bei bis zu 1 %. Ein Erythrozyt lebt ca. 120 Tage, bevor er in der Milz abgebaut wird. Pro Tag werden ca. 1 % der Erythrozyten ausgetauscht. Das entspricht einer Neubildung von etwa 2 Mio. Erythrozyten pro Sekunde!

Für die Bildung der **Thrombozyten** entwickelt sich die Vorläuferzelle zum sog. **Megakaryozyten** weiter. Die Thrombozyten schnüren sich als kleine Plättchen von dessen Zytoplasmafortsätzen ab und treten ins Blut über. Sie werden nach 9–10 Tagen in Milz, Leber und Lunge abgebaut.

Die Entwicklung der **Granulozyten** dauert 7–8 Tage. Hierbei gibt es für die Weiterentwicklung der myeloischen Vorläuferzelle zwei Möglichkeiten: Entweder entwickelt sie sich zu einer Zelle weiter, aus der die eosinophilen bzw. die basophilen Granulozyten entstehen, oder aber zu einer Zelle, aus der schließlich die neutrophilen Granulozyten bzw. die Monozyten hervorgehen. Die Granulozyten bleiben nach ihrer Entwicklung noch ca. 5 Tage im Knochenmark, bevor sie ins Blut übertreten. Dies tun allerdings nur etwa 10 % aller Granulozyten. Die übrigen bleiben im Knochenmark und dienen dort als Reserve. Die **Monozyten** dagegen verlassen direkt nach ihrer Entstehung das Knochenmark.

Die erste Entwicklungsstufe der **Lymphozyten** ist der sog. **naive Lymphozyt**. Die B-Lymphozyten bleiben während dieser Entwicklung im Knochenmark, während die T-Lymphozyten aus dem Knochenmark in den Thymus wandern. Die naiven Lymphozyten lassen sich dann mit dem Blut aus dem Knochenmark bzw. dem Thymus in die Lymphknoten, die Milz und andere lymphatische Gewebe, wie z. B. die Rachenmandeln, transportieren. Dort warten sie auf ein passendes Antigen, das ihre Entwicklung zum reifen Lymphozyten auslöst (Kap. 60). Lymphozyten können bis zu 10 Jahre alt werden.

Mastzellen und **dendritische Zellen** verlassen als unreife Vorstufen das Knochenmark. Sie entwickeln sich erst im Gewebe zu ihrer reifen Form.

Das gibt's zu tun

Welche Zellen entstehen aus welchen Vorläuferzellen? Beschrifte die Zellen und gestalte die Pfeile farblich so, dass gut zu erkennen ist, welche Zellen dieselben Vorläuferzellen haben. Zu welchen Zellen entwickeln sich die Monozyten im Gewebe weiter?

Blutgerinnung

Sinn der Blutgerinnung ist es, kleinere Schäden in der Gefäßwand so lange abzudichten, bis das Gewebe der Gefäßwand verheilt ist.

Als 1. Schritt zieht sich das Gefäß zusammen (**Vasokonstriktion**). Es folgt die Phase der **Blutstillung**, bei der innerhalb von ca. 3 Minuten der sog. **weiße Thrombus** entsteht. Er besteht aus **Thrombozyten**, die sich zunächst im verletzten Bereich an die Gefäßwand anlagern. Thrombozyten und Endothelzellen setzen daraufhin den **Von-Willebrand-Faktor** frei. Er bewirkt, dass sich die Blutplättchen fest mit der Gefäßwand verbinden. Dies wiederum führt zu ihrer Aktivierung. Sie bilden kleine Fortsätze aus und vernetzen sich damit untereinander zum weißen Thrombus.

Nun beginnt die Phase der **Blutgerinnung**, Sie beruht auf dem Zusammenspiel der 12 **Gerinnungsfaktoren** im Blutplasma. Diese aktivieren sich im Rahmen der sog. Gerinnungskaskade gegenseitig, wobei **Thrombin** (Faktor II) entsteht. Thrombin wiederum wandelt das inaktive Fibrinogen (Faktor I) in dessen aktive Form **Fibrin** um. Fibrin bildet im weißen Thrombus ein Netz aus Fibrinfäden aus, in dem sich Erythrozyten verfangen. Deshalb wird der Blutpfropf, der dadurch entsteht, als **roter Thrombus** (Fibrinthrombus) bezeichnet. Er verschließt den Gefäßwandschaden bis zu dessen Reparatur.

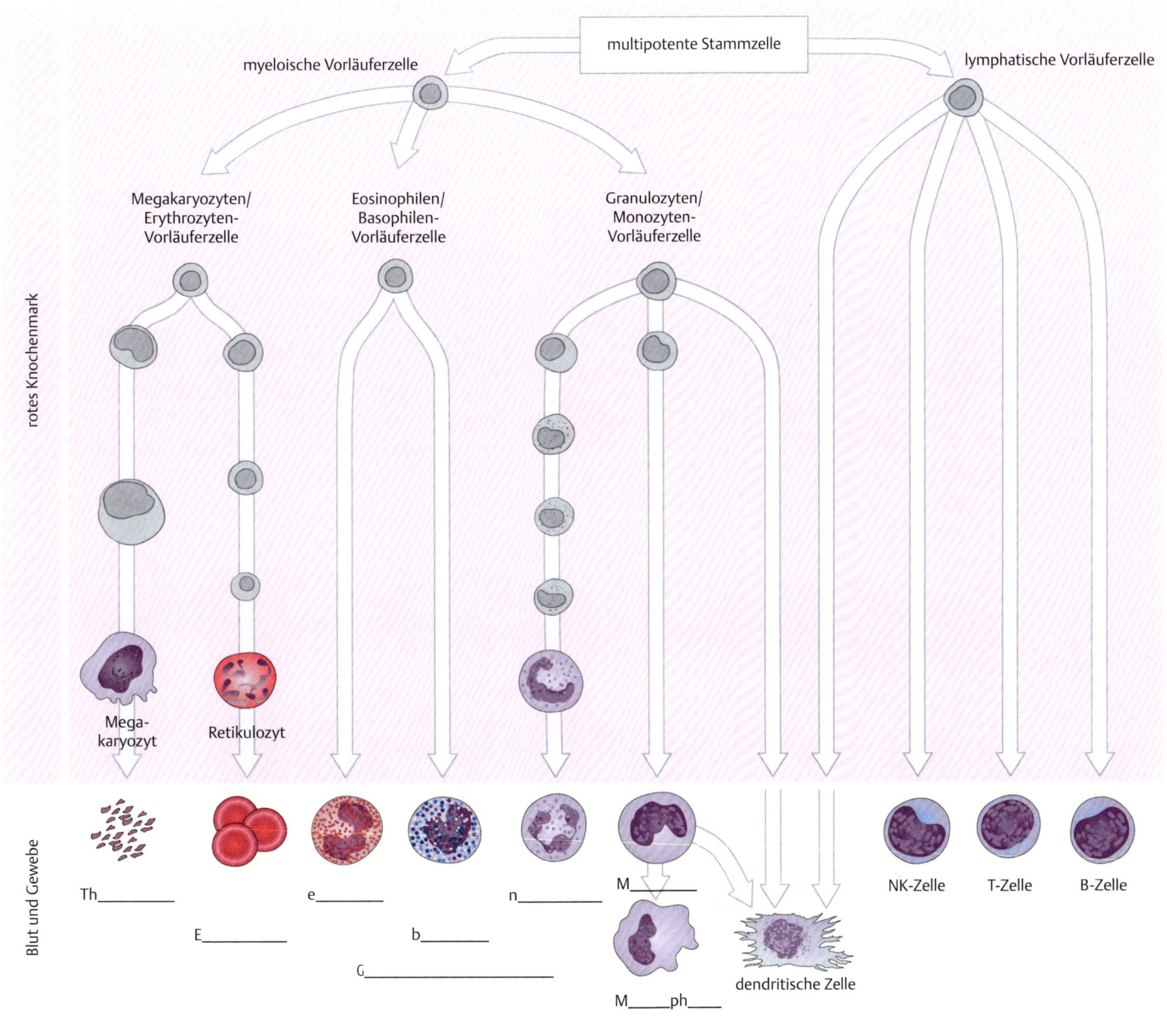
multipotente Stammzelle
myeloische Vorläuferzelle
lymphatische Vorläuferzelle
Megakaryozyten/
Erythrozyten-
Vorläuferzelle
Eosinophilen/
Basophilen-
Vorläuferzelle
Granulozyten/
Monozyten-
Vorläuferzelle
rotes Knochenmark
Mega-
karyozyt
Retikulozyt
Blut und Gewebe
Th________
E________
e________
b________
G________________
n________
M________
M____ph____
dendritische Zelle
NK-Zelle
T-Zelle
B-Zelle

Skelett

Malkurs: Licht und Schatten

Unser Skelett besteht aus über 200 Knochen mit unterschiedlicher Form und Größe – von den langen Röhrenknochen der Extremitäten über die Knochenplatten des Schädels bis hin zu den winzigen Gehörknöchelchen im Innenohr. Dieser Gestaltreichtum ist für Künstler eine dankbarer Quell für interessante Motive. Hinzu kommt: Wer sich mit Knochen künstlerisch beschäftigt, kann sich ganz auf das Spiel von Hell und Dunkel konzentrieren. Für Einsteiger sind Knochen deswegen auch das ideale Übungsfeld für einige zentrale zeichnerische Grundfertigkeiten.

Die Illusion von Dreidimensionalität

Unserem Gehirn muss man die Sache mit den Hell- und Dunkelkontrasten nicht erklären. Wenn Licht auf eine gewölbte Oberfläche trifft, können wir deren räumliche Form sofort wahrnehmen – obwohl die reine optische Information auf unserer Netzhaut zweidimensional ankommt. Dieser Kurs erklärt dir, was dein Gehirn schon weiß – nämlich wie du durch das Nebeneinanderstellen von Licht und Schatten die Illusion von dreidimensionalen Strukturen entstehen lassen kannst.

Licht- und Schattenbereiche

Um ein Objekt dreidimensional wirken zu lassen, musst du um sie herum einen virtuellen Raum erschaffen. Zu diesem Raum gehört ganz vorrangig eine Lichtquelle: Beim freien Zeichnen kannst du selbst festlegen, aus welcher Richtung deine „Fantasie-Sonne" dein Zeichenobjekt – z. B. einen Knochen – beleuchten soll. Mache am besten mit Bleistift ein Kreuz oder einen Pfeil an der Stelle auf dein Blatt, an der du deine Lichtquelle platzieren willst. Ein von einer Lichtquelle angestrahltes Objekt hat mehrere Helligkeitsbereiche:

- Wo das Licht deiner Lichtquelle frontal auf die Oberfläche deines Objektes trifft, befindet sich das zentrale Licht und damit die hellste Stelle auf deinem Objekt.
- Daran schließt sich der Halbton an, das ist der Bereich, der nur teilweise vom direkten Licht bestrahlt wird.
- Der Terminator (die Trennlinie zwischen Tag und Nacht) befindet sich dort, wo die Fläche beginnt, sich von der Lichtquelle weg zu neigen. Alles, was hinter dem Terminator liegt, befindet sich also im Schatten.
- Der Schlagschatten entsteht dort, wo deine Form das Licht daran hindert, auf eine andere Fläche, hier z. B. einen vorgestellten Untergrund, zu treffen. Innerhalb des Schlagschattens befindet sich auch der Okklusionsschatten: ein intensiverer Schattenwurf dort, wohin kaum oder kein Streulicht fällt.

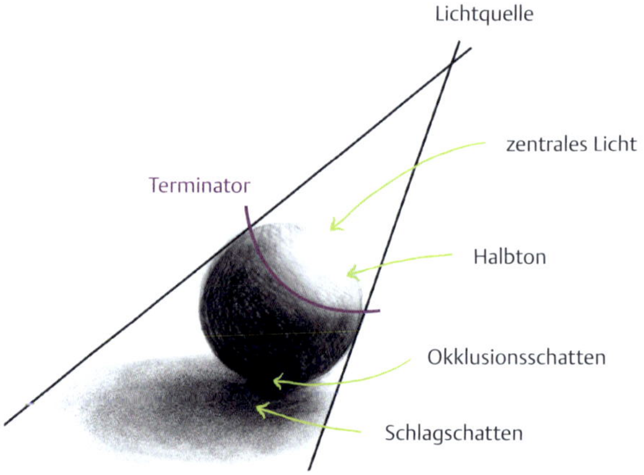

Schatten konstruieren

Du kannst den Schlagschattenbereich stehender Objekte durch folgende Konstruktion herausfinden: Lege einen Horizont für dein Bild fest und zeichne von deiner Lichtquelle ausgehend senkrecht nach unten eine gerade Linie zu diesem Horizont. Wo diese Linie deinen Horizont schneidet, setzt du einen weiteren Punkt. Zeichne nun von deiner Lichtquelle aus Linien über die oberen äußeren Ecken deines Objektes. Diese Linien beschreiben die Länge des Schattens, je nach Höhe deiner Lichtquelle. Nun zeichne von deinem Horizontpunkt gerade Linien über die Ecken deines Sujets, die auf dem vorgestellten Untergrund aufliegen. Diese Linien beschreiben die Ausrichtung deines Schattens abhängig davon, wo sich deine Lichtquelle befindet. Hier z.B. ist die Lichtquelle rechts vom Objekt, das daher einen Schatten nach links wirft. Deine Linien schneiden sich nun in einigen Punkten. Diese Schnittpunkte sind wiederum die Ecken deines Schattens.

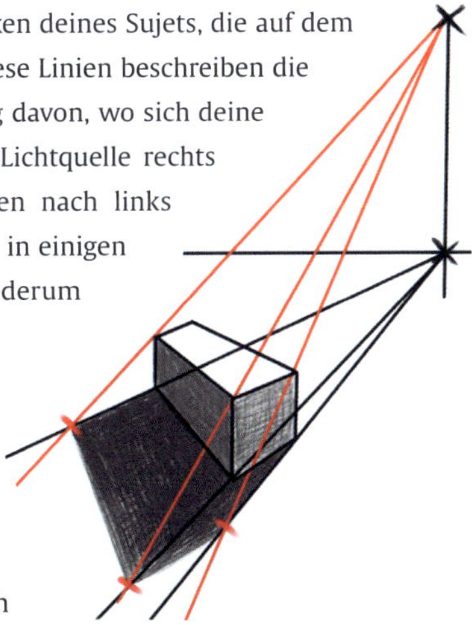

Zwei Schraffur-techniken

Bei der **Tonwertschraffur** sollten die Einzellinien so wenig wie möglich zu erkennen sein. Ein Schraffieren mit der „Griff von oben"-Technik, also der Längsseite der Stiftspitze, bietet sich hier ganz besonders an. Durch unterschiedlichen Druck beim Farbauftrag und durch mehrfaches Übermalen derselben Stelle werden hellere und dunklere Effekte erzielt. Diese Technik ist besonders nützlich, wenn du Licht- und Schattenverläufe schraffieren möchtest, und wirkt besonders realistisch.

Für weiche Übergänge kannst du z.B. Tonwertschraffuren zusätzlich mit einem Wattestäbchen, einem Taschentuch oder einem Pinsel verreiben. Manche Stifte eignen sich besser als andere dafür: Je weicher die Miene deines Stiftes, desto einfacher lässt sich dein Farbauftrag nachträglich verwischen. Achte nur darauf, die Farbe nicht zu großflächig zu bearbeiten, damit Unterschiede im Verlauf erkennbar bleiben und kein kompletter Einheitsbrei entsteht.

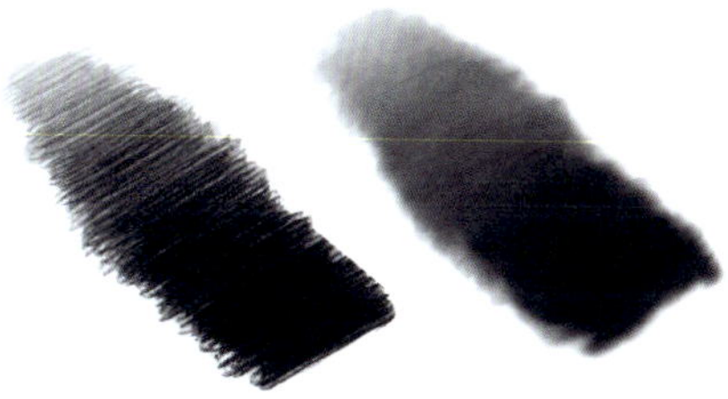

Bei der **Formschraffur** verlaufen die Schraffurlinien immer noch parallel zueinander, folgen dabei jedoch der Form des zu schraffierenden Gegenstandes. Eine Formschraffur kann sowohl aus einer einzelnen als auch mehreren überlappenden Parallelschraffuren bestehen. Auch eine Formschraffur kann die dreidimensionale Wirkung von Zeichnungen mit Licht und Schatten verstärken.

Wenn du diese Techniken einmal testen möchtest, findest du sicher in deinem Umfeld interessant geformte Objekte. Wenn du gerade (zufällig) keine Knochen zur Verfügung hast, kannst du zum Beispiel einfach die Unordnung auf deinem Schreibtisch verewigen. Um dein Übungsmaterial zu erstellen, kannst du auch ein Foto machen und auf dessen Grundlage einfache Outlines zeichnen oder abpausen. Lass zu Beginn alle unnötigen Details wie Muster oder Strukturen weg und fokussiere dich auf die Outlines und einige wichtige formgebende Linien. Du kannst auch nur ein Objekt aus einer ganzen Szene wählen und dich darauf konzentrieren.

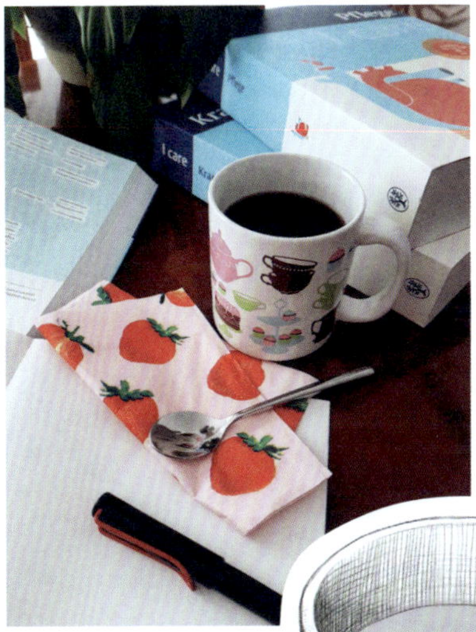

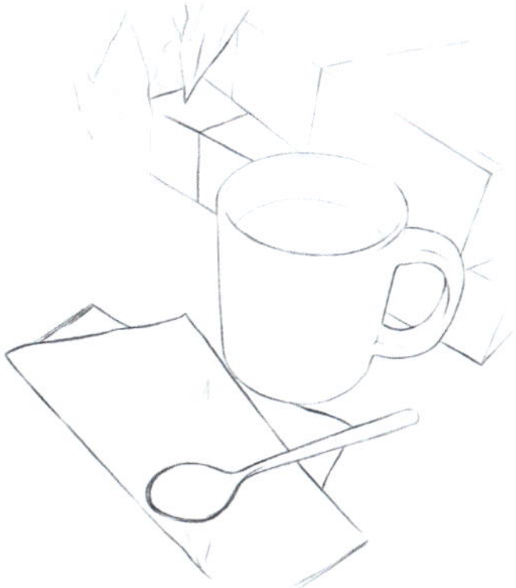

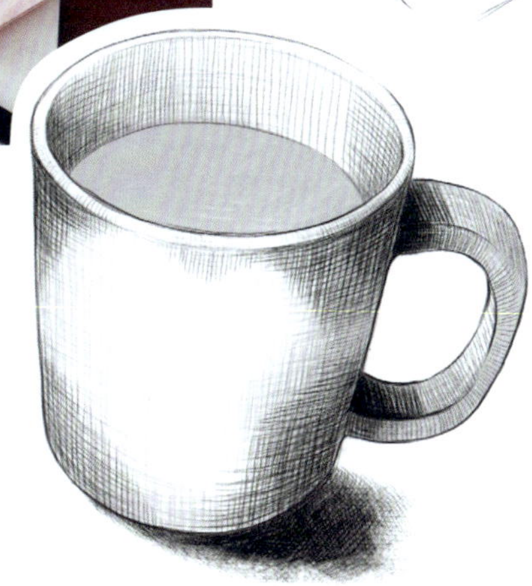

Bewegungsapparat

Der gesamte Bewegungsapparat besteht aus Muskeln, Sehnen, Bändern und Knochen. Dabei zählen Muskeln, Sehnen und Bänder zum **aktiven Bewegungsapparat** und die Knochen zum **passiven Bewegungsapparat**. Der Mensch verfügt über 223 Einzelknochen, die über Gelenke und Knochennähte zum Skelett verbunden sind.

Denkt man an Knochen, hat man meist das Bild eines länglichen, an beiden Enden verdickten Röhrchens im Kopf, wie z.B. den Knochen eines Hühnerschenkels. Diese Knochenform wird als **Röhrenknochen** bezeichnet. Dazu zählen u.a. der Oberschenkel- und der Oberarmknochen. Kennzeichen des Röhrenknochens ist der lange Knochenschaft (Diaphyse), der die beiden Knochenenden (Epiphysen) miteinander verbindet. Dort, wo die Dia- in die Epiphyse übergeht, befindet sich die **Wachstumsfuge** (Epiphysenfuge).

Neben den Röhrenknochen gibt es noch weitere Knochentypen: die **kurzen Knochen**, wie z.B. die Handwurzelknochen, die **platten Knochen**, wie z.B. die Beckenknochen, die **unregelmäßigen Knochen**, wie z.B. die Wirbelknochen, und die **luftgefüllten Knochen**, die einen kleinen luftgefüllten Hohlraum besitzen. Zu den luftgefüllten Knochen gehört z.B. das Stirnbein mit der Stirnhöhle.

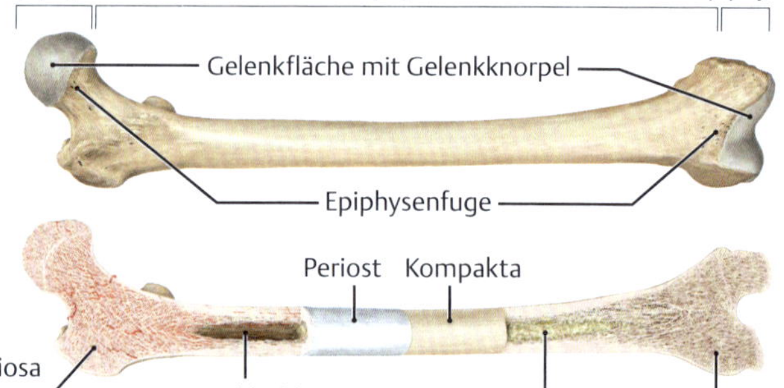

Einige Knochen oder Knochenteile, wie z.B. das Brustbein oder der Ellenbogenhöcker, liegen so dicht unter der Haut, dass sie leicht getastet werden können. Man spricht hier von **tastbaren Knochenpunkten**. Manche davon dienen als Orientierungshilfe z.B. bei Untersuchungen oder Injektionen.

Während beim Säugling noch nahezu alle Knochen das blutbildende **rote Knochenmark** enthalten, findet man dieses beim Erwachsenen nur noch in den kurzen und den platten Knochen sowie in den Epiphysen einiger Röhrenknochen – und zwar in den Markhöhlen und zwischen den Knochenbälkchen der Spongiosa (Kap. 9). In den übrigen Knochen wandelt sich das rote Knochenmark im Laufe des Lebens durch Fetteinlagerungen in **gelbes Knochenmark** um, das kein Blut mehr bildet. In hohem Alter oder bei Schwerkranken kann es zu Wassereinlagerungen im Knochenmark kommen, die das Fett verdrängen. Es entsteht **weißes Knochenmark** (Gallertmark).

Das gibt's zu tun

Zu den tastbaren Knochenpunkten zählen beispielsweise ein Knochenvorsprung am distalen Ende der Elle, die Schlüsselbeine oder der Beckenkamm. Prüfe einmal bei dir selbst, welche Knochenpunkte du unter der Haut tasten kannst, und zeichne sie in die rechte Figur ein!

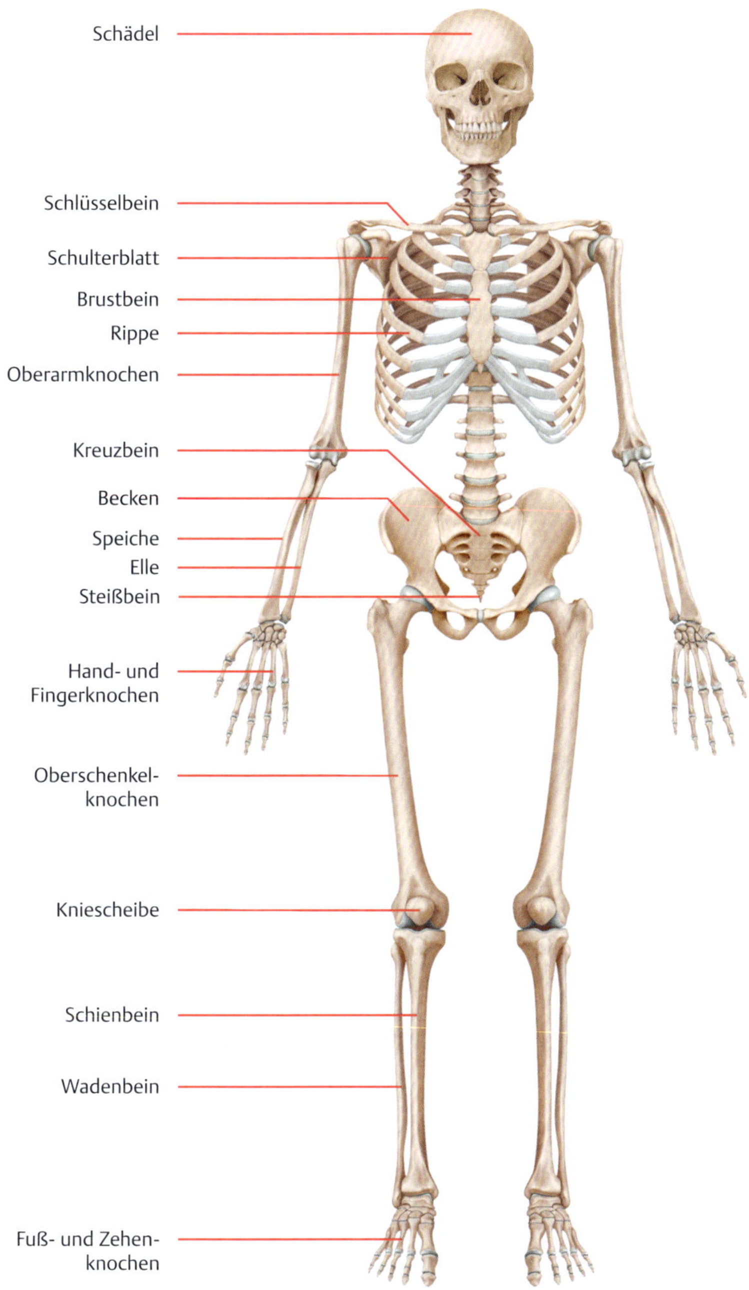

Schädel
Schlüsselbein
Schulterblatt
Brustbein
Rippe
Oberarmknochen
Kreuzbein
Becken
Speiche
Elle
Steißbein
Hand- und Fingerknochen
Oberschenkel-knochen
Kniescheibe
Schienbein
Wadenbein
Fuß- und Zehen-knochen

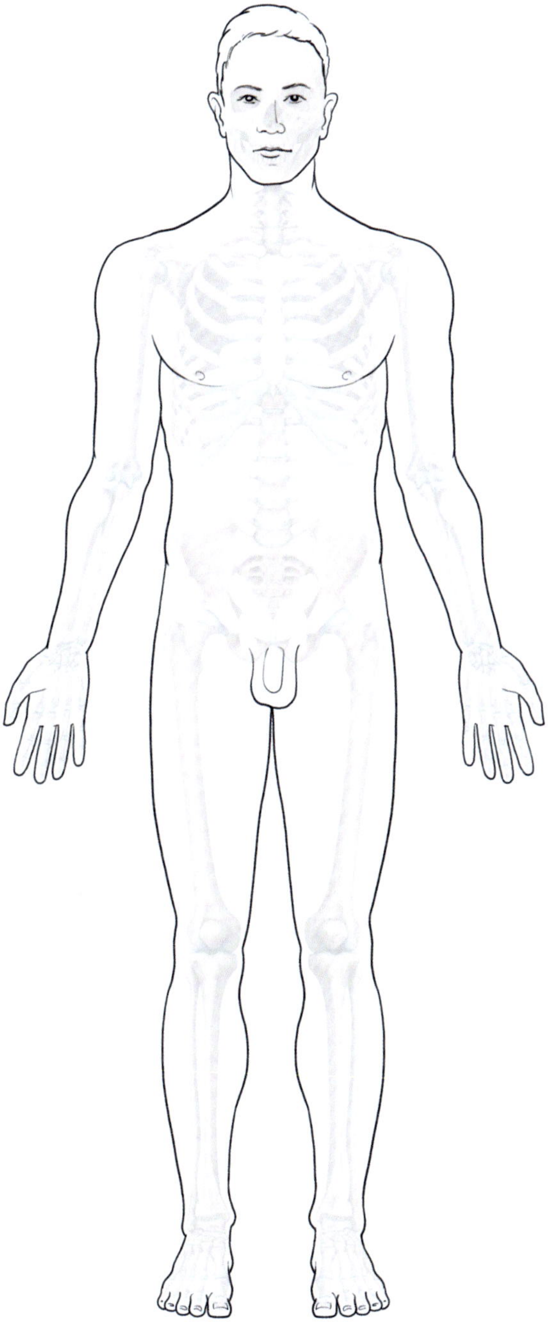

Aufbau eines Gelenks

Sind zwei oder mehr Knochen miteinander verbunden, spricht man von einem **Gelenk**. Dabei wird zwischen echten und unechten Gelenken unterschieden.

Bei den **echten Gelenken** bildet das Ende des einen Knochens den Gelenkkopf, das des anderen die Gelenkpfanne. Zwischen Kopf und Pfanne befindet sich der Gelenkspalt. Gelenkkopf, Gelenkpfanne und Gelenkspalt sind von einer Gelenkkapsel umgeben. Sie enthält die Gelenkflüssigkeit (Synovia). Die Gelenkkapsel wird bei den meisten Gelenken durch Bänder verstärkt.

Welche **Bewegungen** möglich sind, ist abhängig von der Form von Gelenkkopf und -pfanne. Im Schultergelenk z. B. ist der Gelenkkopf nahezu rund und die Gelenkpfanne relativ flach. Dies ermöglicht dem Oberarm Bewegungen um 3 Achsen: Er kann nach oben und unten, vorn und hinten geführt und um die eigene Achse gedreht werden. Beim Ellenbogengelenk sieht das schon ganz anders aus. Hier bildet der Gelenkkopf eine Art Rolle, die von der Gelenkpfanne scharnierartig umschlossen wird. Dadurch ist nur eine Bewegung um 1 Achse möglich, nämlich ein Strecken und Beugen.

Einige echte Gelenke, z. B. das Kreuzbein-Darmbein-Gelenk, werden von straffen Bändern und einer engen Gelenkkapsel so stark fixiert, dass kaum noch eine Bewegung möglich ist. Man spricht hier von **straffen Gelenken**.

Bei **unechten Gelenken** fehlt der Gelenkspalt. Hier sind die Gelenkpartner über Bindegewebe, Knorpel oder Knochen direkt miteinander verbunden. Zu den unechten Gelenken gehören z. B. die Schädelnähte, die Gelenke zwischen Rippen und Brustbein, die Schambeinfuge und die Verbindungen der einzelnen Beckenknochen.

Das gibt's zu tun

Färbe die Abbildung ein! Du kannst dich dabei am kleinen Bild orientieren oder die Farben so wählen, wie es dir sinnvoll erscheint. Um welchen Gelenktyp handelt es sich?

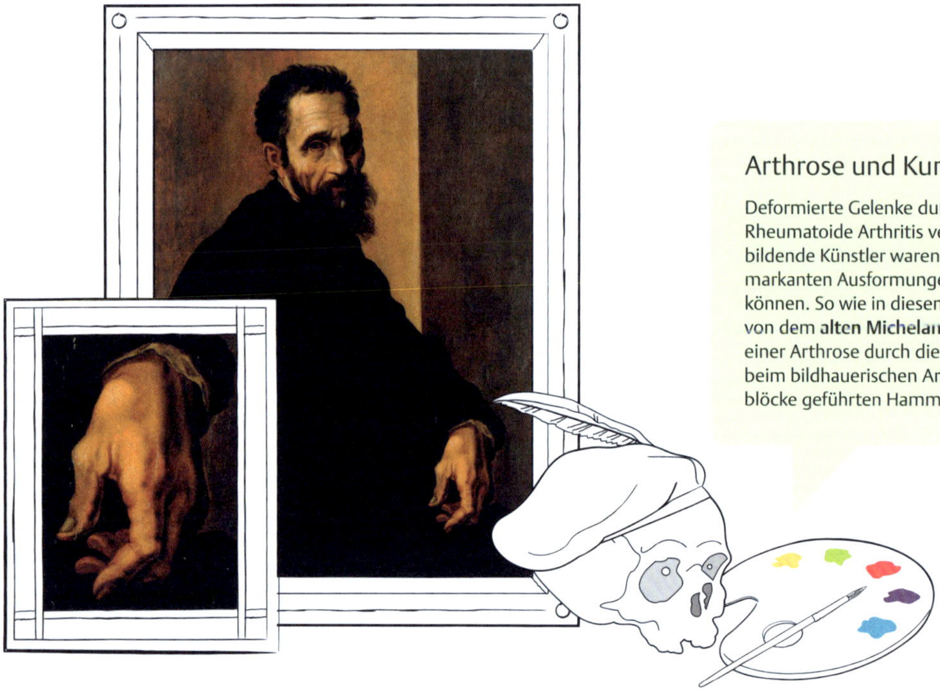

Arthrose und Kunst

Deformierte Gelenke durch lebenslange Überlastung, Gicht oder eine Rheumatoide Arthritis verursachen bei Betroffenen oft Höllenqualen. Für bildende Künstler waren sie immer ein beliebtes Motiv, weil sie durch ihre markanten Ausformungen dem Bild einen besonderen Charakter verleihen können. So wie in diesem Gemälde, das der Künstler Jacopino del Conte von dem **alten Michelangelo** angefertigt hat. Man sieht deutlich die Spuren einer Arthrose durch die jahrzehntelange anstrengende Arbeit vor allem beim bildhauerischen Arbeiten mit Zehntausenden auf harte Marmorblöcke geführten Hammerschlägen. © *bpk | Scala*

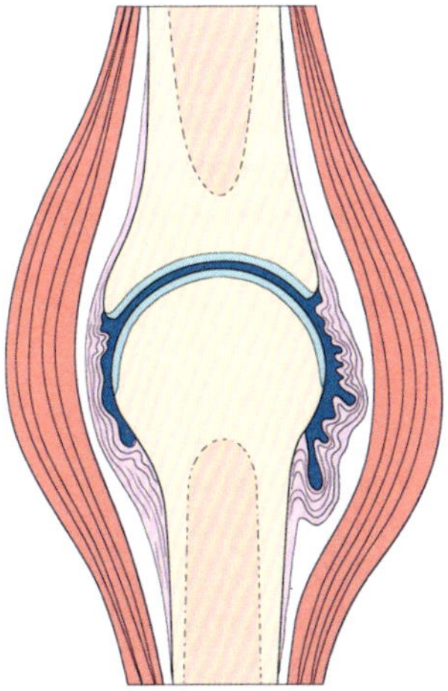

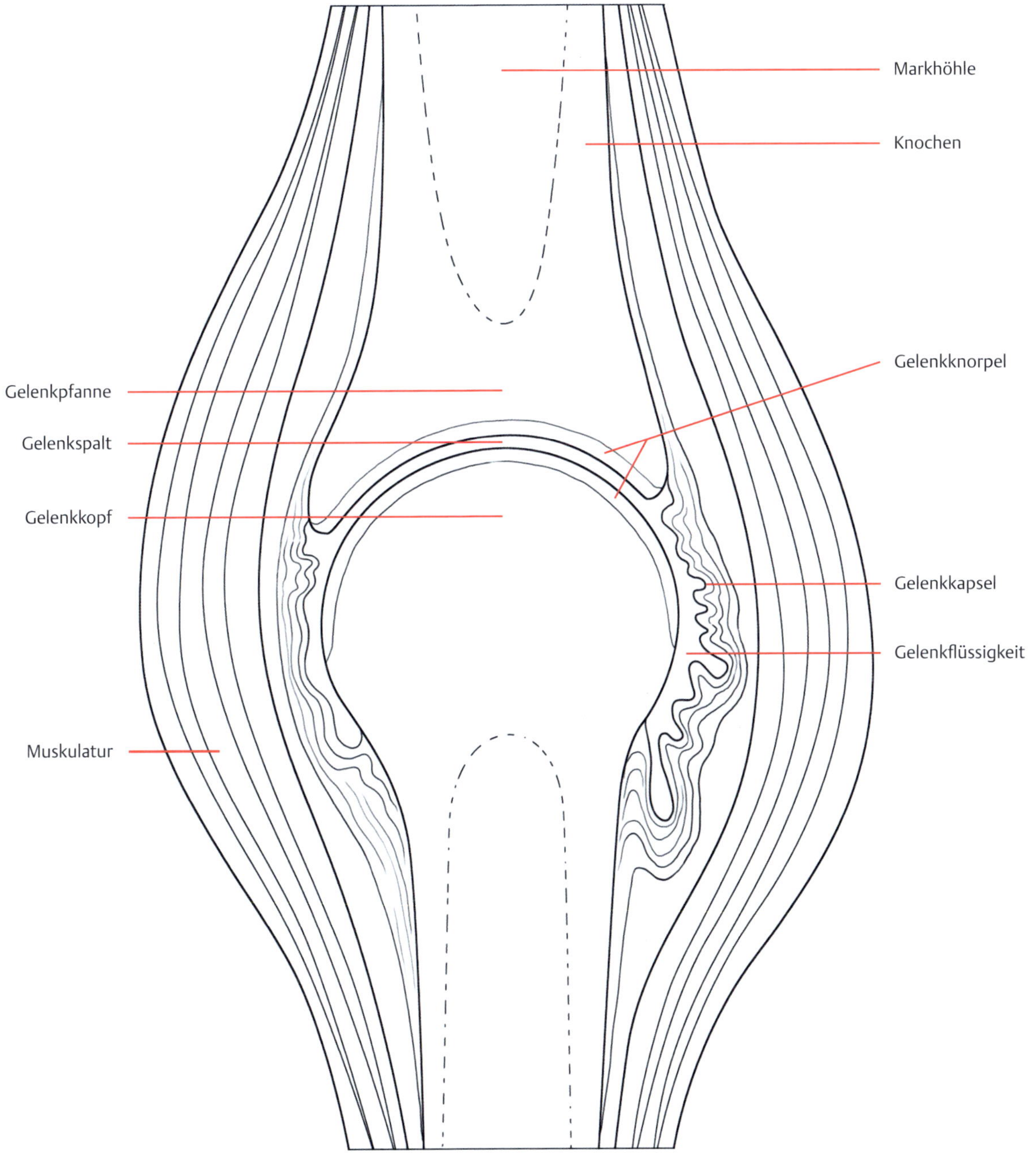

Markhöhle
Knochen
Gelenkknorpel
Gelenkpfanne
Gelenkspalt
Gelenkkopf
Gelenkkapsel
Gelenkflüssigkeit
Muskulatur

Schädel

Der Schädel setzt sich aus **17 Einzelknochen** zusammen und unterteilt sich in einen Hirnschädel und einen Gesichtsschädel.

Der **Hirnschädel** umschließt die Schädelhöhle mit dem Gehirn. Er besteht aus dem **Schädeldach** und der **Schädelbasis** mit der vorderen, der mittleren und der hinteren **Schädelgrube**. Durch ein großes Loch in der Schädelbasis (Foramen magnum) zieht das Rückenmark aus dem Rückenmarkskanal der Wirbelsäule in die Schädelhöhle. Zahlreiche kleinere Öffnungen und Kanäle ermöglichen es auch Blutgefäßen und Nerven, in die und aus der Schädelhöhle zu gelangen.

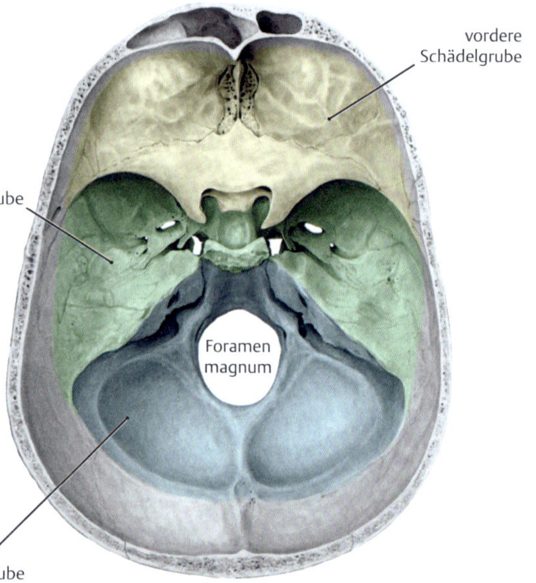

Blick von oben auf die Schädelbasis

Vier **Schädelnähte** verbinden die Knochen des Hirnschädels miteinander. Diese Schädelnähte verknöchern bis zum 50. Lebensjahr. Viel früher, nämlich bis zum Alter von 2 Jahren, verknöchern die sog. **Fontanellen**. Das sind größere Lücken zwischen den einzelnen Schädelknochen, die anfangs durch Bindegewebe überbrückt werden. Die große Fontanelle liegt vorn, die kleine hinten am Schädeldach. Seitlich am Schädel liegen zusätzlich jeweils links und rechts 2 Seitenfontanellen.

Die Knochen des Hirnschädels sind das Stirnbein, die beiden Scheitelbeine, die beiden Schläfenbeine, die Siebbeinplatte, das Keilbein und das Hinterhauptsbein.

Der **Gesichtsschädel** bildet die Grundlage des Gesichts. Er setzt sich aus dem Oberkieferbein, dem Siebbein, dem Pflugscharbein, dem Unterkieferbein, den beiden Jochbeinen, den beiden Tränenbeinen, den beiden Nasenbeinen, den beiden Gaumenbeinen und den unteren Nasenmuscheln zusammen. Jochbein und Schläfenbein formen dabei den Jochbogen, Gaumenbein und Oberkieferbein den harten Gaumen. Die knöchernen Nasenbeine bilden zusammen mit ihrer knorpeligen Fortsetzung den Nasenrücken.

Neben der Schädelhöhle finden sich im Schädel noch andere Hohlräume: die Augen-, die Nasen- und die Mundhöhle sowie die Nasennebenhöhlen und die Paukenhöhle.

Das gibt's zu tun

Das Bild ist wie gemacht dafür, die Schraffurtechnik aus unserem Zeichen-Grundkurs (S. 8) zu üben! Der kleine Schädel oben links hilft dir dabei, Licht und Schatten richtig einzusetzen.
Im kleinen Schädel oben rechts kannst du die verschiedenen Schädelknochen einfärben, ein kleiner Anfang ist schon gemacht. Beachte dabei, dass du in der Frontalansicht des Schädels Siebbein, Siebbeinplatte, Pflugscharbein, Gaumenbein und Hinterhauptsbein nicht sehen kannst.

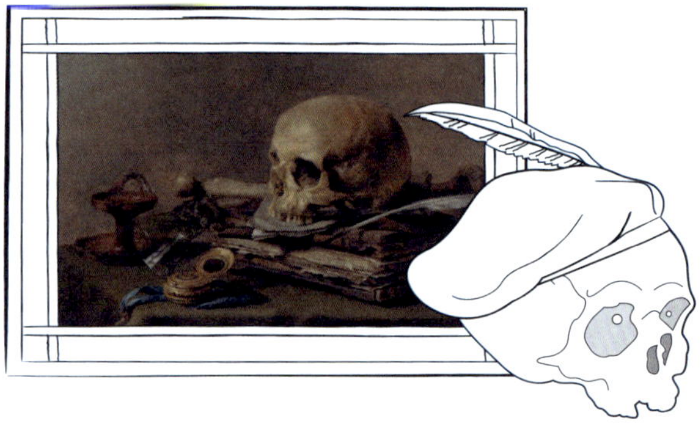

Memento mori esse!

Das heißt übersetzt aus dem Mönchslatein: „Bedenke, dass du sterblich bist!" Es ist ursprünglich eine Warnung vor der Hybris, sich selbst über andere zu erheben oder gar als göttlich zu erachten.
Im Laufe der Kunstgeschichte haben sich viele Meister, darunter auch Pieter Claesz, in Stillleben mit der **Vanitas**, „der Vergänglichkeit alles Irdischen", beschäftigt. Typische Motive sind faulende oder bereits fliegenübersäte Früchte, umgekippte Gläser und Totenschädel. Der Schädel wirkt auf den Betrachter wie ein Spiegel und zeigt uns wie kein anderes Symbol die Vergänglichkeit unserer eigenen Existenz. © *Mauritshuis, The Hague*

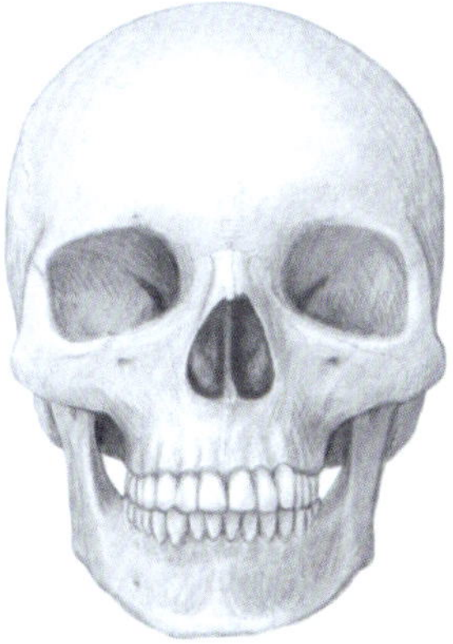

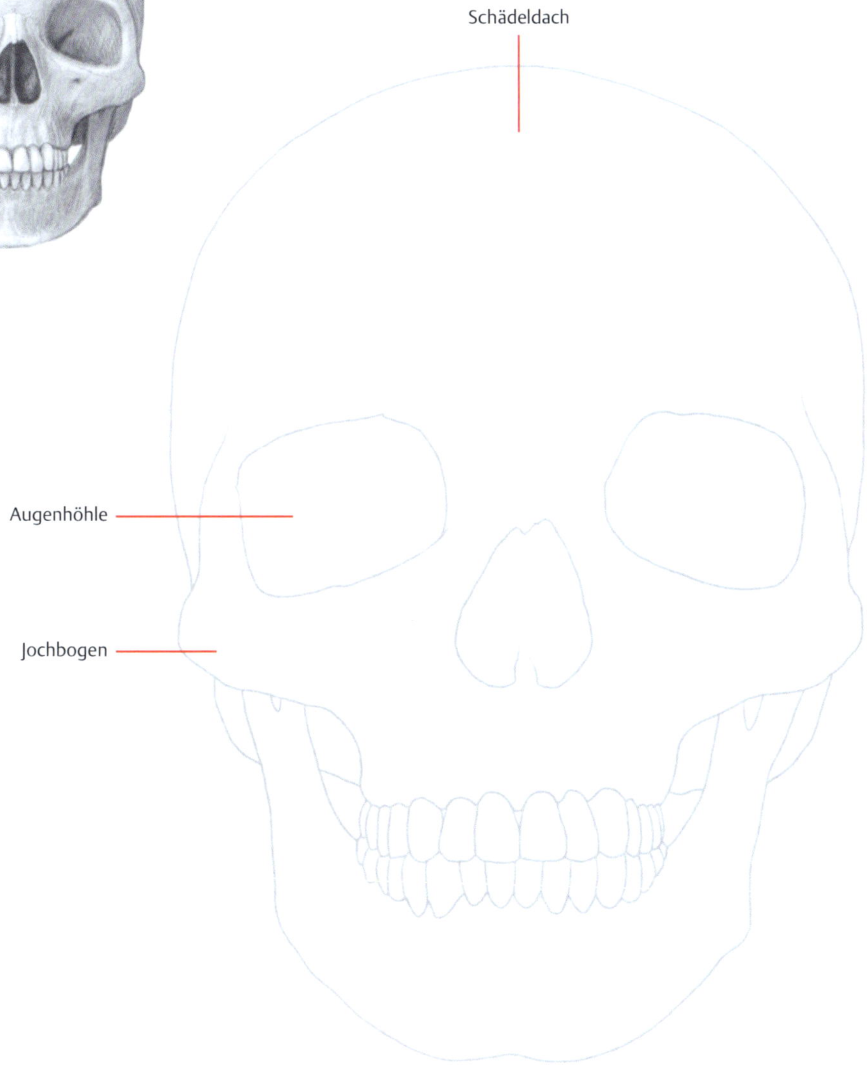
Schädeldach
Augenhöhle
Jochbogen

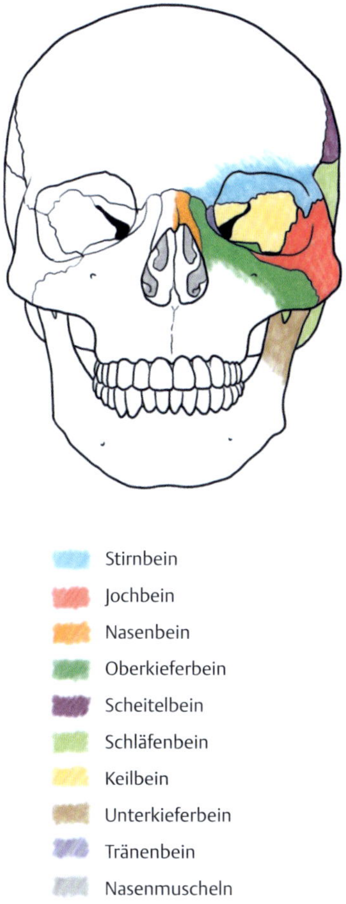
Stirnbein
Jochbein
Nasenbein
Oberkieferbein
Scheitelbein
Schläfenbein
Keilbein
Unterkieferbein
Tränenbein
Nasenmuscheln

Rumpfskelett

Denkt man sich vom Körper Kopf, Hals, Arme und Beine weg, bleibt der Rumpf übrig. Zum Rumpfskelett gehören also die Wirbelsäule mit Kreuz- und Steißbein, der Brustkorb und das Becken.

Die **Wirbelsäule** setzt sich aus 32 oder 33 Wirbeln zusammen. Dabei bilden die ersten 7 Wirbel die Halswirbelsäule. Es folgen die 12 Wirbel der Brust- und dann die 5 Wirbel die Lendenwirbelsäule. Diese 24 Wirbel werden auch als freie Wirbel bezeichnet, da sie nicht miteinander verwachsen sind. An die Lendenwirbelsäule schließt sich das **Kreuzbein** an, das die Wirbelsäule mit dem Becken verbindet. Es ist aus 5 Sakralwirbeln aufgebaut, die allerdings miteinander verschmolzen sind. Das **Steißbein** bildet den Abschluss der Wirbelsäule. Seine 3 oder 4 Wirbel sind ebenfalls miteinander verschmolzen.

Betrachtet man die Wirbelsäule von der Seite, fällt eine S-förmige Krümmung auf. Die beiden Krümmungen nach vorn werden als **Hals-** bzw. **Lendenlordose**, die beiden Krümmungen nach hinten als **Brust-** bzw. **Sakralkyphose** bezeichnet.

Die Knochen des **Brustkorbs** (Thorax) sind das Brustbein (Sternum), die 12 Rippenpaare (Costae) und die 12 Brustwirbel. Jedes Rippenpaar ist gelenkig mit jeweils einem Brustwirbel verbunden. An das ventrale Ende der knöchernen Rippe schließt sich bei den oberen 10 Rippenpaaren der Rippenknorpel an. Er bildet die Verbindung mit dem Brustbein. Bei den unteren beiden Rippenpaaren fehlt der Rippenknorpel, sie enden frei. Das Brustbein ist über das Schlüsselbein mit dem Schulterblatt verbunden.

Das **Becken** (Pelvis) steht über das straffe Iliosakralgelenk mit dem Kreuzbein in Verbindung. Die Hüftgelenke bilden den Übergang zu den Beinen. Das Becken besteht aus einem linken und einem rechten **Hüftbein**. Die beiden Hüftbeine bilden zusammen mit dem Kreuzbein den sog. Beckenring. Jedes Hüftbein ist aus 3 Knochen aufgebaut: dem Darmbein mit der mächtigen Beckenschaufel, dem Sitzbein und dem Schambein. Zwischen dem Schambein der linken und der rechten Seite befindet sich die Schambeinfuge (Symphyse).

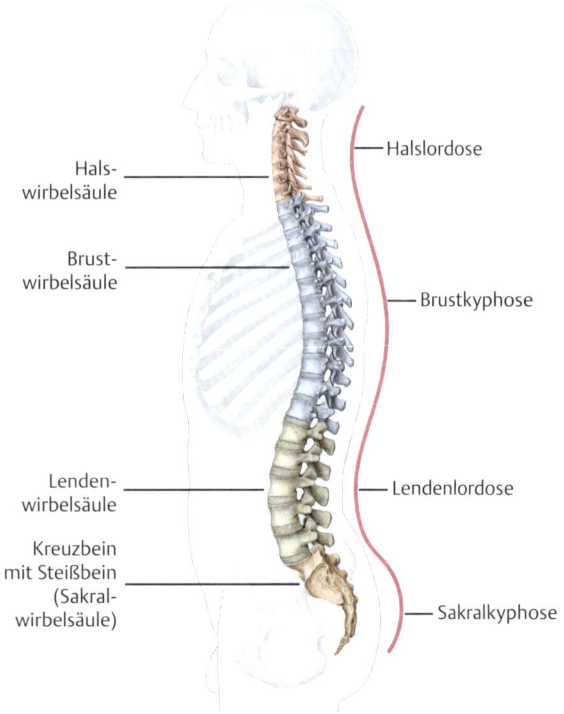

Das gibt's zu tun

Schau dir am kleinen Bild oben rechts den Aufbau der Hüftbeine an. Wo liegen Darm-, Sitz- und Schambein? Färbe dann im großen Bild die einzelnen Knochen des linken Hüftbeins entsprechend ein – möglichst ohne noch einmal nachzuschauen! Den Kamm der Beckenschaufel und den Sitzbeinhöcker kann man übrigens tasten. Versuche das doch einmal! Und falls du vom Schraffieren noch nicht genug hast: Das rechte Hüftbein steht für dich bereit!

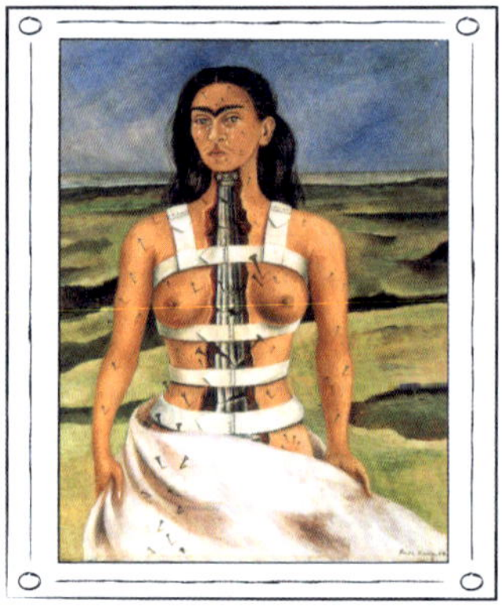

Frida Kahlo

Ihre Krankengeschichte ist grausam: Mit sieben bekommt sie Kinderlähmung, ihr rechter Fuß verkümmert und sie ist auf ein Holzbein angewiesen. Kaum volljährig wird sie in einen Verkehrsunfall verwickelt: Sie bricht sich das bereits geschädigte Bein elf Mal, ebenso mehrere Rippen, das Schlüsselbein und die Wirbelsäule. Zu malen ist Therapie, hilft ihr durch die Zeit im Krankenhaus. Ihr Bild **„Die gebrochene Säule"** zeigt sie nackt, gefangen im Gipskorsett mit all den Brüchen. Doch sie gibt sich nicht auf: „Ich bin nicht krank, ich bin zerbrochen. Aber so lange ich malen kann, bin ich froh, dass ich am Leben bin."

Foto: ©bpk / Schalkwijk / Art Resource, NY; Bild: ©Banco de México, Diego Rivera Frida Kahlo Museums Trust / VG Bild-Kunst, Bonn 2022

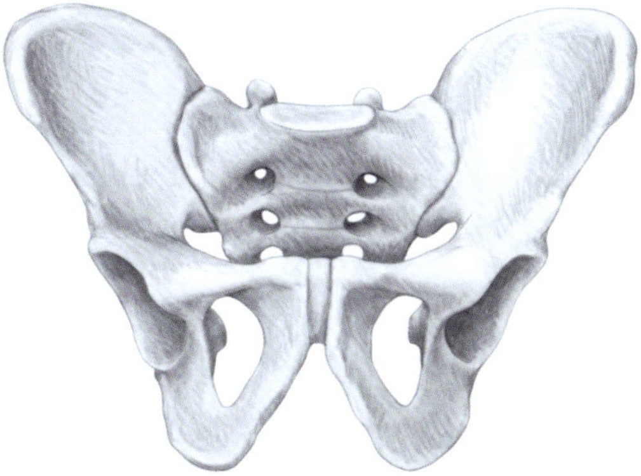

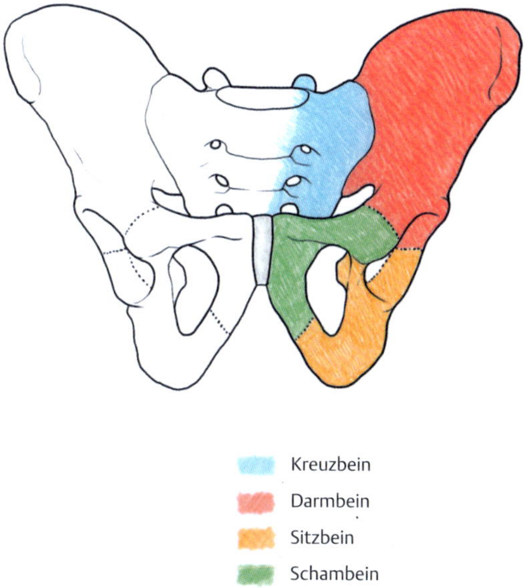
Kreuzbein
Darmbein
Sitzbein
Schambein

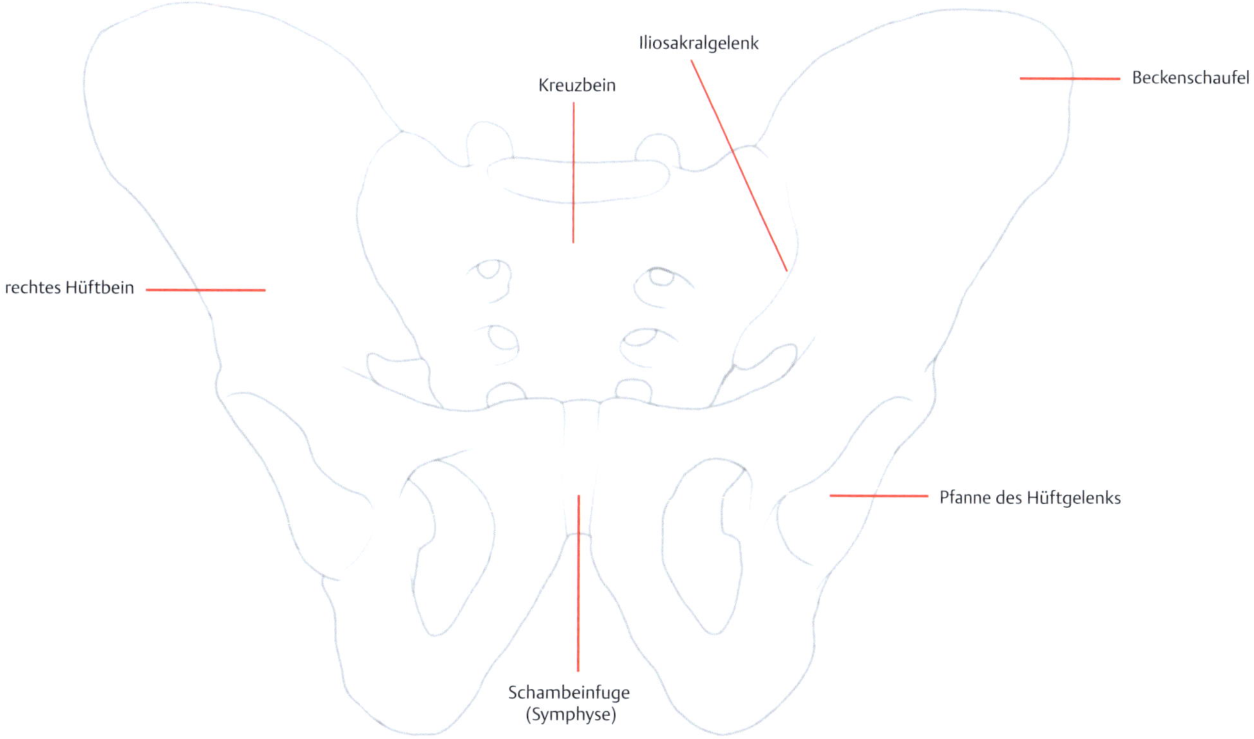
Iliosakralgelenk
Kreuzbein
Beckenschaufel
rechtes Hüftbein
Pfanne des Hüftgelenks
Schambeinfuge
(Symphyse)

Wirbel und Zwischenwirbelscheiben

Bis auf den 1. und den 2. Halswirbel sind alle freien Wirbel grundsätzlich gleich aufgebaut. Sie bestehen aus einem Wirbelkörper, einem Wirbelbogen, 2 Querfortsätzen und einem Dornfortsatz.

Der **Wirbelbogen** umschließt gemeinsam mit dem **Wirbelkörper** das Wirbelloch. Die Wirbellöcher aller Wirbel bilden zusammen den **Wirbelkanal**, in dem das Rückenmark liegt.

Die **Dorn-** und **Querfortsätze** dienen als Ansatzstellen für Muskeln und Bänder. Beugt man sich nach vorn, werden die Dornfortsätze als kleine Erhebungen unter der Rückenhaut sichtbar.

Zusätzlich besitzen die Wirbel je 2 obere und untere **Gelenkfortsätze**, über die sie mit den beiden benachbarten Wirbeln in Verbindung stehen. Diese Wirbelbogengelenke sind allerdings nur wenig beweglich.

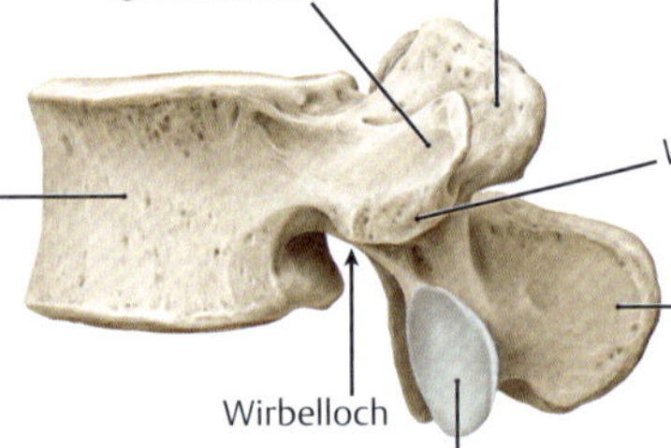

Zwischen den Körpern der einzelnen Wirbel liegt jeweils eine **Zwischenwirbelscheibe** („Bandscheibe"). Sie besteht aus einem äußeren Faserring, der einen Gallertkern umgibt. Durch diesen Aufbau können die Zwischenwirbelscheiben Stöße dämpfen, die auf die Wirbelsäule einwirken, und den Druck verteilen, der auf ihr lastet. Die Zwischenwirbelscheiben sind mit den Wirbelkörpern zu **unechten Gelenken** verwachsen. Die einzelnen Wirbel sind dadurch gegen ihre Nachbarn kaum beweglich, sie können allenfalls etwas abgekippt werden. Betrachtet man allerdings die gesamte Wirbelsäule, addieren sich diese einzelnen kleinen Bewegungsspielräume. Dies reicht aus, um die Wirbelsäule zu beugen und in gewissem Maße auch um ihre eigene Achse zu drehen.

Diese Konstruktion hält die Wirbelsäule ohne großen muskulären Aufwand stabil, ohne dabei starr zu sein. Lange und kurze **Bänder** unterstützen sie dabei. Sie verlaufen entweder entlang der gesamten Wirbelsäule oder nur zwischen benachbarten Wirbeln.

Eine Ausnahme vom beschriebenen Aufbau bilden der 1. und der 2. Halswirbel (Atlas und Axis). Beim **Atlas** handelt es sich um einen Knochenring ohne Wirbelköper oder Fortsätze. In ihn ragt der sog. Axiszahn, der senkrecht auf dem Wirbelkörper des **Axis** sitzt. Dadurch sind das obere und das untere Kopfgelenk sehr beweglich. Das obere Kopfgelenk liegt zwischen dem Schädel und dem 1. Halswirbel, das untere Kopfgelenk zwischen dem 1. und dem 2. Halswirbel.

Das gibt's zu tun

Hier kannst du dich – wenn eine Pause von der Anatomie nottut – an die Farbschraffur wagen. Beginne zum Warmlaufen mit der Schraffur der Zwischenwirbelscheibe und ihren Fasern. Dann ist es nur noch ein kleiner Schritt zum Zeichnen des Wirbelknochens. Wenn du genau hinschaust, hat der Grafiker die schattigen Akzente in einem dunklen Grünton gesetzt.

Diskusprolaps: schmerzhafter Vorfall

Auf unsere Bandscheiben wirken im Lauf eines langen Lebens starke Kräfte. Kein Wunder, dass sie bei vielen Menschen mit der Zeit an Stabilität und Elastizität einbüßen. Macht man nun eine falsche Bewegung, kann der äußere Faserring komplett einreißen und sich der innere, weiche Gallertring in den Spinalkanal wölben – wenn man Pech hat, so weit, dass er auf die dort laufenden Spinalnerven drückt. Ist das der Fall, können Empfindungsstörungen, Schmerzen und schlimmstenfalls **Lähmungserscheinungen** auftreten.

Wusstest du ...

... dass die Anzahl der Halswirbel bei fast allen Säugetieren dieselbe ist? Egal ob der Hals wie bei der Giraffe rund 2 Meter oder wie beim Zwerghamster nur wenige Millimeter lang ist: Er besteht aus **7 Halswirbeln**. Bei den Vögeln ist es anders. Besonders langhalsige Arten besitzen **über 30 Halswirbel**.

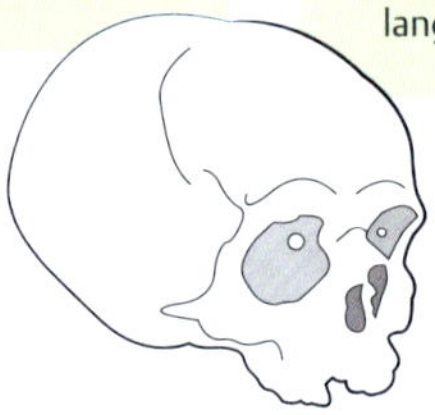

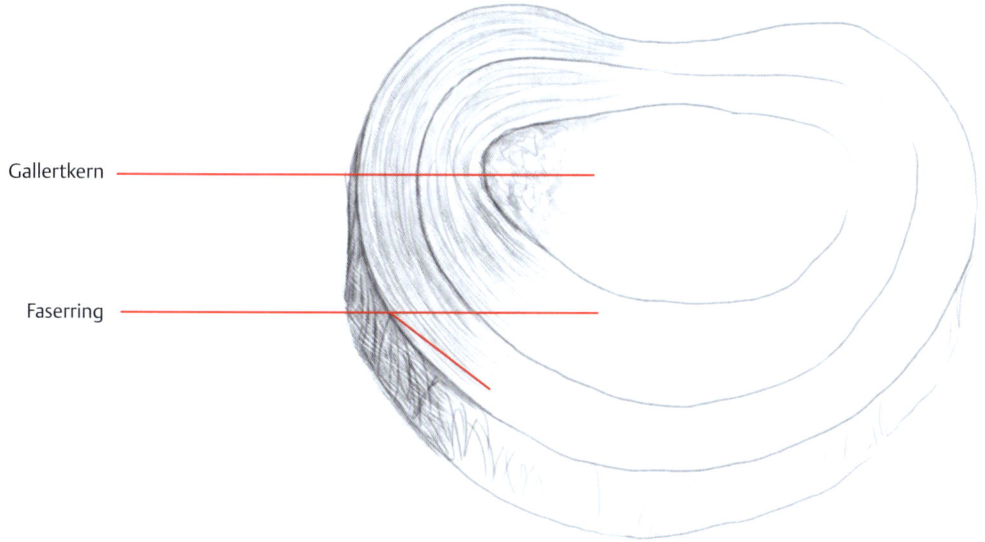
Gallertkern
Faserring

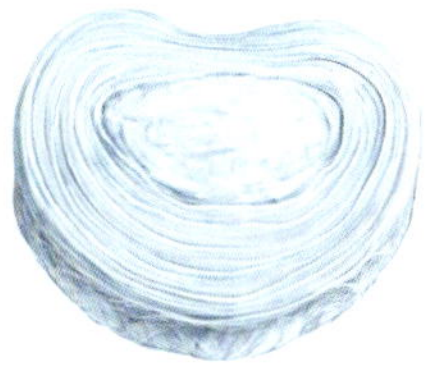

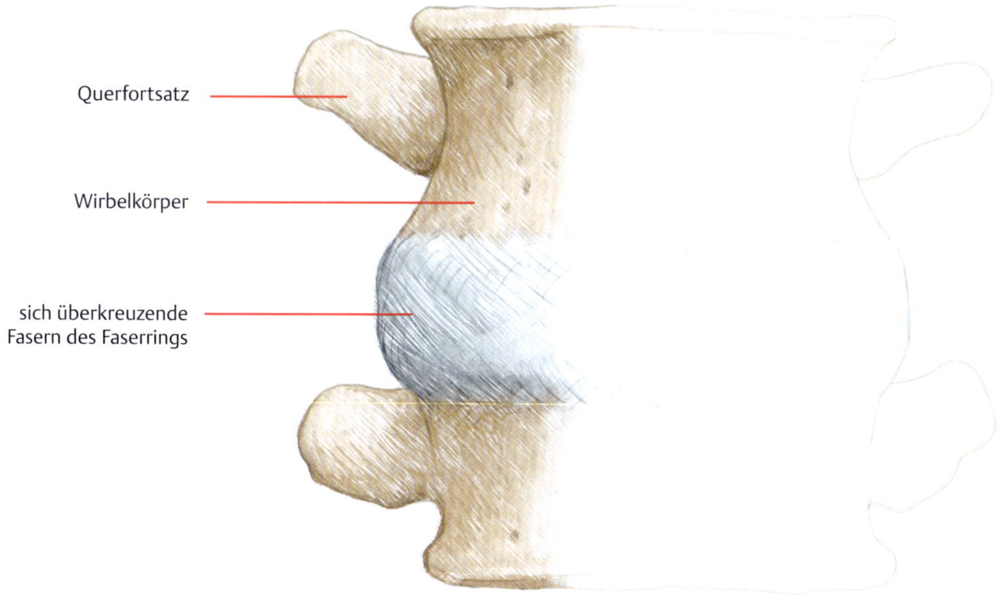
Querfortsatz
Wirbelkörper
sich überkreuzende
Fasern des Faserrings

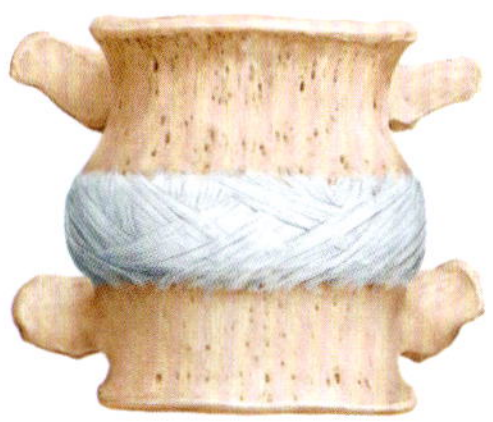

Hüftgelenk

Becken und Oberschenkel sind über das Huftgelenk miteinander verbunden. Das proximale Ende des Oberschenkelknochens bildet eine Halbkugel, den **Hüftkopf**. Er stellt den Gelenkkopf des Hüftgelenks dar. Der Hüftkopf ist über den **Schenkelhals** mit dem Knochenschaft des Oberschenkelknochens verbunden. Am proximalen Ende des Knochenschafts ist auf dessen Außenseite ein mächtiger Knochenvorsprung ausgebildet, der sog. Trochanter major. Er dient verschiedenen Hüftmuskeln als Ansatzstelle. Ihm gegenüber auf der Innenseite liegt sein kleineres Gegenstück, der Trochanter minor.

An der Gelenkpfanne sind mit Darm-, Sitz- und Schambein alle 3 Beckenkochen beteiligt. Die Gelenkpfanne ist sehr tief ausgeprägt und besitzt an ihrem Rand eine Knorpellippe, sodass der Hüftkopf fast vollständig von der Pfanne umschlossen wird. Die Gelenkkapsel wird von kräftigen Bändern verstärkt. Dieser Aufbau schützt das Gelenk sehr wirksam davor, dass der Gelenkkopf aus der Pfanne gleitet.

Das gibt's zu tun

Erinnerst du dich, aus welchen Knochen sich ein Hüftbein zusammensetzt und wie die einzelnen Knochenstrukturen am Becken heißen? Falls du es noch weißt, vervollständige die Beschriftung aus dem Gedächtnis! Andernfalls blättere zurück zu Kap. 21. Ist der Bleistift noch gespitzt? Schraffiere doch einmal den Trochanter major! Dann lernst du auch seine Struktur kennen. Man kann ihn übrigens knapp unter dem Hüftgelenk unter der Haut tasten.

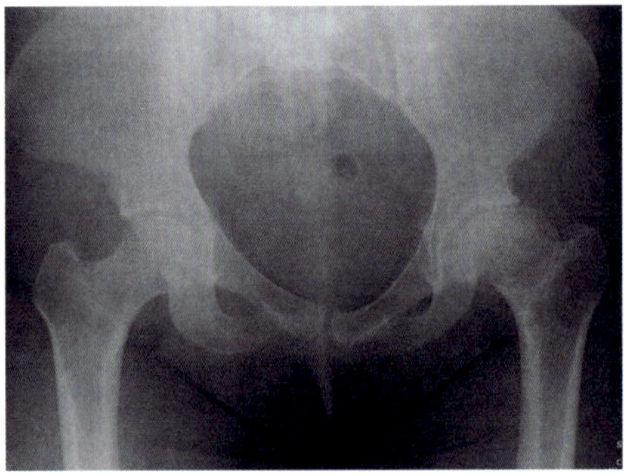

Schenkelhalsbruch

Besonders bei älteren Menschen, deren Knochendichte altersbedingt geringer ist, kommen Frakturen des Schenkelhalses häufiger vor. Ursache ist meist ein seitlicher Sturz auf die Hüfte oder das ausgestreckte Bein. Bricht der Schenkelhals, wirkt das betroffene Bein meist kürzer als das gesunde und der Patient kann es nicht belasten. Im besten Fall heilt der Bruch bei **Schonung und Entlastung** des Gelenks von selbst aus. Ist eine solche konservative Behandlung nicht möglich, wird eine Operation notwendig. Dabei wird versucht, die Fraktur mithilfe von **Knochenschrauben** zu stabilisieren. Bei Patienten über 70 Jahren wird häufig der Hüftkopf entfernt und ein künstliches Hüftgelenk eingesetzt. Diese **Endoprothese** wird dann mit dem Oberschenkelknochen verbunden.

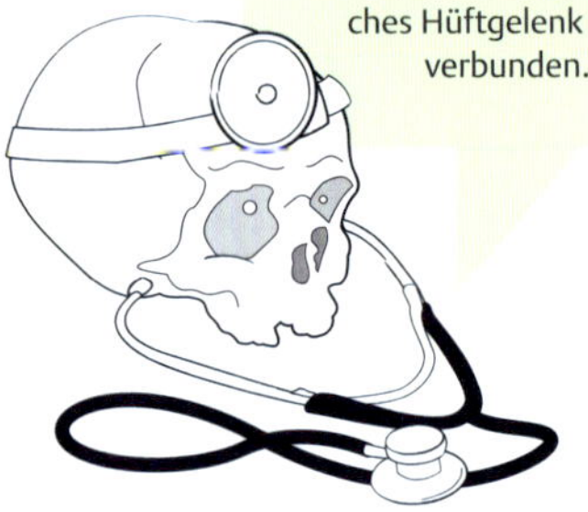

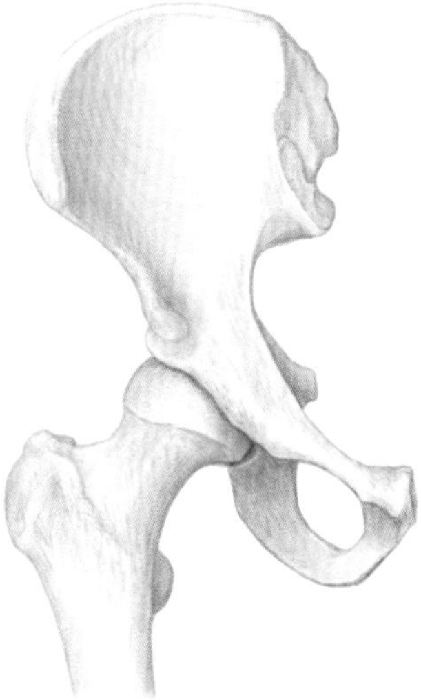

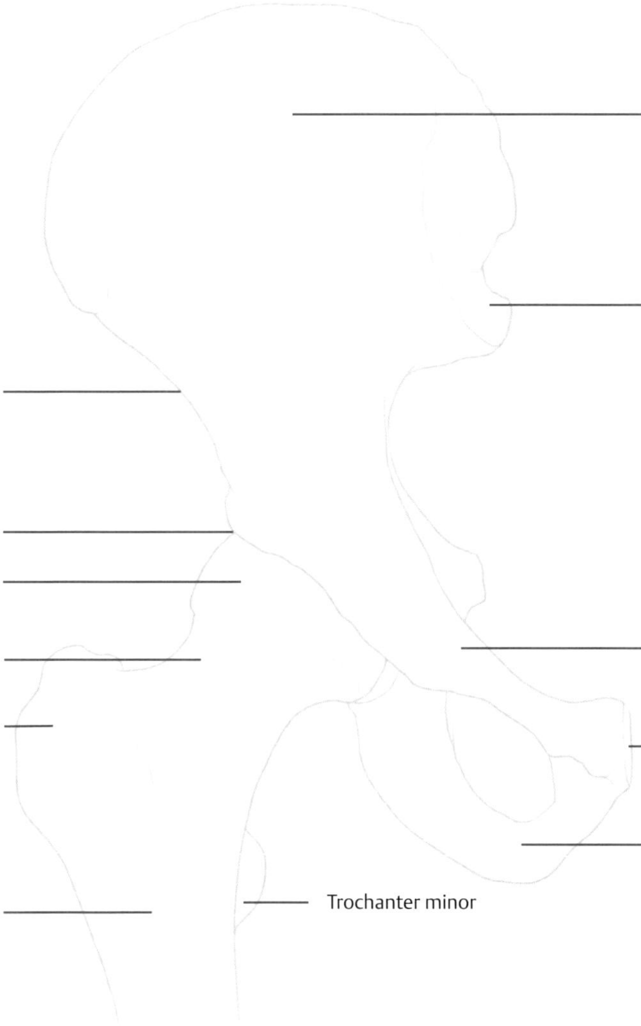

B________sch_________
des D______b_______
Gelenkfläche des
I____________________
r____________
H____________
Gelenkspalt des Hüftgelenks
Hüftkopf
Schenkelhals
Trochanter major
Sch____________
Sch____________f______
S__________
Trochanter minor
Schaft des
Oberschenkelknochens

Handknochen

Die Hand kann man in 3 Abschnitte unterteilen: die Handwurzel, die Mittelhand und die Finger. Die **Handwurzel** besteht aus 8 Knochen, die in 2 Reihen angeordnet sind:

- obere Reihe: Kahnbein, Mondbein, Dreiecksbein und Erbsenbein
- untere Reihe: großes und kleines Vieleckbein, Kopfbein und Hakenbein.

Wer sich die Handwurzelknochen merken möchte, kann es mit folgendem Satz versuchen: Ein Kahn, der fuhr im Mondenschein im Dreieck um das Erbsenbein. Vieleck groß, Vieleck klein, am Kopf, da muss ein Haken sein.

Zwischen Elle und Speiche und der oberen Reihe besteht das **obere Handwurzelgelenk**, zwischen oberer und unterer Reihe das **untere Handwurzelgelenk**. Die Knochen innerhalb einer Reihe sind über straffe Gelenke miteinander verbunden.

Die **5 Mittelhandknochen** bilden den Handrücken. Ihre oberen Enden (Basis) sind über straffe Gelenke mit der Handwurzel verbunden. Eine Ausnahme bildet das Daumensattelgelenk. Die Beweglichkeit dieses Gelenks ist wichtig, denn sie ermöglicht die sog. **Oppositionsbewegung** des Daumens, die ein Greifen erst möglich macht. Die unteren Enden (Kopf) der Mittelhandknochen bilden eine gelenkige Verbindung mit jeweils einem Fingerknochen. Die Köpfe der Mittelhandknochen werden als höckerige Linie sichtbar, wenn man eine Faust macht.

Bis auf den Daumen bestehen die **Finger** aus jeweils 3 Knochen: dem Fingergrundglied, dem Fingermittelglied und dem Fingerendglied. Die entsprechenden Gelenke heißen Fingergrundgelenk, Fingermittelgelenk und Fingerendgelenk. Dem Daumen fehlt das Fingermittelglied.

Fußknochen

Der Aufbau des Fußes ähnelt mit Fußwurzel, Mittelfuß und Zehen dem der Hand. Auch bei der **Fußwurzel** gibt es eine obere und eine untere Knochenreihe:

- obere Reihe: Sprungbein und Fersenbein.
- untere Reihe: Kahnbein, inneres, mittleres und äußeres Keilbein und Würfelbein.

Der entsprechende Merksatz lautet: Springe mit dem Fersenbein munter in den Kahn hinein. Keile gibt's dann eins, zwei, drei, seitlich bei der Würfelei.

Das **Fersenbein** ist der größte Fußwurzelknochen. An seinem verdickten Ende setzt die Achillessehne an.

Das **obere Sprunggelenk** liegt zwischen Schien- und Wadenbein und dem Sprungbein. Das **untere Sprunggelenk** bildet das Sprungbein mit den übrigen Fußwurzelknochen aus. Beide Gelenke bewegen sich immer gleichzeitig.

Die **5 Mittelfußknochen** sind Grundlage des Fußrückens und verbinden die Fußwurzel mit den Zehenknochen. Im Gegensatz zur Mittelhand ist der Mittelfuß nicht flach, sondern weist eine Wölbung auf, das sog. **Fußgewölbe**. Durch diese Bogenkonstruktion (Längs- und Quergewölbe) ruht der Fuß hauptsächlich auf Ferse, Fußaußenkante und Zehenballen.

Der Aufbau der **Zehen** entspricht dem der Finger.

Das gibt's zu tun

Sieht man Hand und Fuß nur als Skelett, fällt es häufig schwer, sich zu orientieren. Welche Knochen bilden den Hand- oder Fußrücken? Welche gehören schon zu den Fingern? Fülle deshalb alle Finger- und Zehenknochen in einer Farbe aus und die Mittelhand- und Mittelfußknochen in einer anderen! Färbe auch die obere und die untere Hand- bzw. Fußwurzelreihe unterschiedlich ein! Natürlich kannst du auch jedem Hand- bzw. Fußwurzelknochen eine individuelle Farbe geben. Kleine Symbole helfen dir, den jeweiligen Knochen zu erkennen. Aber Achtung: Das Erbsenbein ist in dieser Ansicht nicht zu sehen.

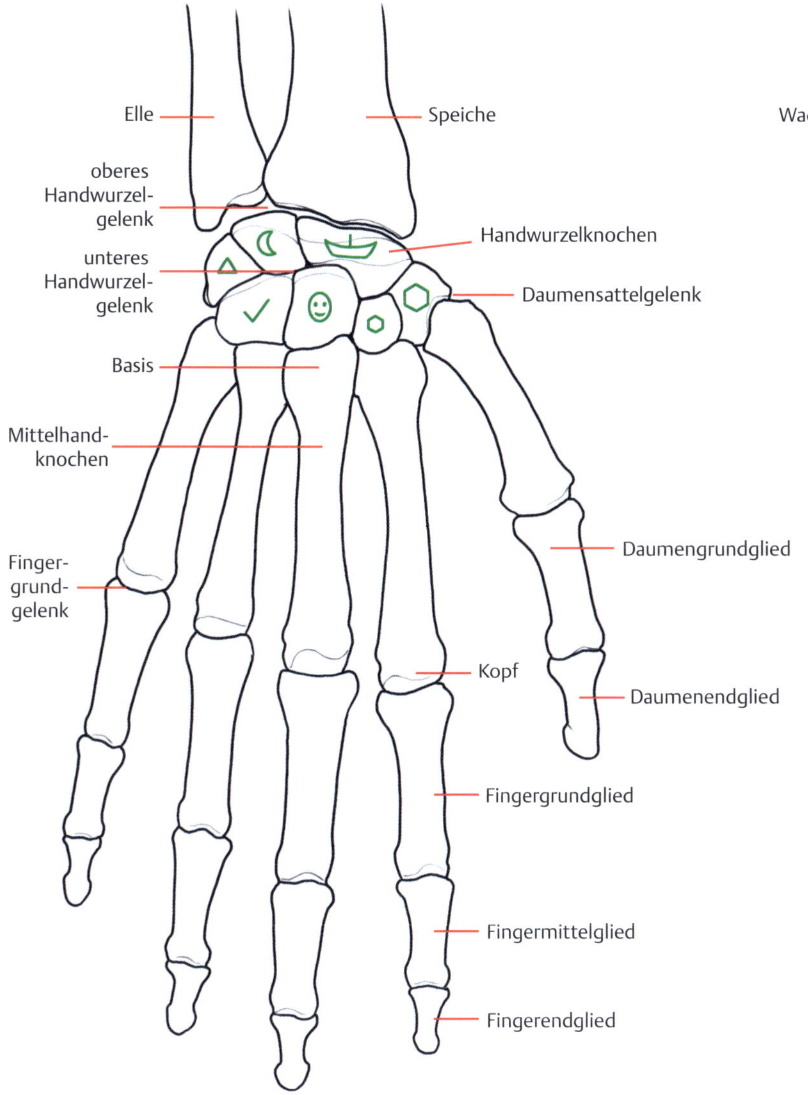

Elle
Speiche
oberes Handwurzel-gelenk
Handwurzelknochen
unteres Handwurzel-gelenk
Daumensattelgelenk
Basis
Mittelhand-knochen
Daumengrundglied
Finger-grund-gelenk
Kopf
Daumenendglied
Fingergrundglied
Fingermittelglied
Fingerendglied

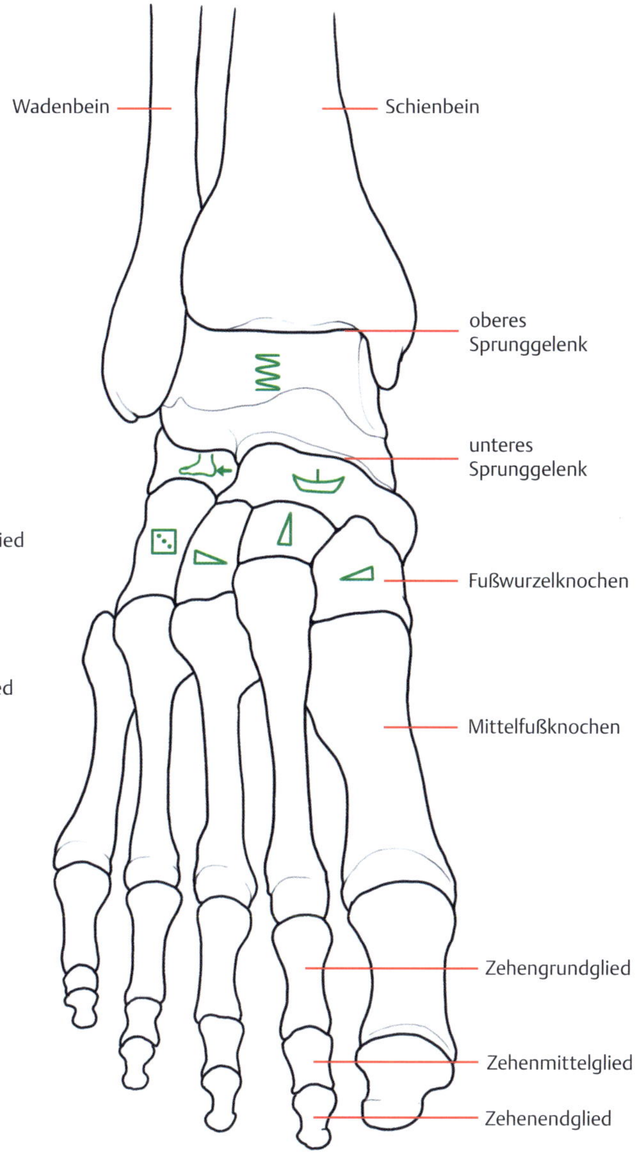

Wadenbein
Schienbein
oberes Sprunggelenk
unteres Sprunggelenk
Fußwurzelknochen
Mittelfußknochen
Zehengrundglied
Zehenmittelglied
Zehenendglied

Skelettmuskulatur

Malkurs: Anatomisches Zeichnen

Wenn Anatomen Muskeln studieren, interessieren sie sich vor allem für Dinge wie Ursprung, Ansatz, Funktion und Innervation. Für Menschen, die andere künstlerisch abbilden, sind Muskeln vor allem deswegen interessant, weil sie die äußere Form des Körpers modellieren. Erst wenn man weiß, wie ein Gluteus maximus, ein Deltamuskel oder ein Bizeps genau proportioniert ist und wo die Sehnen verlaufen, kann man einen Körper ansprechend und realitätsnah gestalten. Deswegen kam auch ein Talent wie Michelangelo ums Anatomiepauken nicht herum.

Genau betrachten! – Beispiel Hand

Wenn du einen Körper oder einen Körperteil zeichnen möchtest, solltest du die Formen, Proportionen und Funktionen deines Motivs genau analysieren, bevor du dich an die Darstellung wagst. Dabei hilft der Blick ins Anatomiebuch. Gleichzeitig kannst du aber auch „Anatomie am Lebenden" betreiben. Wenn du z. B. eine Hand zeichnen willst, solltest du unbedingt auch deine eigene Hand ganz genau studieren: Dass du fünf Finger hast, ist dir sicher schon einmal aufgefallen, aber hast du dir die fünf auch einmal genau in Bezug auf Proportionen, Gliederung und Position zueinander angesehen?

Am auffälligsten ist, dass deine Finger nicht gleich lang sind, und auch die Knöchel deiner Finger liegen nicht alle auf gleicher Höhe. Und wenn du deine Handfläche flach auf den Tisch legst, wird sehr offensichtlich, dass der Daumen weiter unten ansetzt als deine anderen Finger und schräg ausgerichtet ist. Sicher fallen dir bei der Betrachtung noch andere anatomische Details auf, die eine menschliche Hand besonders auszeichnen ...

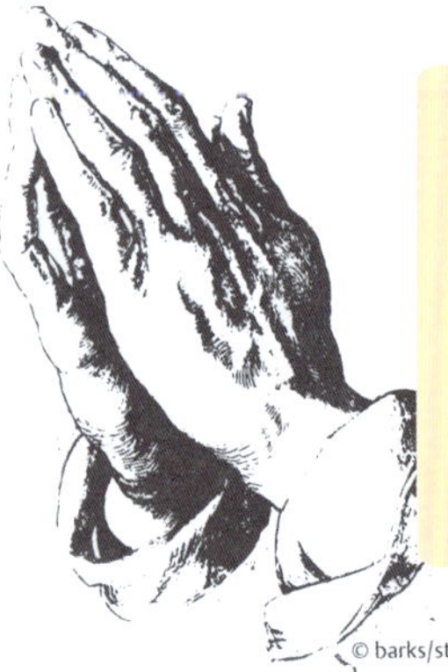

© barks/stock.adobe.com

Die berühmtesten Hände

Sicher kennst du Albrecht Dürers „Betende Hände". Das Bild war ursprünglich nur eine Studie zu den Händen eines Apostels, die Dürer später für ein Altar-Bild nutzte. Heute wird es auf unzähligen Kondolenz- und Kommunionkarten und Grabsteinen zitiert und als Synonym des Betens gehandelt.
© *barks/stock.adobe.com*

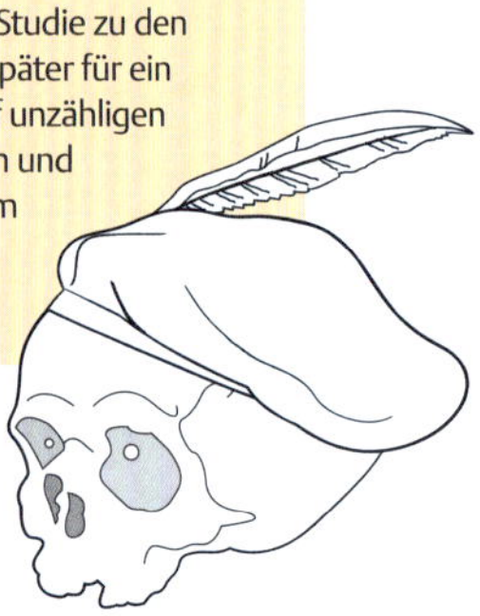

Wenn du einen Körperteil zeichnen möchtest und dich am Anfang unsicher fühlst, kannst du dir oft mit Hilfslinien behelfen. Möchtest du eine Hand zeichnen, legst du z. B. zwei gleichgroße Quadrate direkt übereinander. Das untere Quadrat beinhaltet später praktisch die komplette Handfläche, das obere die Finger. In deinem oberen Quadrat kannst du dir dann bogenförmig Orientierungspunkte für die vier Fingerspitzen und die Zwischenräume zwischen den Fingeransätzen einzeichnen:

- Da alle Finger unterschiedlich lang sind, orientierst du dich zunächst am Mittelfinger, denn er ist ziemlich genau eine Handfläche lang und sein Punkt liegt direkt auf der Oberkante deines oberen Quadrates.
- Links und rechts daneben folgen etwas weiter unten Zeige- und Ringfinger.
- Der kleine Finger endet etwa auf Mitte deines oberen Quadrates.
- Deine Markierungen für die Fingeransätze liegen natürlich mittig zwischen deinen einzelnen Fingerpunkten und auch sie sind nicht gleich hoch.

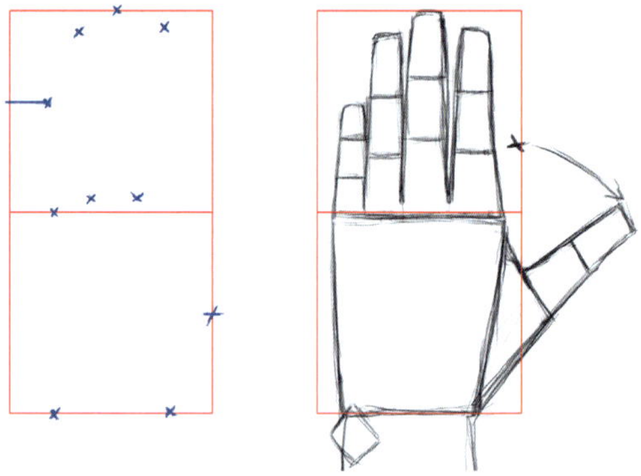

Beginnst du nun mit der Zeichnung, solltest du zunächst versuchen, die Details auszusparen. Lege stattdessen deinen Fokus auf die groben Proportionen und vereinfache die einzelnen Elemente deiner Hand, z. B. als Ellipsen oder aber Rechtecke. Du kannst auch hervortretende Knochen in einfachen geometrischen Formen mit aufnehmen. Beachte außerdem:

- Die einzelnen Fingerglieder eines Fingers sind immer ca. gleich lang.
- Wenn du deinen Daumen von der Handfläche wegsteckst, dann bemerkst du, dass der Ansatz deines Daumens ca. auf der Hälfte der Höhe des unteren Quadrates liegt.
- Wenn du die Handfläche als Rechteck dargestellt hast, dann lässt sich der Ansatz deines ersten Daumengliedes mit einem Dreieck daran verorten.
- Dein Handgelenk beginnt auf Höhe der Unterkante des zweiten Quadrates.

Deine Hand wirkt ohne all die kleinen Details wie Hautfalten, Nägel und auch Knöchel und Sehnen sehr flach. Hier spielt wieder dein anatomisches Verständnis eine große Rolle: Wenn du weißt, was sich unter der Haut abspielt, wo die Fingermuskeln sitzen, wo sich Knochenerhöhungen befinden und wo deine Sehnen verlaufen, kannst du diese Details in deine Darstellung aufnehmen.

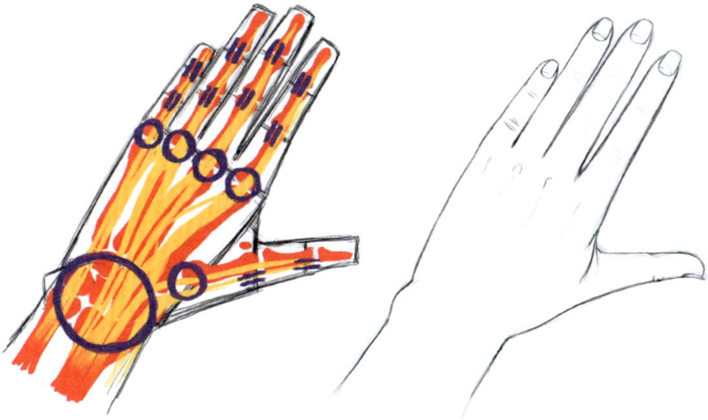

Oft reichen einige feine Linien, um deiner Zeichnung Leben einzuhauchen. Und wenn du verstehst, wo sich welche Gelenktypen in deiner Hand finden, dann kannst du komplexere Handhaltungen durchdringen und mit etwas Übung auch zeichnen.

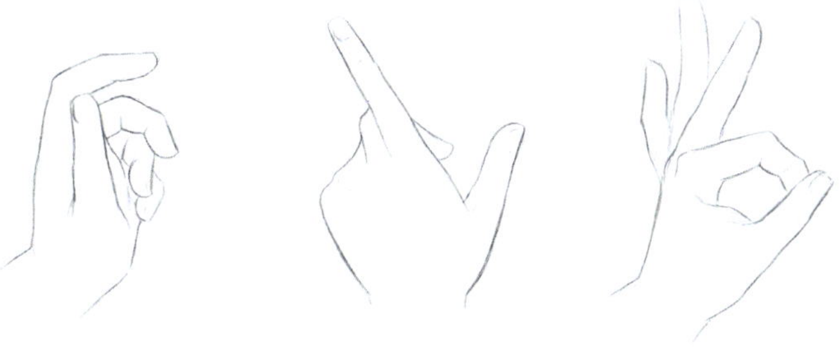

Die Innenseite deiner Hand zeigt natürlich keine Knöchel, hier finden sich andere wichtige Charakteristika. Deine Handfläche erinnert an eine Schale: Der Daumenmuskelwulst („Thenar“), die Muskeln an der Handkante („Hypothenar“) und die Fingerwurzeln sind leicht erhaben. Beim Zeichnen kannst du diesen Höhenunterschied mit sachten Linien andeuteten.

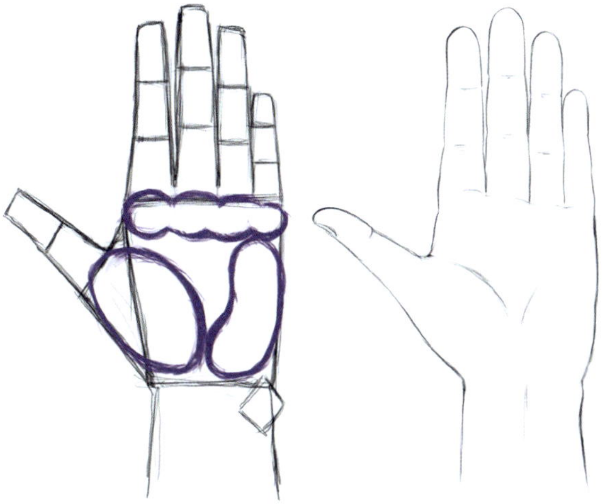

Natürlich kannst und sollst du deine Studien nicht nur auf die Hände beschränken. Du kannst beim Zeichnen jedes Körperteils davon profitieren, dir die unter der Haut liegenden Gewebsstrukturen und das Skelett in einem Anatomieatlas oder per Bildersuche anzuschauen. Versuche auch immer, Gelenkstellen und -typen zu identifizieren und markiere sie dir ruhig in deiner Zeichnung, um einfacher anatomisch korrekte Posen abbilden zu können.

Am Beispiel siehst du, dass die Ausprägung der Muskeln des Oberarmes dessen äußere Form und Wölbungen ganz direkt beeinflussen und dass die Positionierung des Armes natürlich von den Gelenken eingeschränkt und mitbestimmt wird.

Wenn du Lust hast, nimm dir doch einmal eine anatomische Zeichnung der Beinmuskulatur vor und versuche, die Darstellung eines Beines vom Knochen her aufzubauen. Verstehe die Muskelpakete als einzelne Flächen mit unterschiedlicher Wölbung, über die sich zum Schluss die Haut spannt.

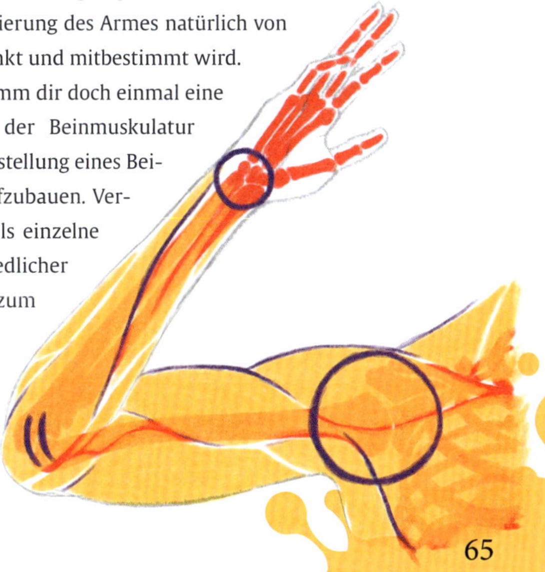

Muskeln und Sehnen

Skelettmuskeln können sich anspannen oder entspannen. Durch dieses Wechselspiel bewegen sie den Körper oder Teile von ihm oder halten ihn in einer bestimmten Position. Verkürzt sich der Muskel bei der Anspannung, entsteht eine Bewegung, und man spricht von einer **isotonischen Kontraktion**. Spannt er sich an, ohne sich zu verkürzen, leistet er Haltearbeit. Hier spricht man von einer **isometrischen Kontraktion**.

Durch Bewegung und – im Extremfall – durch das Kältezittern erzeugt die Muskulatur außerdem Wärme und spielt so eine Rolle im **Wärmehaushalt** des Körpers. Auch für die Regulation des **Blutzuckerspiegels** ist die Muskulatur von Bedeutung: Die Muskeln nehmen überschüssige Glukose aus dem Blut auf und speichern sie in Form von Glykogen.

Der typische Muskel besteht aus einem **Muskelbauch**, der über eine **Ursprungs-** und eine **Ansatzsehne** mit den Knochen verbunden ist. Einige Muskeln, wie z. B. der Bizeps des Oberarms, besitzen mehrere Ursprungssehnen, andere mehrere Ansatzsehnen oder beides. Daneben gibt es noch andere Muskelformen, wie die platten Muskeln (z. B. die Bauchmuskeln) oder Ringmuskeln (wie z. B. die Schließmuskeln).

Die **Sehnen** bestehen aus kollagenem Bindegewebe. Einige Sehnen werden von kleinen rundlichen Knochen unterlagert. Diese sog. **Sesambeine** gibt es v.a. an den Fingersehnen. Auch bei der Kniescheibe handelt es sich um ein Sesambein, und zwar um das größte des Körpers.

Verläuft eine Sehne oder ein Muskel über einen Knochenvorsprung, findet man an dieser Stelle häufig einen **Schleimbeutel**. Er bildet ein schützendes Polster zwischen Knochen und Sehne bzw. Muskel. Einige Sehnen verlaufen auch in Führungskanälen aus Bindegewebe, den sog. **Sehnenscheiden**.

Jeder Skelettmuskel besitzt mit seiner **Muskelfaszie** eine eigene Hülle aus Bindegewebe. Die **allgemeine Körperfaszie** umhüllt zusätzlich die gesamte Skelettmuskulatur und bildet damit die äußerste Faszienschicht des Körpers.

Das gibt's zu tun

Zeichne Muskelbauch, Ansatz- und Ursprungssehnen nach. Beachte dabei die Verlaufsrichtung der Muskelfasern! Schau dir an, wo der Muskel seinen Ursprung und wo seinen Ansatz hat. Welche Bewegung kommt zustande, wenn er sich verkürzt? Solltest du nicht sicher sein, hier eine kleine Hilfe: Bei dem gezeigten Muskel handelt es sich um den Bizeps (M. biceps brachii).

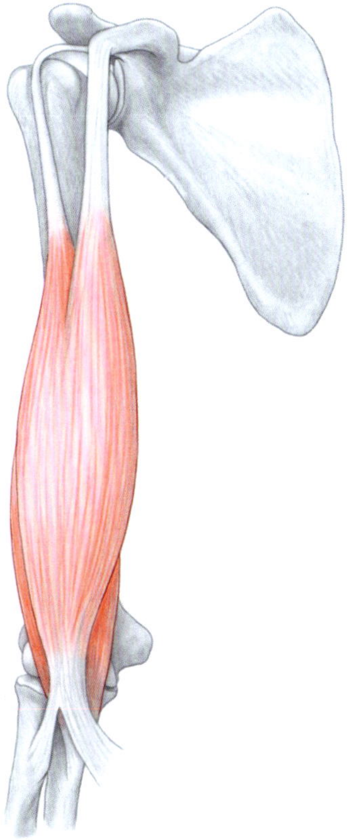

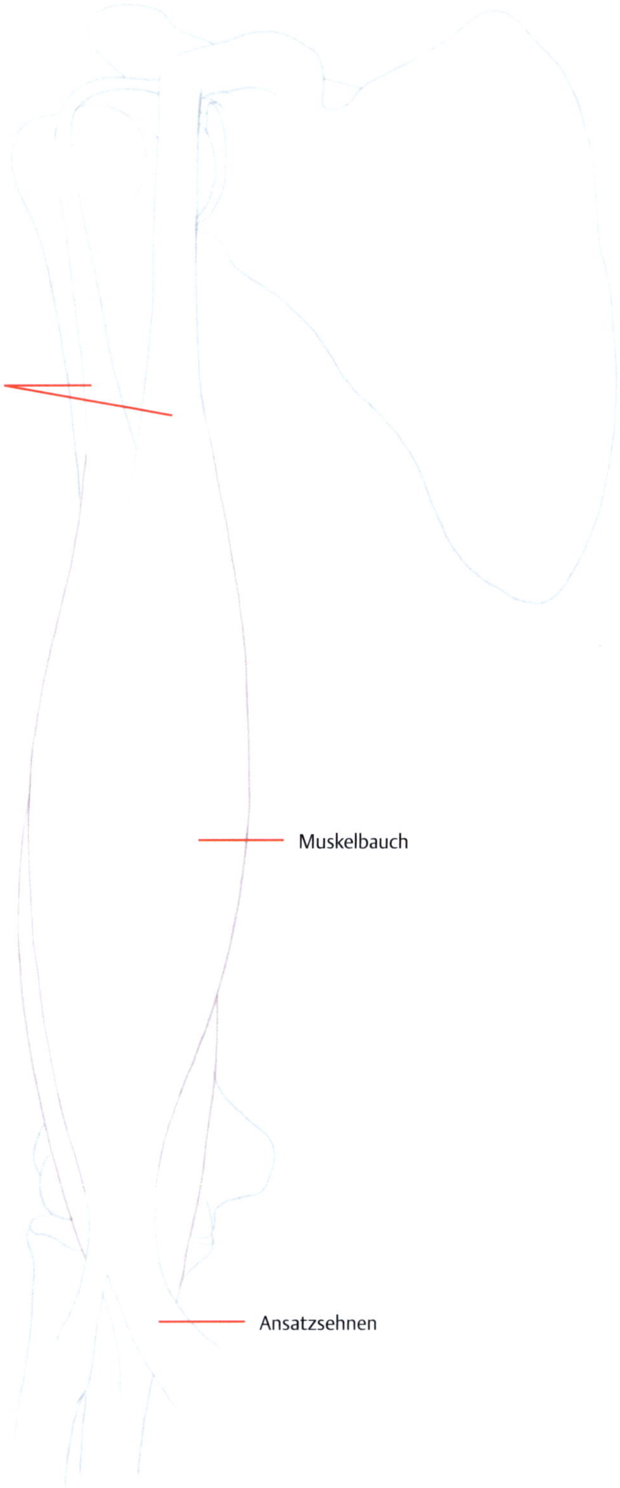

Ursprungssehnen
Muskelbauch
Ansatzsehnen

Muskeln des Körpers

Um sich zu bewegen, stehen dem Menschen rund 220 Skelettmuskeln zur Verfügung. Diejenigen Muskeln, die sich – zumindest bei gut trainierten Menschen – direkt unter der Haut abzeichnen, werden als **oberflächliche Muskulatur** zusammengefasst. Unter ihnen liegen in vielen Körperregionen weitere Muskeln. Sie bilden die **tiefe Muskulatur**.

Am Rumpf und an den Gliedmaßen teilt man die Muskeln auch nach ihrer **Funktion** ein. Je nachdem, mit welchem Ergebnis sie ein Gelenk bewegen, spricht man von Beugern und Streckern, Adduktoren („Heranziehern"), Abduktoren („Abspreizern") oder Rotatoren („Drehern").

Bewirken mehrere Muskeln dieselbe Bewegung, z. B. das Beugen des Ellenbogens, spricht man von **Agonisten**. Diejenigen Muskeln, die dieser Bewegung entgegenwirken, heißen **Antagonisten**.

Das gibt's zu tun

Die Abbildung zeigt die oberflächliche Muskulatur des gesamten Körpers. Färbe die Arm- und Beinmuskulatur rötlich ein, die Rumpfmuskulatur blau, die Halsmuskulatur grün und die Muskeln des Kopfes gelb. Die Gesäßmuskulatur wird zur Beinmuskulatur gezählt.
Auf den ersten Blick erscheint diese Aufgabe vielleicht schwierig, weil wir die einzelnen Muskeln noch nicht besprochen haben. Aber um die Muskeln den einzelnen Gruppen zuzuordnen, musst du nicht wissen, wie sie heißen. Schau dir einfach genau an, wie der Muskel verläuft: Der große Brustmuskel z. B. liegt zwar überwiegend an der Brust und scheint deshalb auf den ersten Blick zur Rumpfmuskulatur zu gehören. Wenn man aber genauer hinsieht, zieht er zum Arm. Deshalb ist er ist von seiner Funktion her in erster Linie ein Beweger des Arms.
Wenn du nicht weiterweißt, lass das Bild erst einmal ruhen und kehre zu ihm zurück, sobald du den Abschnitt Skelettmuskulatur fertig gelesen hast. Dann kannst du auch die einzelnen Muskeln mit ihren Namen beschriften.

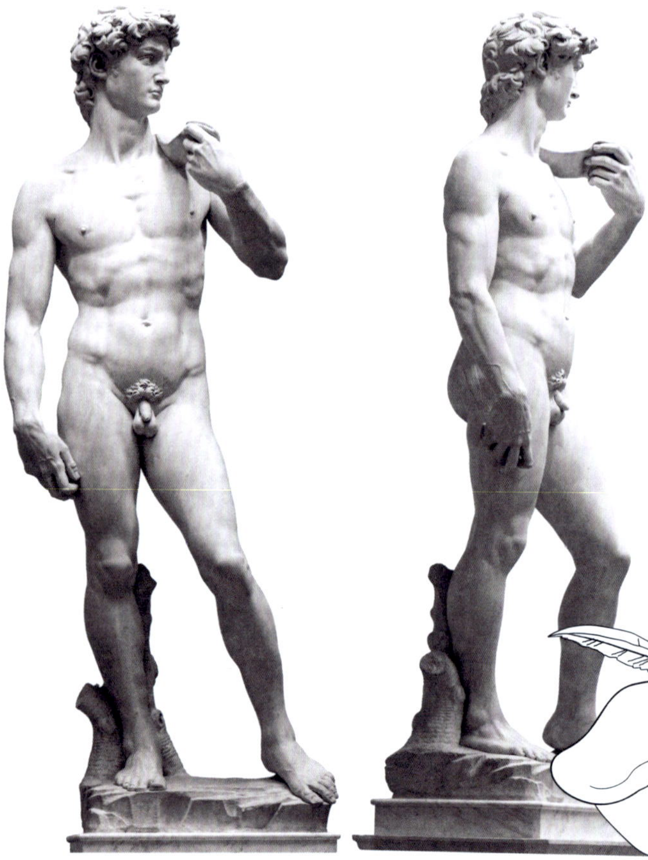

David gegen Goliath

Zwischen 1501 und 1504 entstand in Florenz die erste Monumentalstatue der Hochrenaissance, der **David von Michelangelo**. Aus einem einzigen Marmorblock gehauen und über fünf Meter hoch, gilt sie noch heute als bekannteste Skulptur der Kunstgeschichte. Sie stellt David kurz vor dem Kampf gegen den Riesen Goliath dar. Er hat bereits die Steinschleuder in der Hand, mit der er den übermächtigen Gegner bezwingen will, und blickt in die Ferne, wohl in Richtung des Riesen. Seine Kontrapost-Pose mag zwar auf den ersten Blick entspannt wirken, aber die hervortretenden Adern der rechten Hand, die straffen Halssehnen, die gekräuselten Lippen, die gerunzelte Stirn und die leicht geblähten Nasenflügel verraten seine innere Anspannung aufgrund des bevorstehenden „Fights".
Davids athletischer Körper steht ganz in der altgriechischen Tradition des **Körperkultes**, die Muskelgruppen zeichnen sich perfekt ab und vermitteln das Bild eines großen Kriegers.
Michelangelos David unterscheidet sich übrigens von allen früheren Abbildern der Sagengestalt, die ihn immer erst nach dem Kampf gegen den Titanen zeigen und meist noch den abgetrennten Kopf des Riesen mit darstellen. So entsteht **zusätzliche Spannung**, da der Fokus noch viel unmittelbarer auf dem bevorstehenden Kampf liegt.

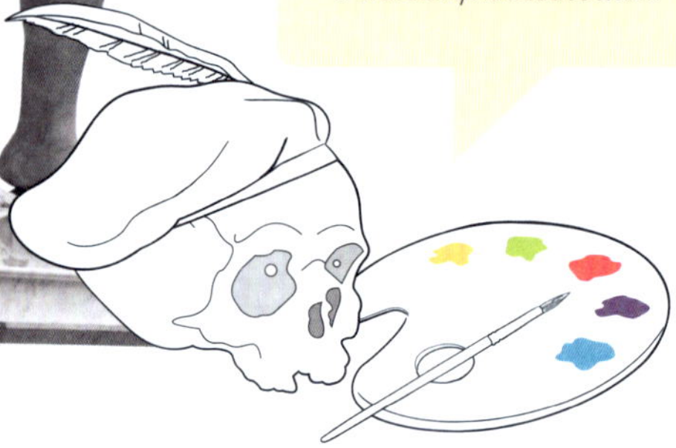

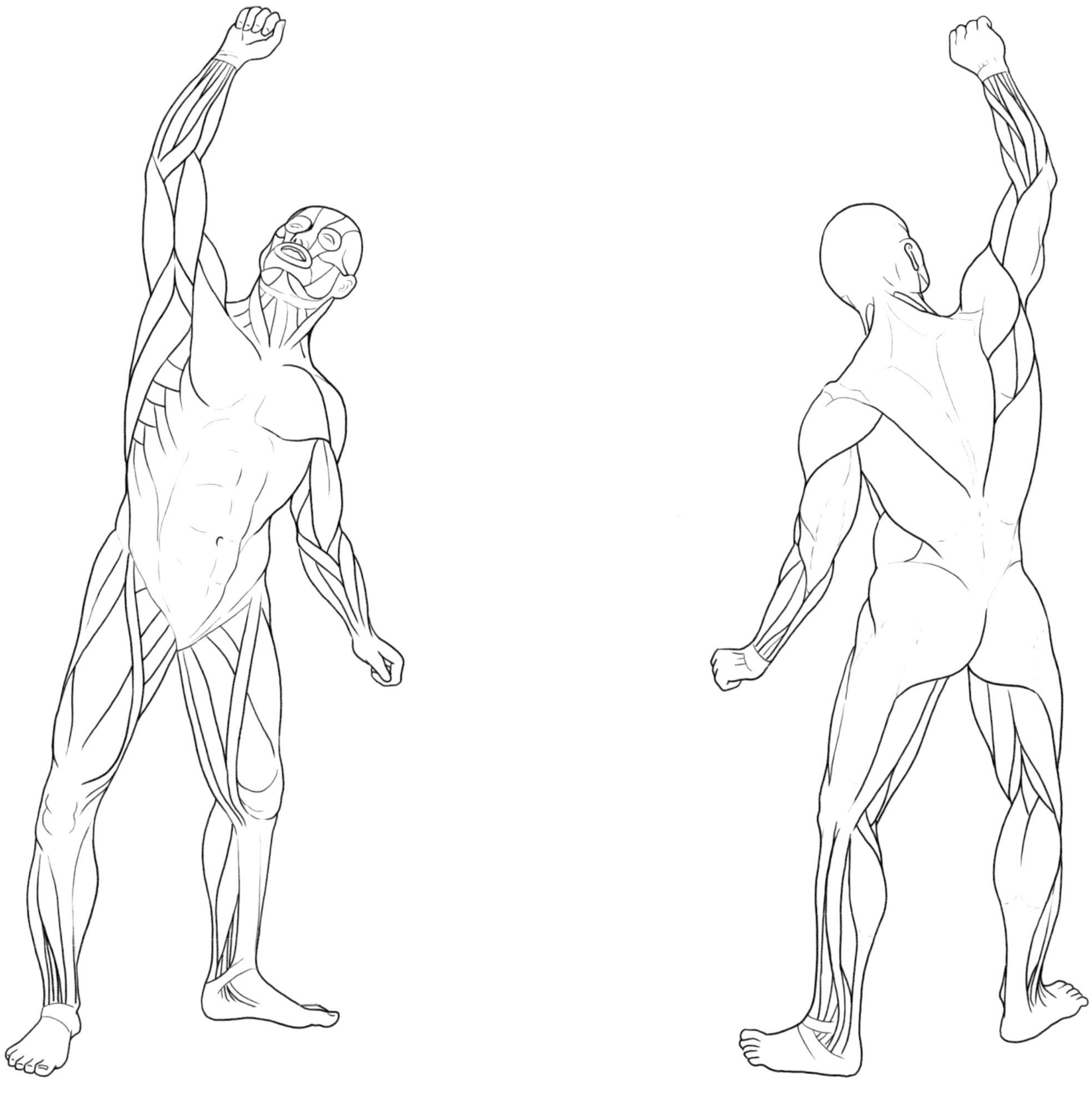

Gesichtsmuskulatur

Lächeln, Staunen oder Stirnrunzeln – für alle Gesichtsausdrücke ist die **mimische Muskulatur** verantwortlich. Diese eher kleinen und feinen Muskeln verlaufen in der Unterhaut und haben im Gegensatz zu den Skelettmuskeln keine Verbindung mit einem Knochen und auch keine Bindegewebshülle (Fazie).

Pro Gesichtshälfte finden sich 21 mimische Muskeln. Die beiden wichtigsten sind der **M. orbicularis oris** und der **M. orbicularis oculi**, die ringförmig um den Mund bzw. das Auge verlaufen. Diese beiden Muskeln sind mit den anderen mimischen Muskeln verbunden und dadurch an nahezu allen Gesichtsausdrücken beteiligt. Außerdem sind sie dafür verantwortlich, dass Mund bzw. Augen geschlossen werden können. An der Vorderseite des Halses verläuft ein großflächiger Hautmuskel (**Platysma**), der ebenfalls zur mimischen Muskulatur gerechnet wird.

Jeder **Gesichtsausdruck** ist ein Zusammenspiel mehrerer Muskeln. Beim Lächeln z. B. werden die Mundwinkel hochgezogen, an den äußeren Augenwinkeln entstehen Lachfältchen und noch einiges mehr. Betrachtet man sich den Faserverlauf der einzelnen mimischen Muskeln, ist leicht zu erkennen, was sie bewirken. Die mimische Muskulatur ist extrem wichtig für unser Miteinander, da unsere Mimik dem Gegenüber viel über unsere Emotionen verrät.

Zur Gesichtsmuskulatur zählen neben den mimischen Muskeln auch die **4 Kaumuskeln**. Sie ziehen von der Schädelbasis und der seitlichen Schädelwand an den Unterkiefer.

Das gibt's zu tun

Ergänze in der rechten Bildhälfte den Faserverlauf der mimischen Muskulatur! Überlege, welche Muskeln an folgenden Gesichtsausdrücken beteiligt sind: Entschlossenheit, Unzufriedenheit, Traurigkeit, Denkerstirn, Lächeln, Genugtuung. Ordne diese Emotionen den Skizzen in der linken Bildhälfte zu!

Halsmuskulatur

Die Muskulatur des Halses besteht aus 3 Schichten. Die **oberflächliche Halsmuskulatur** (M. sternocleidomastoideus, „großer Kopfwender") verbindet das Brust- und das Schlüsselbein mit dem Schläfenbein. Sie ermöglicht es, den Kopf zur Seite oder in den Nacken zu legen.

Die **mittlere Schicht** bildet den Mundboden. Sie ist wichtig für den Schluckvorgang und die Mundöffnung. Sie wird auch als **Zungenbeinmuskulatur** bezeichnet, da sie das Zungenbein mit dem Unterkiefer, dem Schläfen- und dem Brustbein, dem Schulterblatt und dem Kehlkopf verbindet. Beim Zungenbein handelt es sich um einen kleinen Knochen, der in Höhe des Kehlkopfs am Hals liegt und nur über Muskeln befestigt ist.

Die **tiefe Muskelschicht** liegt an der Ventralfläche der Halswirbelsäule. Sie ist verantwortlich für Nickbewegungen und für das Seitwärtsneigen des Kopfes. Einige Muskeln dieser Schicht dienen auch als Atemhilfsmuskeln, da sie an die ersten Rippen ziehen.

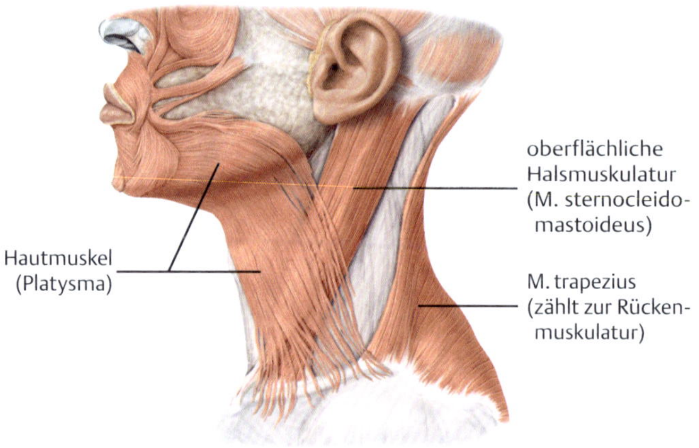

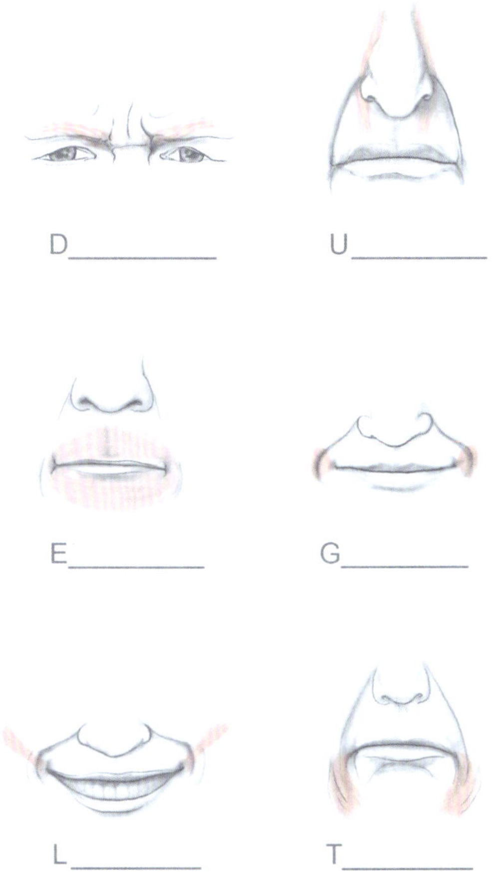
D__________
U__________
E__________
G__________
L__________
T__________

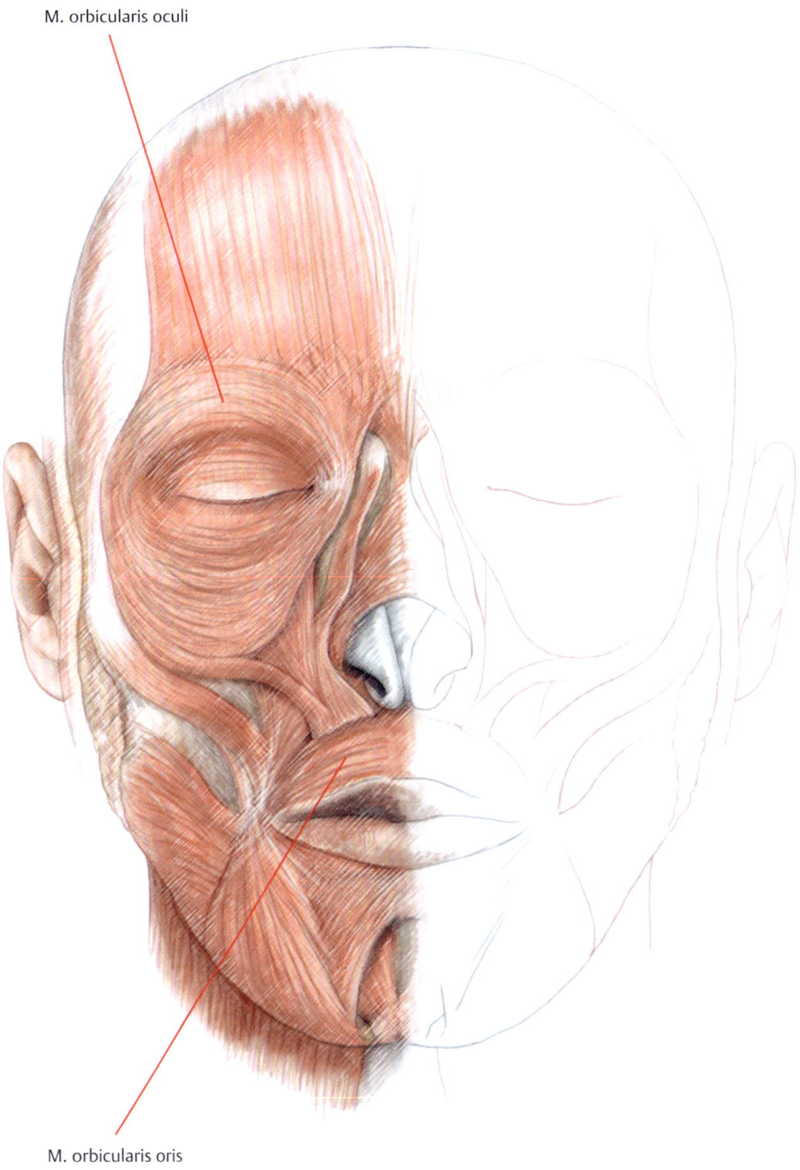
M. orbicularis oculi
M. orbicularis oris

Rückenmuskulatur

Bei den Rückenmuskeln unterscheidet man eine oberflächliche und eine tiefe Schicht.

Die Muskeln der **tiefen Schicht** verlaufen direkt an der Rückseite der Wirbel parallel zur Wirbelsäule. Dabei verbinden kürzere Muskeln die Fortsätze benachbarter Wirbel, während längere Muskeln über mehrere Wirbel hinwegziehen. Die tiefen Muskeln richten die Wirbelsäule auf oder neigen sie zur Seite. Die Muskeln der tiefen Schicht werden gemeinsam unter dem Namen **M. erector spinae** („Aufrichter der Wirbelsäule") zusammengefasst.

Die Muskeln der **oberflächlichen Schicht** entspringen an den Dornfortsätzen der Wirbel bzw. den seitlichen Rippen. Im Gegensatz zu den tiefen Muskeln setzen sie aber (bis auf eine Ausnahme) nicht an der Wirbelsäule an, sondern am Schulterblatt oder dem Schlüsselbein. Deshalb ist die oberflächliche Rückenmuskulatur vorwiegend für Bewegungen des Schulterblattes zuständig und weniger für Bewegungen des Rumpfes.

Zu den Bewegern des Schulterblattes zählen außerdem die beiden **kleinen Brustmuskeln**. Sie entspringen ventral an den Rippen und werden von den großen Brustmuskeln vollständig verdeckt. Die meisten Bewegungen des Oberarms sind nur bei gleichzeitiger Bewegung des Schulterblattes möglich. Probiere es einmal aus!

Das gibt's zu tun

Auch hier geht es wieder darum, die Muskeln unterschiedlichen Gruppen zuzuordnen. Gib folgenden Muskelgruppen eine eigene Farbe: der tiefen Rückenmuskulatur, der oberflächlichen Rückenmuskulatur, der Bauchmuskulatur und der Schultermuskulatur. Zur Erinnerung: Die oberflächlichen Rückenmuskeln setzen – bis auf einen – am Schulterblatt an. Der M. latissimus dorsi bedeckt zwar große Teile des Rückens, weil er aber am Oberarmknochen ansetzt, zählt er zur Schultermuskulatur. Ein Tipp: Färbe zuerst die Knochen grau ein, das vereinfacht die Orientierung. Welcher Muskel bleibt übrig? Gib ihm eine eigene Farbe, denn er bildet die im Text genannte Ausnahme: Er bewegt nicht den Arm, sondern er biegt die Wirbelsäule nach hinten oder zur Seite.

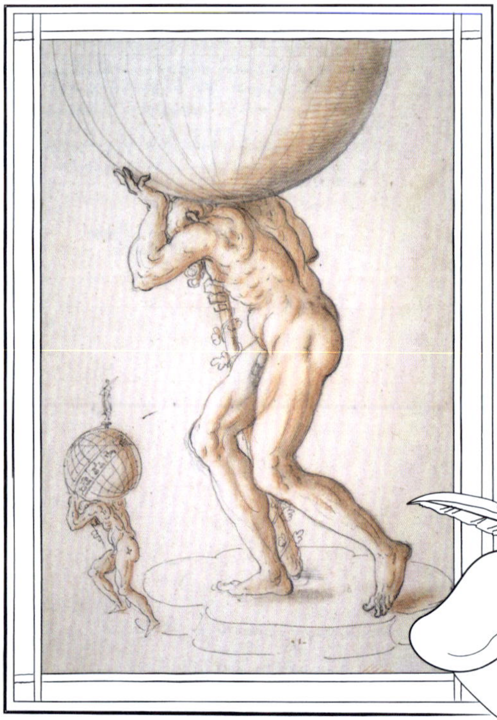

Titanischer Rücken

Eine schöne Darstellung kräftig geformter Rückenmuskulatur liefert 1592 der Zeichner und Goldschmied Christoph Gramnitzer d. Ä. mit seiner Skizze des **Titans Atlas**, der die Himmelskugel trägt. Die gesamte schulterumgebende Muskulatur mit M. supra- und infraspinatus bis M. latissimus dorsi scheint fast zu bersten vor Anstrengung. Kein Wunder, bei dem Gewicht ...
© bpk/Kunstbibliothek, SMB/Dietmar Katz

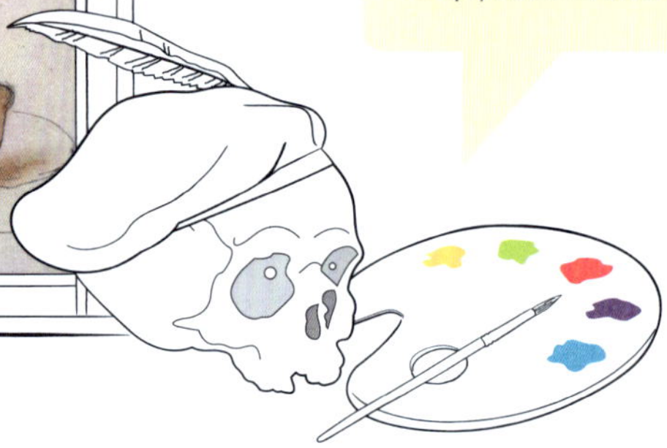

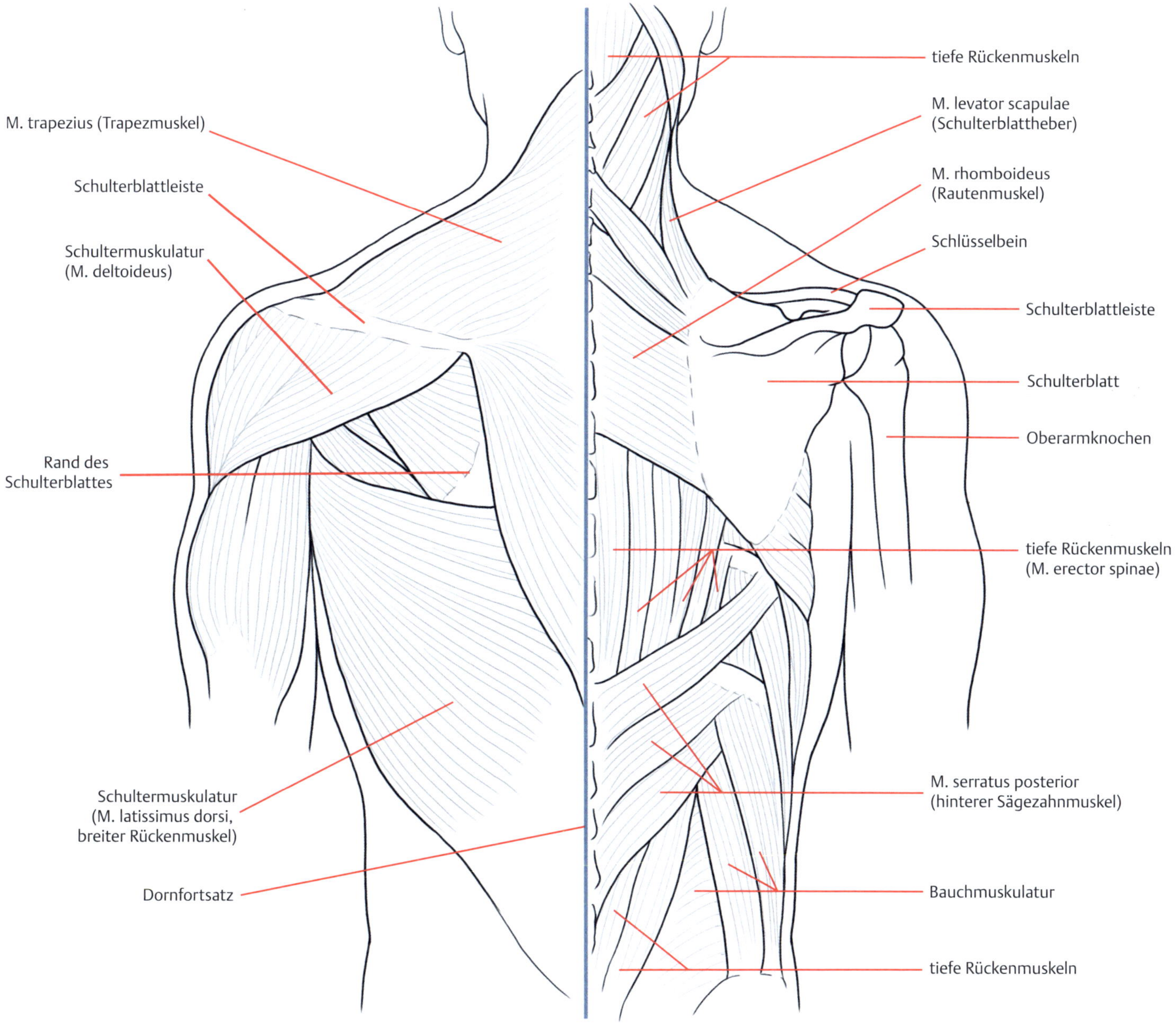
M. trapezius (Trapezmuskel)
Schulterblattleiste
Schultermuskulatur
(M. deltoideus)
Rand des
Schulterblattes
Schultermuskulatur
(M. latissimus dorsi,
breiter Rückenmuskel)
Dornfortsatz
tiefe Rückenmuskeln
M. levator scapulae
(Schulterblattheber)
M. rhomboideus
(Rautenmuskel)
Schlüsselbein
Schulterblattleiste
Schulterblatt
Oberarmknochen
tiefe Rückenmuskeln
(M. erector spinae)
M. serratus posterior
(hinterer Sägezahnmuskel)
Bauchmuskulatur
tiefe Rückenmuskeln

Zwerchfell

Das Zwerchfell (**Diaphragma**) besteht aus Sehnen und Muskelfasern. Es ist am Brustbein, einigen Rippenknorpeln und den oberen 4 Lendenwirbeln befestigt. Das Zwerchfell trennt die Brust- von der Bauchhöhle und wölbt sich im Ruhezustand (am Ende der Ausatmung) kuppelartig in den Brustkorb vor. Es besitzt **3 Öffnungen**: eine für die Speiseröhre, eine für die Aorta und eine für die untere Hohlvene. Außerdem ziehen Nerven und der Milchbrustgang durch das Zwerchfell. Das Zwerchfell ist der wichtigste **Atemmuskel**, es ist für die Bauchatmung verantwortlich.

Beckenboden

Der **Beckenboden** besteht aus Muskulatur und Bindegewebe. Er spannt sich zwischen Schambein, Darmbein, Sitzbein und Steißbein auf und verschließt so den Beckenausgang. Der Beckenboden spielt eine wichtige Rolle bei der **Stuhl-** und **Harnkontinenz**.

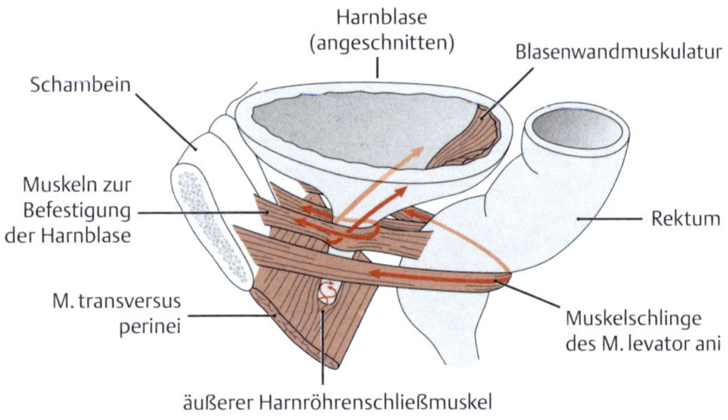

Der Beckenboden ist zweischichtig aufgebaut. Die obere Schicht, das **Diaphragma pelvis**, besteht aus Faszien und einem Muskel, dem M. levator ani („Heber des Afters"). Im Diaphragma pelvis befinden sich 2 Öffnungen. Durch die eine zieht die Harnröhre und bei der Frau auch die Scheide, durch die andere das Rektum. Der M. levator ani bildet u.a. eine Schlinge um das Rektum. Spannt er sich an, zieht die Schlinge das Rektum nach oben und vorn, wodurch es leicht abknickt. Damit ist der M. levator ani an der Stuhlkontinenz beteiligt.

Auch die 2. Schicht des Beckenbodens, das **Diaphragma urogenitale**, ist aus Faszien und einem Muskel aufgebaut. Dieser Muskel, der M. transversus perinei, verläuft zwischen Sitz- und Schambein beider Seiten und damit quer. An der Durchtrittsstelle der Harnröhre bilden einige seiner Fasern den **äußeren Harnröhrenschließmuskel**. In dieser Schicht des Beckenbodens finden sich bei der Frau 3 Öffnungen, da hier die Durchtrittstellen für Harnröhre und Scheide durch Muskelfasern getrennt werden. Beim Mann besitzt auch diese Schicht nur 2 Öffnungen.

Der Anteil des Beckenbodens, der zwischen den Öffnungen für Harnröhre bzw. Scheide und der Öffnung für das Rektum liegt, bildet die Muskulatur des **Dammes**.

Neben diesen beiden Schichten zählt außerdem der **äußere Afterschließmuskel** zum Beckenboden. Ein weiterer Muskel (M. bulbospongiosus) verengt bei der Frau den Scheideneingang und umgibt beim Mann die Schwellkörper des Penis.

Das gibt's zu tun

Die Abbildung zeigt ein weibliches Becken. Vollziehe den Aufbau der oberen und der unteren Schicht des Beckenbodens nach, indem du die Muskulatur einfärbst. Wer möchte, kann die fehlende Schraffur an den Beckenknochen ergänzen.

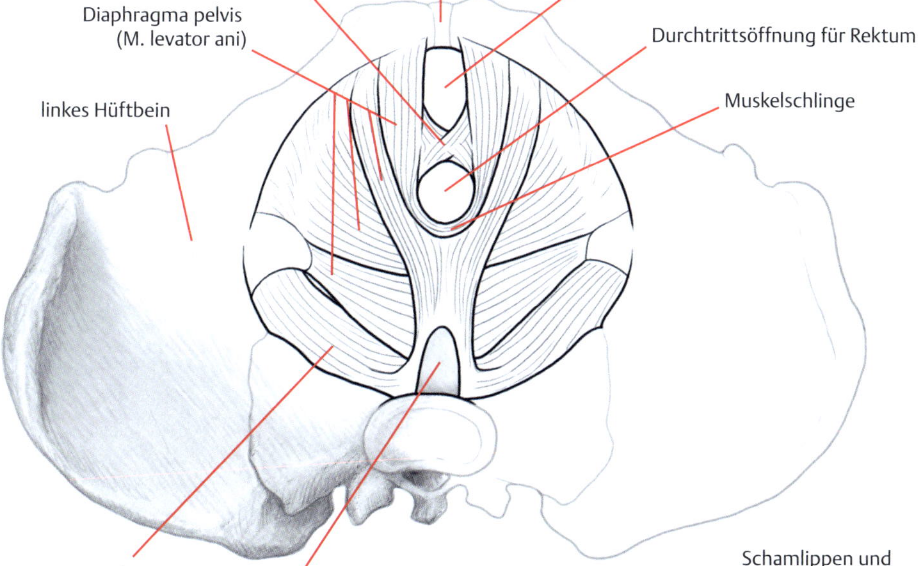
Ansicht von oben
Schambeinfuge
kreuzende Fasern
gemeinsame Durchtrittsöffnung
für Harnröhre und Scheide
Diaphragma pelvis
(M. levator ani)
Durchtrittsöffnung für Rektum
linkes Hüftbein
Muskelschlinge
M. piriformis
(zählt zur
Beinmuskulatur)
Steißbein

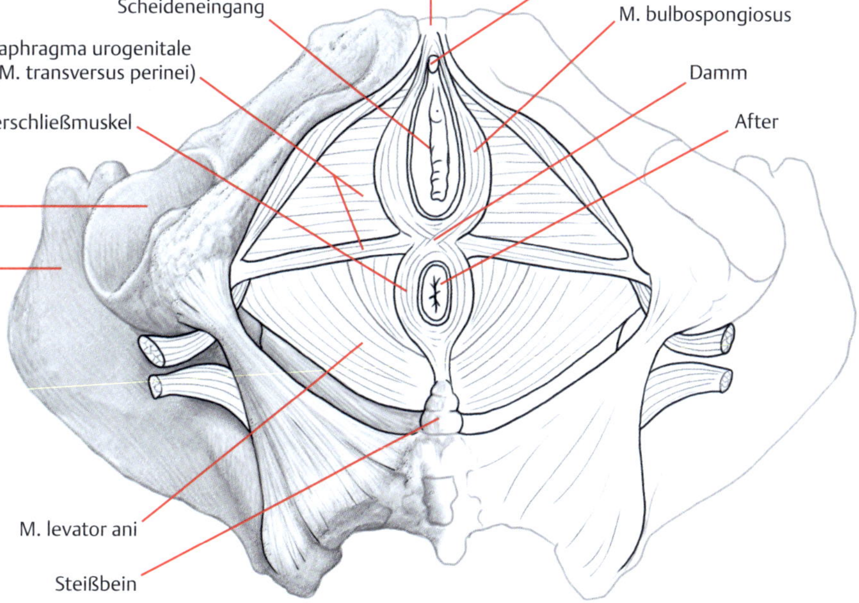
Ansicht von unten
Schambeinfuge
Klitoris
Schamlippen und
Scheideneingang
M. bulbospongiosus
Diaphragma urogenitale
(M. transversus perinei)
Damm
äußerer Afterschließmuskel
After
Hüftgelenkpfanne
rechtes Hüftbein
M. levator ani
Steißbein

Brustwand- und Bauchwandmuskulatur

Die **Zwischenrippenmuskeln** bilden die eigentliche Brustwandmuskulatur. Sie verlaufen als kleine Muskeln zwischen den einzelnen Rippen bzw. zwischen Rippen und Brustbein. Sie unterstützen die **Brustatmung**, indem sie die Rippen nach oben bzw. nach unten ziehen und damit den Brustkorb erweitern oder verengen.

Die anderen Muskeln, die sich im Bereich des Thorax befinden, wie z.B. die Brustmuskeln, sind in erster Linie für Bewegungen von Arm und Schulter zuständig. Sie werden deshalb nicht zur Brustwandmuskulatur gezählt.

Die **Bauchwandmuskulatur** gliedert sich in seitliche, vordere und hintere Muskeln. Zu den seitlichen Bauchmuskeln zählen der **äußere** und der **innere schräge Bauchmuskel** (M. obliquus externus abdominis und M. obliquus internus abdominis) und der **quer verlaufende Bauchmuskel** (M. transversus abdominis). Die seitlichen Bauchmuskeln ziehen von Rippen, Beckenkamm und der Faszie der tiefen Rückenmuskulatur in Richtung Bauchmitte. Dort gehen sie in breite Sehnenplatten über. In der **Linea alba** („weiße Linie"), die das Schambein über den Bauchnabel mit dem Brustbein verbindet, vereinigen sich die Sehnenplatten beider Seiten und ihre Fasern kreuzen auf die Gegenseite.

Der vordere Bauchmuskel ist der **gerade Bauchmuskel** (M. rectus abdominis). Er verläuft links und rechts der Linea alba zwischen den Sehnenplatten in der sog. **Rektusscheide**. Er verbindet das Schambein mit dem Brustbein. Hat man ihn gut trainiert, zeichnen sich seine einzelnen Abschnitte als „Sixpack" unter der Haut ab. Die vorderen und seitlichen Bauchmuskeln neigen den Rumpf nach vorn und zur Seite. Sie unterstützen außerdem die Bauchatmung und sind an der Bauchpresse beteiligt.

Die beiden **hinteren Bauchwandmuskeln** verbinden die Wirbel bzw. Rippen mit dem Becken und dem Oberschenkelknochen. Sie können die Hüfte beugen und die Lendenwirbelsäule zur Seite neigen.

Das gibt's zu tun

Beschrifte die seitlichen und vorderen Bauchmuskeln! Ihre Namen lassen sich durch ihre Lage und ihren Faserverlauf herleiten.

Leistenkanal

Zwischen den Schichten der Bauchmuskulatur gibt es einen Weg nach außen: den **Leistenkanal**. Er beginnt mit dem **inneren Leistenring** an der Innenseite der Bauchwand. Am Unterrand des quer verlaufenden Bauchmuskels zieht er über eine Strecke von 4,5 cm schräg in Richtung Schambein durch die Bauchwand. Er endet am **äußeren Leistenring**, einer Öffnung in der breiten Ansatzsehne des äußeren schrägen Bauchmuskels. Der äußere Leistenring kann beim Mann durch die Haut des Hodensacks getastet werden.

Durch den Leistenkanal steigen beim Mann während der Fetalentwicklung die Hoden aus der Bauchhöhle in den Hodensack ab. Er enthält den Samenstrang, der aus dem Samenleiter (Kap. 63) und den Gefäßen und Nerven besteht, die den Hoden und die äußeren Geschlechtsorgane versorgen.

Der Leistenkanal spielt klinisch bei den Leistenbrüchen (Leistenhernien) eine Rolle. Dabei treten Bauchfell und Dünndarmschlingen in den Leistenkanal ein oder durch ihn hindurch, und es besteht die Gefahr, dass diese in der Bruchpforte eingeklemmt werden. Die gefährliche Folge davon ist ein Darmverschluss.

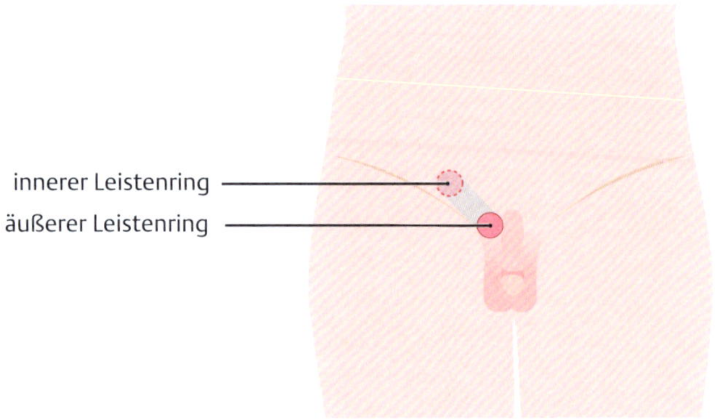

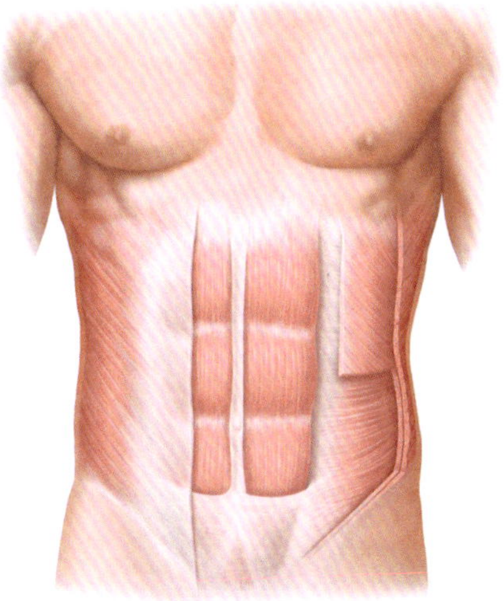

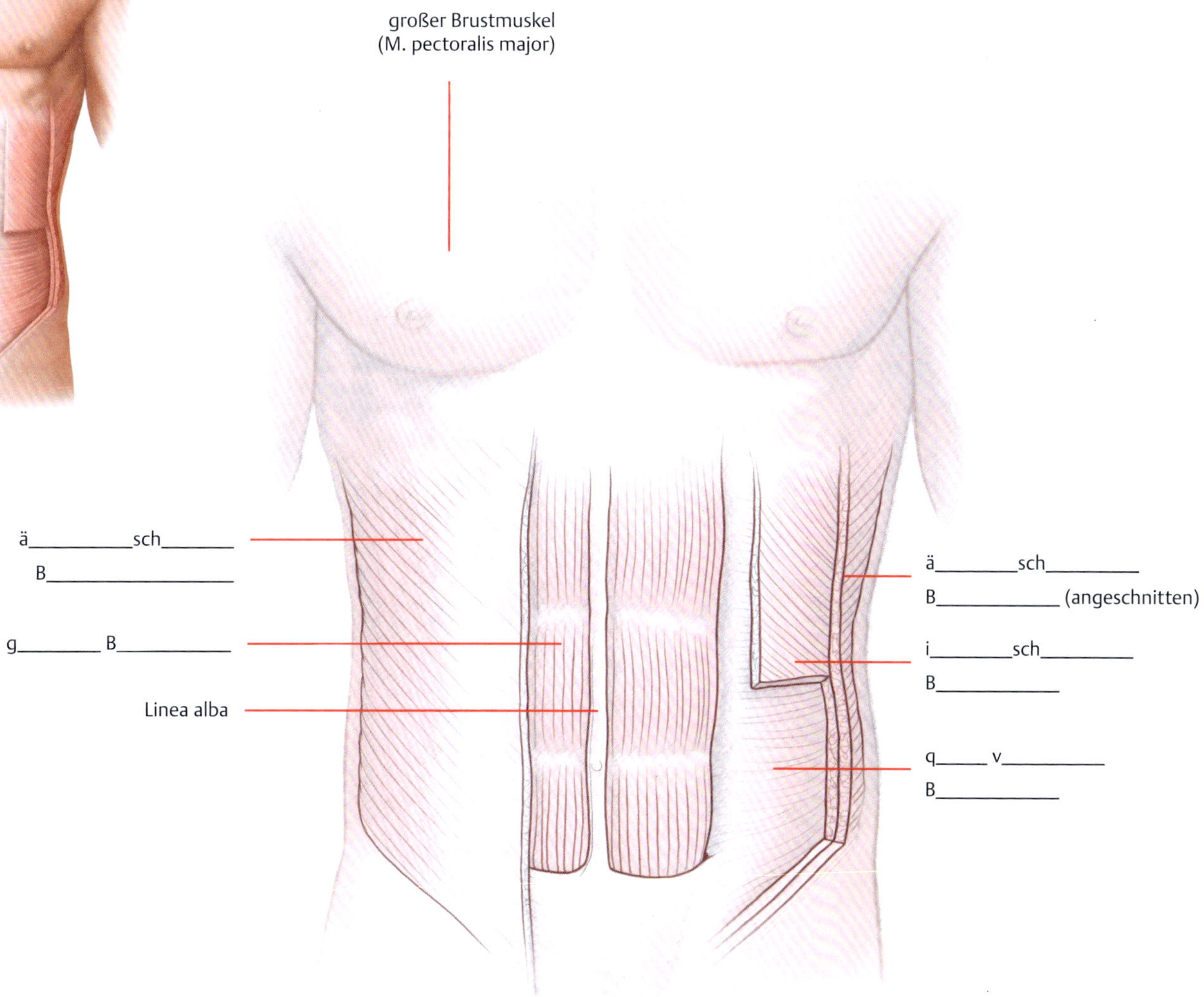
großer Brustmuskel
(M. pectoralis major)
ä__________sch_______
B__________________
g________ B___________
Linea alba
ä_________sch_________
B____________ (angeschnitten)
i_________sch_________
B____________
q_____ v__________
B____________

Schulter- und Armmuskulatur

Bei der Schulter- und Armmuskulatur kann man 3 große Gruppen unterscheiden: die Beweger des Schultergelenks, die Beweger des Ellenbogengelenks und die Beweger von Hand- und Fingergelenken.

Die Muskeln, die das **Schultergelenk** bewegen, entspringen fast alle am Schulterblatt und setzen am oberen Ende des Oberarmknochens an. Der wichtigste Muskel, um den Arm im Schultergelenk abzuspreizen, ist der **M. deltoideus**. Er hat 2 Gegenspieler, die allerdings nicht am Schulterblatt entspringen: den M. latissimus dorsi, der als oberflächlicher Rückenmuskel an den Dornfortsätzen der Brust- und Lendenwirbel entspringt, und den großen Brustmuskel (M. pectoralis major), der ventral an den Rippen und am Brustbein entspringt. Beide ziehen den Arm heran. Unter dem M. deltoideus liegen die 4 kleineren Muskeln der sog. **Rotatorenmanschette**. Sie stabilisieren das Gelenk und können den Arm um seine Längsachse drehen.

Die Muskeln, die das **Ellenbogengelenk** bewegen, entspringen am Schulterblatt und/oder am Oberarmknochen und setzen an Elle oder Speiche an. Die **Streckmuskeln** liegen dabei an der Rückseite des Oberarms, die **Beugemuskeln** an seiner Vorderseite. Der wichtigste Ellenbogenstrecker ist der dreiköpfige **Trizeps** (M. triceps brachii), die beiden wichtigsten Ellenbogenbeuger sind der **M. brachialis** und der zweiköpfige **Bizeps** (M. biceps brachii).

Die Muskeln, die die **Hand- und Fingergelenke** bewegen, entspringen am unteren Ende des Oberarmknochens und setzen an Hand- bzw. Fingerknochen an. Dabei verlaufen die **Streckmuskeln** auf der Oberseite des Unterarms und die **Beugemuskeln** an dessen Unterseite. Die oberflächlichen Beugemuskeln enden mit ihren Sehnen bereits an den Mittelhandknochen und beugen deshalb nur das Handgelenk. Die Sehnen der tiefen Beugemuskeln reichen an die Fingermittel- bzw. Fingerendglieder und beugen dadurch sowohl die Hand- als auch die Fingergelenke. Bei den Streckmuskeln ist das etwas anders: Zwei der **oberflächlichen Streckmuskeln** setzen am Mittelhandknochen an und strecken das Handgelenk, die beiden anderen reichen bis an die Fingerknochen und strecken somit zusätzlich die Fingergelenke. Die **tiefen Streckmuskeln** entspringen an Elle und Speiche und strecken die Gelenke des Daumens und des kleinen Fingers.

Über das Beugen und Strecken hinaus ist am Unterarm noch eine weitere Bewegung möglich, nämlich ein Drehen um die eigene Achse. Zeigt dabei bei angewinkeltem Ellenbogengelenk die Handfläche nach oben, spricht man von **Supination**, zeigt dagegen der Handrücken nach oben, von **Pronation**. Dabei liegen die beiden Muskeln, die für die Pronation zuständig sind, an der Unterseite des Unterarms und die Muskeln für die Supination an dessen Oberseite.

Das gibt's zu tun

Für Eure Ausbildung müsst Ihr Euch bei den Armmuskeln meist nicht so genau auskennen. Aber vielleicht ist das Thema für die Sportler unter Euch interessant. Im linken Bild siehst du, welche Muskeln sich unter der Haut abzeichnen – jedenfalls bei einigen von uns. Suche die entsprechenden Muskeln im rechten Bild und beschrifte sie dort. Gib dann den Bewegern von Schulter, Ellenbogen, Hand- und Fingergelenken eine eigene Farbe! Dabei kannst du zwischen Beugern und Streckern unterscheiden: Färbe z. B. die Beuger des Ellenbogens dunkel-, die Strecker dagegen hellgrün ein. Suche aber nicht zu lange nach den Beugern, sie sind wegen der Dorsalansicht des Arms größtenteils verdeckt.

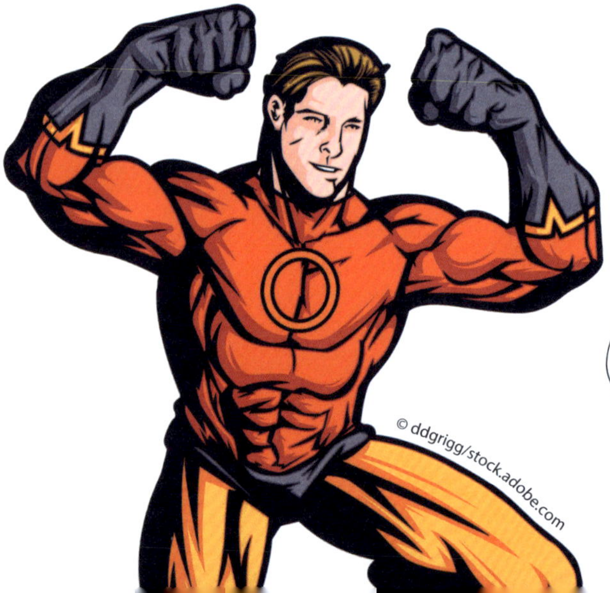

Supermuskeln

Von Batman bis Superman, alle Superhelden der ersten Comicgeneration haben eines gemein: Sie sind wahre Muskelpakete. Die Schulter- und Armmuskulatur kommt in den üblichen heroischen Posen besonders gut zur Geltung und ist ein unverzichtbares Accessoire. Vor allem der **Bizeps** und der **M. deltoideus** der kräftigen Kerle sind so stark ausgeprägt, wie in freier Wildbahn nur bei amerikanischen Wrestlern und Bodybuildern. Bei der nächsten Muskelstudie kann neben dem Anatomieatlas also durchaus auch mal ein Comic-Heft ausgepackt werden.

© ddgrigg/stock.adobe.com

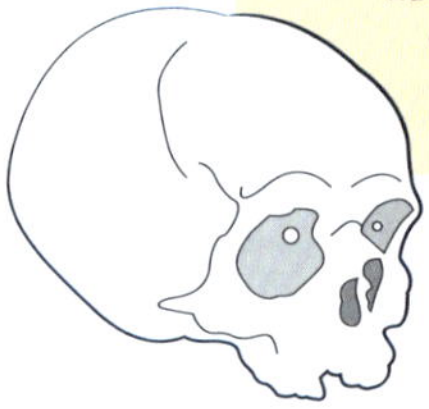

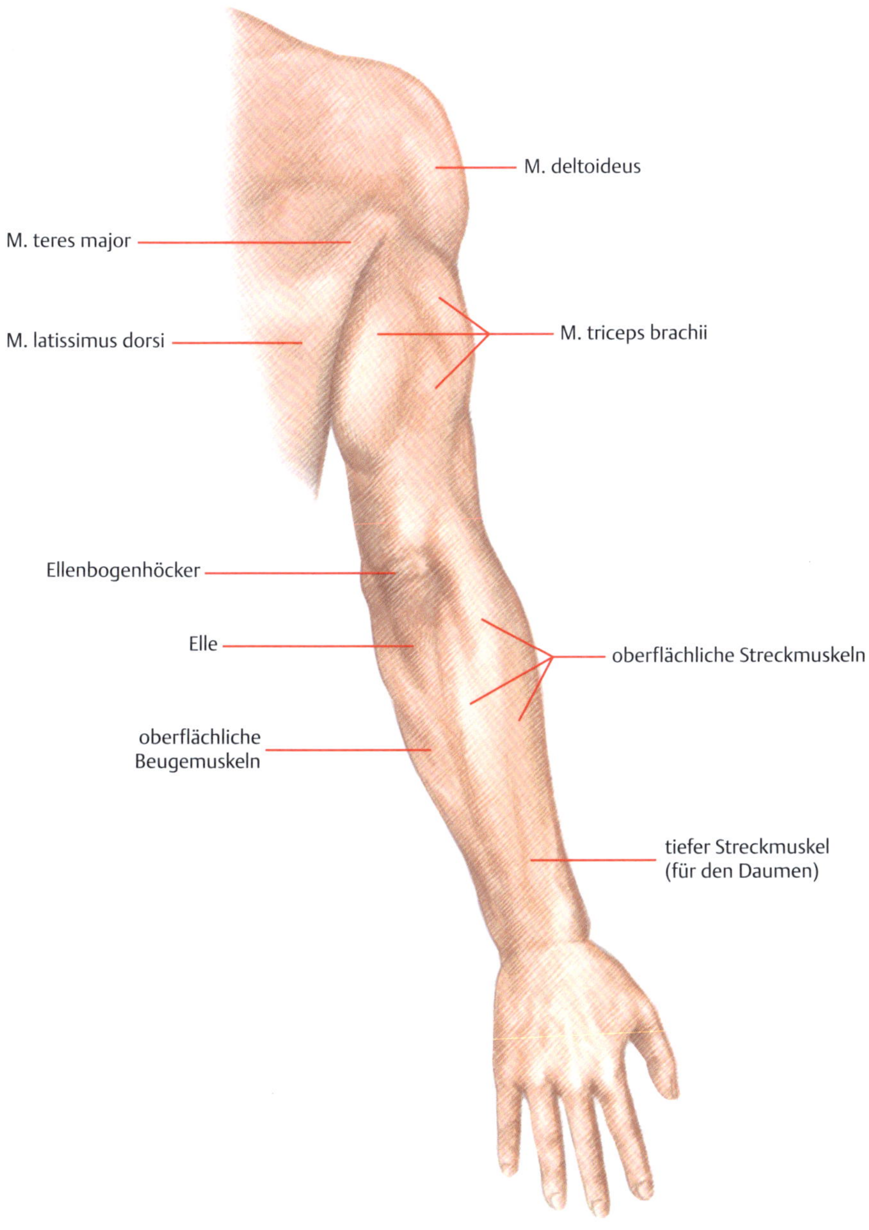

M. deltoideus
M. teres major
M. latissimus dorsi
M. triceps brachii
Ellenbogenhöcker
Elle
oberflächliche Streckmuskeln
oberflächliche
Beugemuskeln
tiefer Streckmuskel
(für den Daumen)

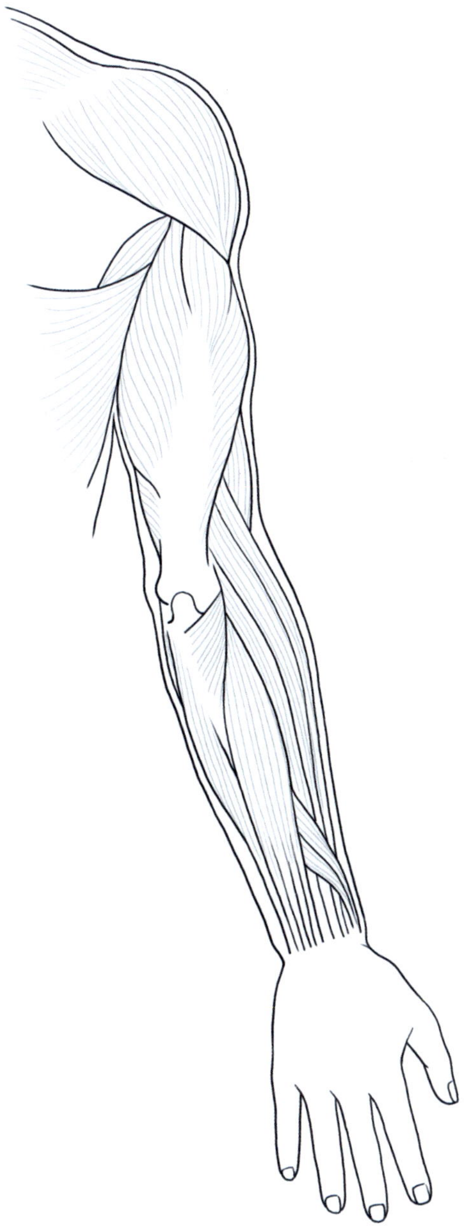

Handmuskulatur

Um die vielen unterschiedlichen, sehr genauen und feinen Bewegungen auszuführen, zu denen unserere Finger und Hände in der Lage sind, reichen die großen Beuge- und Streckmuskeln des Unterarms nicht aus. Sie werden hierfür von ca. 20 kurzen **Handmuskeln** unterstützt, die zwischen den Handwurzel- und den Mittelhandknochen und den Knochen der Fingergrundglieder verlaufen. Wie präzise sie zusammenarbeiten, kann man schon daran erkennen, dass für die Bewegungen des Daumens beispielsweise rund 9 Muskeln zusammenarbeiten.

Wie diese Muskeln verteilt sind, kann man leicht erkennen, wenn man seine Handfläche betrachtet: Die stärksten Muskelgruppen liegen unter dem Daumenballen (Thenar) und auf der Seite des kleinen Fingers (Kleinfingerballen, Hypothenar), während am Handteller selbst nur wenige Muskeln ausgeprägt sind.

Karpaltunnel

Zusätzlich zu den Muskeln verlaufen zwischen den einzelnen Handknochen auch zahlreiche Bänder. An der Unterseite des Handgelenks verbindet ein breites, unelastisches Band die äußeren mit den inneren Handwurzelknochen. Dabei überspannt es wie eine Brücke die gesamte Unterseite des Handgelenks. Der Kanal, der dadurch zwischen dem Band und den Handwurzelknochen entsteht, ist der sog. **Karpaltunnel**. Durch ihn ziehen die Sehnen und Sehnenscheiden mehrerer Hand- und Fingerbeuger sowie der N. medianus.

Schwellen z.B. bei einer Sehnenscheidenentzündung Strukturen im Karpaltunnel an, steigt dort der Druck, weil die Wände des Tunnels nicht nachgeben können. Dadurch kann es zu einer Schädigung des N. medianus kommen („Karpaltunnelsyndrom"). Die betroffene Hand schläft ein, und es kommt zu Empfindungsstörungen an Daumen, Zeige-, Mittel- und Ringfinger.

Das gibt's zu tun

Die vielen unterschiedlichen Strukturen von Knochen, Sehnen, Bändern und Sehnenscheiden stellen für die Künstler unter Euch eine reizvolle Zeichenaufgabe dar. Bei Zeit- oder Motivationsmangel kannst du aber ruhig weiterblättern.

Wunderkind mit Fingerproblemen

Das fein abgestimmte Zusammenspiel unserer Fingermuskeln ist neben Sprache, Intellekt und aufrechtem Gang ein wesentliches „Feature", das uns zu Menschen macht. Viele Kulturleistungen, angefangen vom Bau eines Jagdbogens über das Klavierspielen bis zum Tippen auf einem Smartphone, wären sonst undenkbar. Gleichzeitig ist dieses anatomisch-physiologische Wunderwerk auch sehr anfällig für Erkrankungen – zumal, wenn man es mit dem Gebrauch übertreibt. Der Komponist **Robert Schumann** zum Beispiel war am Anfang seiner Karriere ein gefragter Klavier-Virtuose. Da er aber zu exzessiv übte, entwickelte er irgendwann eine **„fokale Dystonie"**. Das bedeutet: Die für sein Klavierspiel im Gehirn gespeicherten, komplizierten Bewegungsabläufe kamen durcheinander und ließen sich plötzlich nicht mehr so aufrufen, wie es für ein flüssiges Spiel erforderlich gewesen wäre. Immer mehr Finger gehorchten ihm einfach nicht mehr. Das Ganze wurde so schlimm, dass er die Virtuosen-Karriere irgendwann aufgeben musste und sich aufs Komponieren beschränkte.

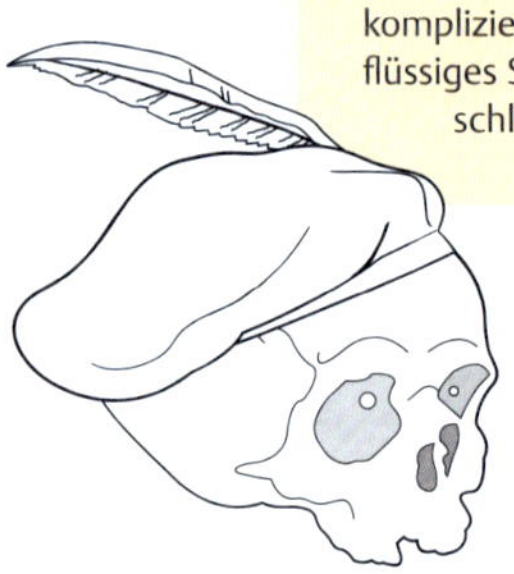

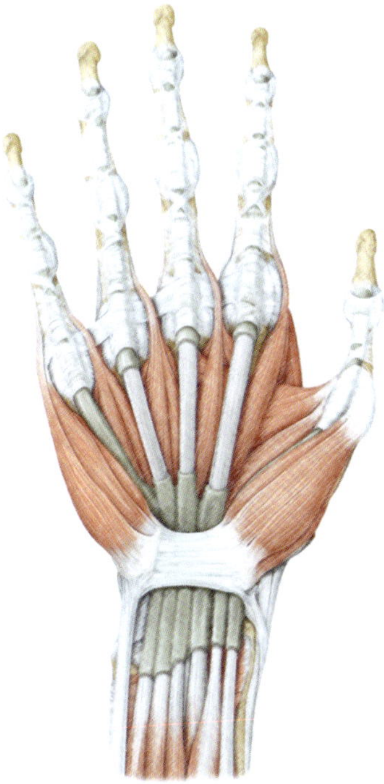

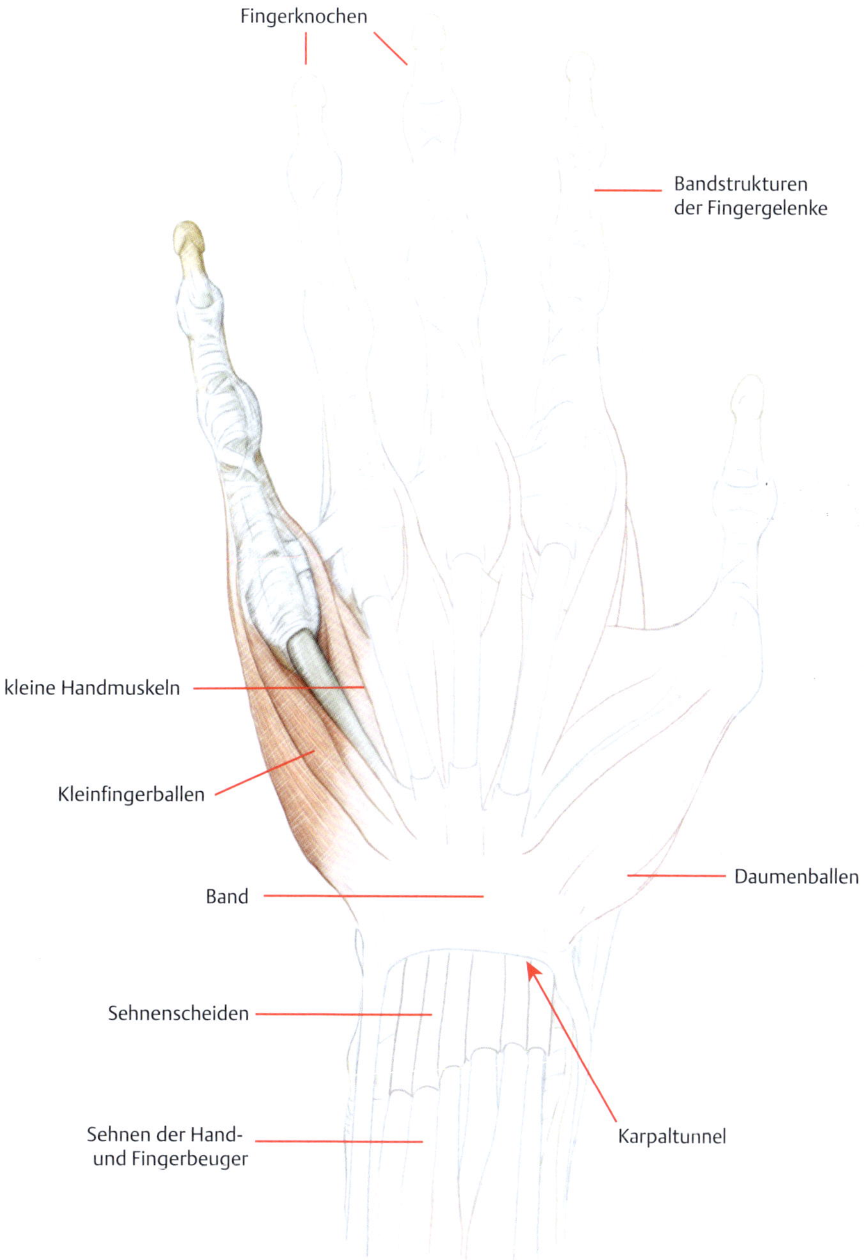
Fingerknochen
Bandstrukturen
der Fingergelenke
kleine Handmuskeln
Kleinfingerballen
Band
Daumenballen
Sehnenscheiden
Karpaltunnel
Sehnen der Hand-
und Fingerbeuger

Hüft- und Beinmuskulatur

Auch bei der Hüft- und Beinmuskulatur unterscheidet man 3 große Gruppen: die Beweger des Hüftgelenks, die Beweger des Kniegelenks und die Beweger der Fuß- und Zehengelenke.

Die Muskeln, die das **Hüftgelenk** bewegen, entspringen am Beckenknochen und setzen am Oberschenkelknochen an. Je nachdem, wo genau ihr Ursprung und ihr Ansatz liegen, unterscheiden sie sich in ihrer Funktion: Der große Gesäßmuskel (**M. gluteus maximus**) ist der stärkste **Hüftgelenkstrecker**. Er zieht von der Außenseite von Kreuzbein und Beckenschaufel zur Rückseite des Oberschenkelknochens. Der stärkste **Hüftgelenkbeuger** und damit sein Gegenspieler ist der **M. iliopsoas**. Er verläuft an der Innenseite der Darmbeinschaufel und setzt an der Innenseite des Oberschenkelknochens an.

Die wichtigsten **Abduktoren** des Beins sind der mittlere und der kleine Gesäßmuskel (M. gluteus medius und minimus). Sie liegen größtenteils unter dem großen Gesäßmuskel. Ein weiterer Muskel mit derselben Funktion (M. tensor fasciae latae) verläuft an der Oberschenkelaußenseite. Die **Adduktoren** (die beiden Mm. adductores und der M. gracilis) bilden die Muskulatur der Oberschenkelinnenseite. Sie ziehen vom Schambeinast an die Innenseite des Oberschenkelknochens bzw. des Schienbeins. Von ihnen hört man häufiger im Zusammenhang mit Fußballern, die wegen einer „Adduktorenzerrung" auf der Bank sitzen, anstatt zu spielen.

Die wichtigsten Muskeln, die das **Kniegelenk** bewegen, entspringen am Becken oder am Oberschenkelknochen und setzen am Schienbein an. Die Streckmuskeln liegen dabei auf der Vorder-, die Beugemuskeln auf der Rückseite des Oberschenkels. Einziger **Kniegelenkstrecker** ist der vierköpfige Oberschenkelmuskel, der **Quadrizeps** (M. quadriceps femoris). Er entspringt am Oberschenkelknochen und am Darmbein. Die Endsehnen der einzelnen Köpfe verbinden sich zu einer einzigen starken Sehne, dem **Kniescheibenband**, das vorn am Schienbeinkopf ansetzt. Das Kniescheibenband wird von der Kniescheibe als Sesambein unterlagert. Die 3 stärksten **Kniegelenkbeuger** (M. semitendinosus, M. semimembranosus und M. biceps femoris) ziehen vom Sitzbeinhöcker an die Rück- bzw. Innenseite der Unterschenkelknochen.

Die Muskeln, die für die Bewegungen der **Fuß- und Zehengelenke** zuständig sind, verlaufen am Unterschenkel. Liegen sie auf der Vorderseite, handelt es sich um Streckmuskeln. Die Beugemuskeln bilden an der Unterschenkelrückseite die Wade. Bis auf wenige Ausnahmen entspringen die Muskeln an Schien- und Wadenbein und setzen an den Knochen des Fußes bzw. des Fußgelenks an. „Strecken" bedeutet beim Fußgelenk, die Fußspitze nach oben zu ziehen, „Beugen", sie abzusenken.

Es gibt **3 Streckmuskeln**, von denen einer, nämlich der vordere Schienbeinmuskel (M. tibialis anterior), nur das Fußgelenk streckt. Die beiden anderen, der lange Zehenstrecker (M. extensor digitorum longus) und der lange Großzehenstrecker (M. extensor hallucis longus), strecken sowohl Fuß- als auch Zehengelenke.

Der wichtigste **Beuger des Sprunggelenks** ist der dreiköpfige M. triceps surae. Seine Ursprünge liegen am Oberschenkelknochen, dem Schien- und dem Wadenbein. Seine Endsehne ist die **Achillessehne**, die am Fersenbein ansetzt. Für die Zehengelenke gibt es 2 Beugemuskeln. Der eine ist für den großen Zeh zuständig, der andere für die übrigen Zehen.

Weitere kleinere Muskeln sind für die Supination und die Pronation des Fußes verantwortlich.

Das gibt's zu tun

Von allen Beinmuskeln ist für dich vermutlich der M. gluteus medius am wichtigsten: Er ist das Ziel der intramuskulären Injektion am Gesäß. Nimm dir vielleicht trotzdem die Zeit und schaue dir auch die übrigen Muskeln an!
Gib jeder Muskelgruppe (Beweger des Hüft-, Knie- bzw. Fußgelenkes) eine eigene Farbe. Unterscheide dabei zwischen Beugern und Streckern, Adduktoren und Abduktoren. So bekommst du einen guten Überblick, wo die Muskelgruppen liegen.
Die Namen der einzelnen Muskeln musst du dir nicht unbedingt merken!
Beachte dabei: Einige Muskeln, wie z. B. der M. iliopsoas oder der M. gluteus minimus, werden von anderen Muskeln verdeckt und sind deshalb auf der Abbildung nicht zu sehen.

Stramme Waden, hohe Schuhe

Der Sonnenkönig, Ludwig XIV. von Frankreich, war ein wahrer Modefan. Neben den prächtigsten Rockhosen trug er im 17. Jahrhundert auch die schönsten hohen Absatzschuhe. Tatsächlich waren **„high heels"** keine reine Frauenmode: Den kräftigen, aber nicht besonders großen Ludwig XIV. ließen seine bis zu 10 cm hohen Hacken noch imposanter, die Waden- und Beinmuskulatur in Seidenstrüpfen noch wohlgeformter und ausgeprägter erscheinen.
Es durfte übrigens nur der Adel Absätze tragen, und zwar als Zeichen des Wohlstandes. Ursprünglich hing dies auch mit dem Besitz teurer Reitpferde zusammen, die sich mit Hacken im Steigbügel besser reiten ließen.

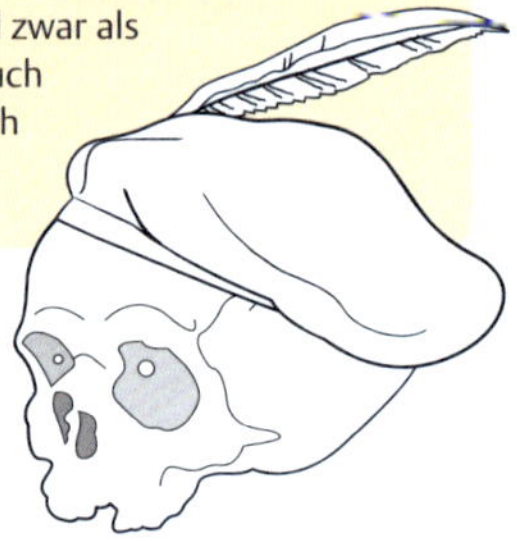

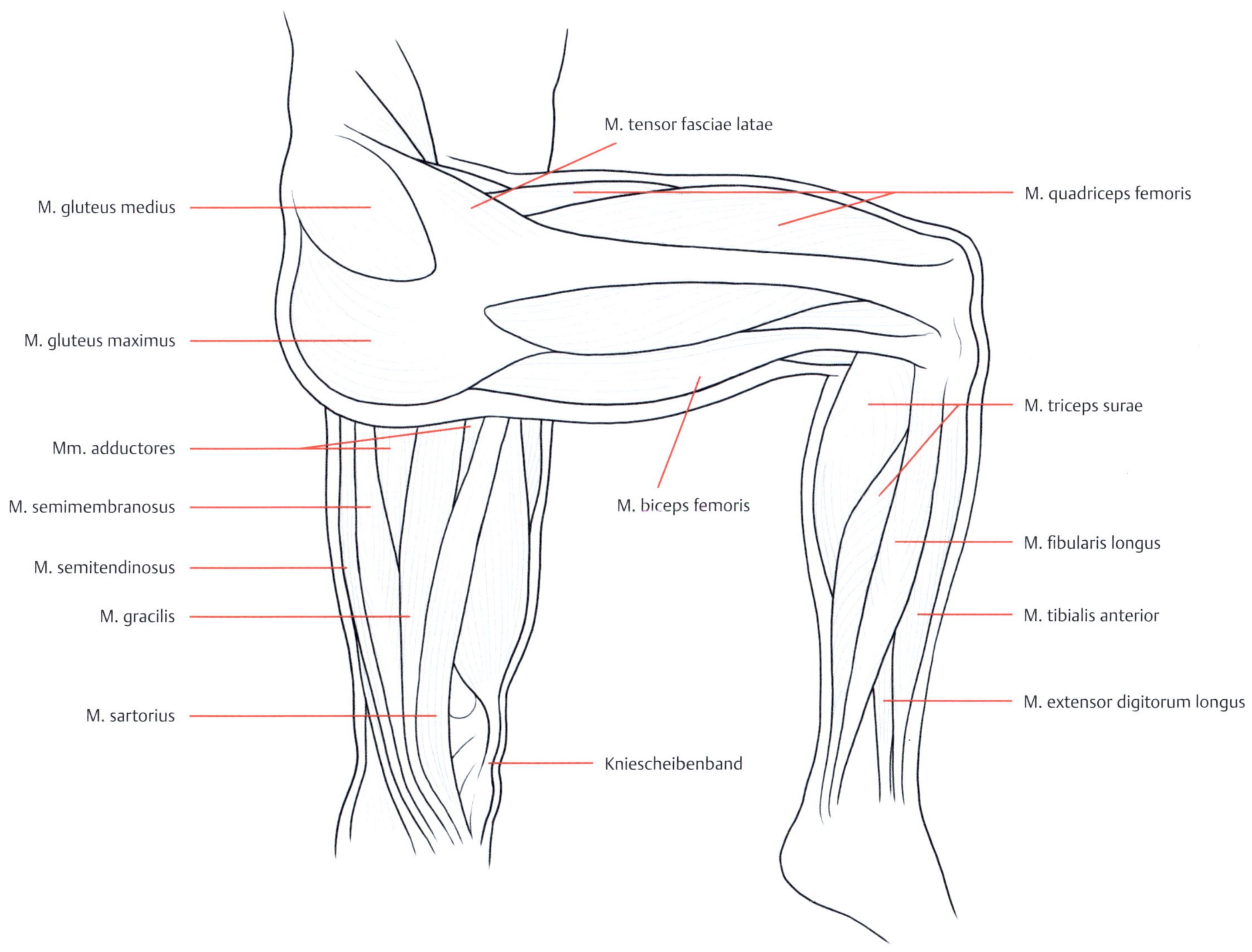

M. tensor fasciae latae
M. quadriceps femoris
M. gluteus medius
M. gluteus maximus
M. triceps surae
Mm. adductores
M. semimembranosus
M. biceps femoris
M. fibularis longus
M. semitendinosus
M. gracilis
M. tibialis anterior
M. sartorius
M. extensor digitorum longus
Kniescheibenband

Gefäße

Malkurs: Farbenlehre

Das feinverästelte System aus Arterien, Venen und Kapillaren bildet die Grundlage für den Stofftransport in unserem Körper. Obgleich in allen Gefäßen zweifelsfrei rotes Blut fließt, hat sich in der Anatomie eingebürgert, alle Arterien rot, alle Venen dagegen blau darzustellen, da Letztere durch die Hautoberfläche blau schimmern. Ebenso haben andere Organe ihre typischen „Signalfarben“: Die Galle ist grün, die Leber rot, die Nerven oft gelb. Solche „Color-Codes“ gibt es aber nicht nur in der Anatomie. Künstler nutzen seit jeher Farben, um über die bloße Form des Abgebildeten hinaus (zum Teil versteckte) Informationen zu transportieren.

Kulturelle Aufladung von Farben

Im Grundkurs (S. 8) hast du den Farbkreis und das Konzept der Komplementärfarben kennengelernt. Dieser Kurs erweitert den Farbkreis noch um einen weiteren wichtigen Aspekt – nämlich die Frage: Wie wirken Farben und wie können sie die Aussage eines Bildes unterstützen?

Die Wirkung von Farben kann sich zwischen den Kulturkreisen stark unterscheiden. Ebenso wie Gesten sind diese Bedeutungen nicht universell gültig, sondern abhängig vom jeweiligen Kulturkreis. So ist z. B. in Deutschland Schwarz die Farbe der Trauer, in Japan jedoch Weiß. Diese Unterschiede existieren zum Teil aber nicht nur zwischen den Kulturkreisen – sondern sie existieren auch interindividuell. Es kann aufregend sein, sich selbst zu beobachten, um herauszufinden, ob die eigene Wahrnehmung von Farben mit der von anderen deckungsgleich ist oder ob bestimmte Töne bei einem selbst ganz andere Emotionen auslösen.

Vor allem im Marken- und Produktdesign nutzen Grafiker den allgemeinen Symbolcharakter von Farben aus: Mineralwasser-Labels beinhalten oft Grün (Wälder, Wiesen ...) oder Rot (Blut, Kraft ...), um Assoziationen von Natürlichkeit und Vitalität beim Käufer auszulösen, und Reinigungsmittel benutzen gerne Blautöne, um ein Gefühl von Frische und Sauberkeit zu transportieren. Gleichzeitig wird Türkis auf Lebensmittelverpackungen nur sehr selten verwendet, da Schimmelpilze oft diese Färbung haben. Ein grünliches Gelb wirkt ebenfalls eher gemieden, da es an Eitersekret oder Gallensaft erinnert.

Die Bedeutung von Farben hat sich über die Jahrhunderte natürlich auch im europäischen Raum geändert. Heute fällt es uns z. B. leicht, Stoffe in allen erdenklichen Tönen einzufärben. Im Mittelalter waren dagegen mit Safran gelbgefärbte Seiden- und Purpurstoffe schwer zu produzieren und sehr teuer, daher wurden die Farbtöne automatisch mit Wohlstand assoziiert. Zur Herstellung eines Gramms Purpur wurden etwa 8 000 Purpurschnecken benötigt. Deshalb war die Farbe so kostbar, dass nur die obersten Kleriker der Kirche sich mit ihr schmücken durften. Auch das Tragen von mit Indigo gebläuten Stoffen war dem Adel vorbehalten. Das waren unumstößliche Regeln und auch in der Malerei wurde diese Kleiderordnung stets übernommen.

Auch das religiöse Leben prägte die Farbwelt mit: Der Verlauf Blau (die Farbe des Himmels und der Keuschheit) zu Rot (der kraftvollen Farbe der Auferstehung und Wiedergeburt – kommt ein Baby aus dem Mutterbauch, ist es eher rot und idealerweise nicht blau oder grün) symbolisiert eine kraftvolle Verwandlung und so zeigt z. B. auch Matthias Grünewalds „Isenheimer Alterbild“ den auferstehenden Christus im Moment der Himmelfahrt beim Abstoßen eines blauen Gewands, unter dem ein rotes zum Vorschein kommt.

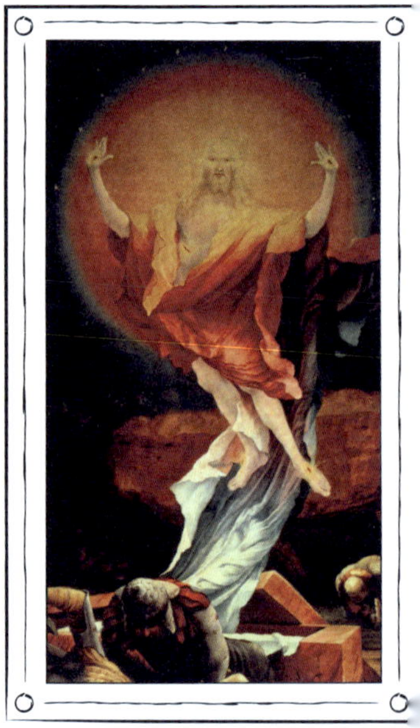

Farbhelligkeit und Sättigung

In der Malerei spielt neben der Farbwahl selbst aber noch eine weitere Ebene eine große Rolle: die **Farbhelligkeit** und die **Sättigung**.

Jede Farbe hat zunächst einmal eine Eigenhelligkeit, so wirkt z. B. ein unverfälschtes Gelb viel heller als ein unverfälschtes Blau. Aber auch durch Mischung kann mit der Farbhelligkeit gespielt werden: Eine Farbe wird heller, wenn man sie mit Weiß mischt. Im Falle einer Buntstiftzeichnung passiert das z. B., wenn bewusst nicht fest aufgedrückt oder zwischen einzelnen Schraffurlinien Platz gelassen wird. In beiden Fällen scheint mehr Malgrund bzw. Papier durch.

Unabhängig von der Farbhelligkeit können Farben auch in ihrer Sättigung variieren. Sticht eine Farbe ins Auge und hat eine hohe Intensität, dann hat sie eine hohe Sättigung. Eine reine völlig ungemischte Farbe hat die höchste Sättigung. Eine Farbe wird dann entsättigt, wenn man sie mit Grau mischt. Entsättigte Farben sehen ausgewaschen aus und treten eher in den Hintergrund. Das kann man sich vor allem beim realistischen Malen zunutze machen; z. B. bei der Landschaftsmalerei, bei der eine entfernt liegende Bergkette in ihrer Sättigung stark reduziert dargestellt wird.

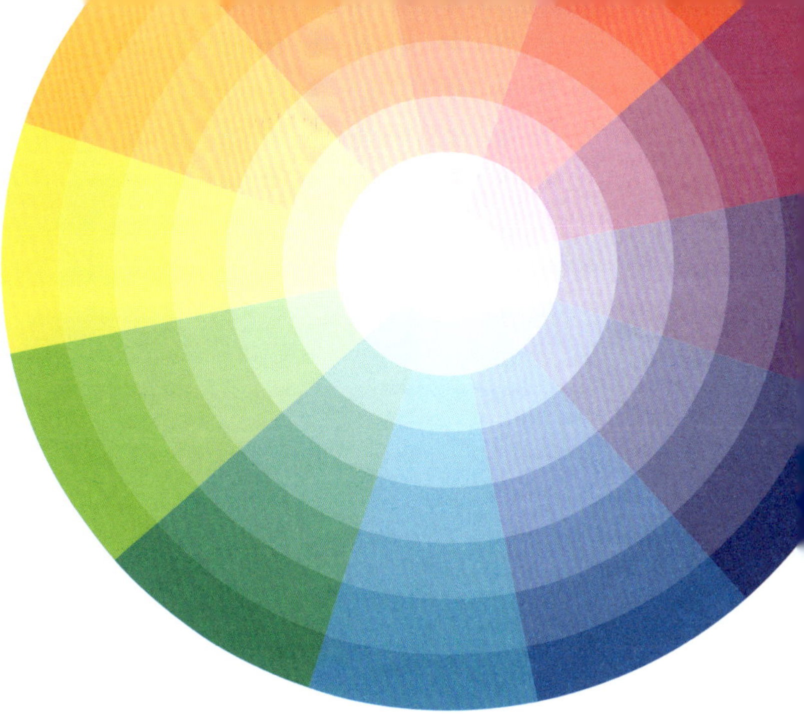

Gelb	warm, sonnig, heiter, licht, strahlend, extrovertiert, freundlich, optimistisch, grell, aufdringlich, stolz	Freundlichkeit, Optimismus, Reife, Wärme, Leichtsinn, Erfolg, Kraft, Glück, Neid, Eifersucht, Verrat
Orange	anregend, leistungssteigernd, lebhaft, heiter, stimmungsaufhellend, ausgleichend, warm, exotisch, aktiv	Freude, Lebhaftigkeit, Lebensbejahung, Spaß, Wärme, Ausgelassenheit, Tatkraft, Ausdauer
Rot	stimulierend, aktivierend, stark anregend, belebend, erwärmend, kraftvoll, unruhig, aggressiv, exzentrisch	Vitalität, Aktivität, Dynamik, Willensstärke, Kraft, Erregung, Aggressivität, Gefahr, Kampf, Blut, Liebe, Leidenschaft, Hitze, Tatendrang
Rosa	beruhigend, erfrischend, lieblich, feminin, zart	Romantik, Liebe, Zartheit
Violett	introvertiert, unbewusst, extravagant, sehnsüchtig, magisch, unnatürlich, ausgleichend, regenerierend	Unterbewusstsein, Inspiration, Magie, Mystik, geistige Stärke, Macht, Spiritualität, Eitelkeit
Blau	beruhigend, etwas deprimierend, friedlich, ernsthaft, sehnsüchtig, kalt, fern, unendlich	Ruhe, Unendlichkeit, Sympathie, Frieden, Harmonie, Vertiefung, Passivität, Frische
Grün	beruhigend, sanft, freundlich, heiter, natürlich, gesund, frisch, jung	Hoffnung, Entspannung, Frühling, Leben, Jugendlichkeit, Natürlichkeit, Heiterkeit
Braun	zurückgezogen, schwer, altmodisch, konservativ, warm, gemütlich	Bequemlichkeit, Anpassung, Schwere, Erdgebundenheit, Faulheit, Schmutz, Alter
Weiß	rein, illusionär, steril, leer, leicht, schwebend	Reinheit, Leichtigkeit, Ordnung, Unschuld, Vollkommenheit, Leere
Schwarz	ernst, pessimistisch, traurig, hoffnungslos, schwer, geheimnisvoll, verschlossen, tief, feierlich	Trauer, Einengung, Negation, Hass, Egoismus, Abschluss, Unglück
Grau	fad, kühl, unfreundlich, grausam, verschlossen, arm, langweilig	Neutralität, Trostlosigkeit, Nüchternheit, Elend, Sachlichkeit, Gleichgültigkeit, Schlichtheit

Übersicht Kreislaufsystem

Das **Blut** transportiert Atemgase, Nährstoffe und Stoffwechselprodukte zu den Organen hin, von ihnen weg und zwischen ihnen. Die Wege, die es dabei nimmt, sind durch das **Blutgefäßsystem** vorgegeben. Das Blutgefäßsystem setzt sich aus 3 Gefäßtypen zusammen:

- **Arterien:** Sie leiten das Blut vom Herzen weg in Richtung Organe.
- **Venen:** Sie transportieren das Blut zurück zum Herzen.
- **Kapillaren:** Sie verbinden als feines Gefäßnetz das arterielle mit dem venösen Blutgefäßsystem.

Zusammen mit dem Herzen bildet das Blutgefäßsystem das **Herz-Kreislauf-System**. Dieses besteht aus 2 hintereinandergeschalteten Kreisläufen:

Im **Lungenkreislauf**, der auch kleiner Kreislauf genannt wird, fließt das Blut vom Herzen durch Arterien zum Kapillarnetz der Lunge. Dort nimmt es Sauerstoff auf. Von der Lunge gelangt es über Venen wieder zum Herzen. In den Arterien des kleinen Kreislaufs fließt deshalb sauerstoffarmes, in seinen Venen sauerstoffreiches Blut.

Der **Körperkreislauf** wird auch großer Kreislauf genannt. Durch ihn fließt das Blut, das im kleinen Kreislauf mit Sauerstoff angereichert wurde, vom Herzen über die arteriellen Gefäße in die Kapillarnetze der übrigen Organe. Dort findet dann der Austausch der Atemgase und anderer Stoffe statt. Von den Organen kehrt es über die venösen Gefäße zurück zum Herzen. In den Arterien des großen Kreislaufs fließt sauerstoffreiches, in seinen Venen sauerstoffarmes Blut.

Für die **Lymphflüssigkeit** gibt es ein eigenes Gefäßsystem. Bei der Lymphe handelt es sich um die Flüssigkeit, die aus den Blutkapillaren ins Gewebe übertritt. Dort mischt sie sich mit z. B. Proteinen und Fetten, die nicht über das Blut abtransportiert werden können, weil sie aufgrund ihrer Größe nicht in die Blutkapillaren gelangen können. Aus dem Gewebe fließt die Lymphe über kleine **Lymphkapillaren** in die größeren **Lymphgefäße**, in deren Verlauf sich auch die Lymphknoten befinden. Die Lymphgefäße vereinigen sich zu den **Lymphstämmen**, die kurz vor dem Herzen in das venöse Blutsystem münden. Damit bildet das Lymphgefäßsystem, im Gegensatz zum Blutgefäßsystem, keinen in sich geschlossenen Kreislauf. Es führt vielmehr die Flüssigkeit aus dem Gewebe zurück in die Blutgefäße.

Das gibt's zu tun

Verfolge den Blutfluss im kleinen und im großen Kreislauf anhand der Pfeile und färbe die Gefäße ein! Üblich ist es, Gefäße, die sauerstoffreiches Blut führen, rot darzustellen und Gefäße, die sauerstoffarmes Blut führen, blau. Lymphgefäße werden meist grün gezeichnet. Als kleine Unterstützung hat unser Grafiker im Herzen und im Kapillarnetz der oberen Körperhälfte diese Farben bereits angedeutet.

Zum Teufel! Das Blut fließt im Kreis ...

Vor knapp 500 Jahren hatte die Medizin noch recht eigenartige Vorstellungen, wie sich unser Blut durch den Körper bewegt. Die meisten folgten den damals schon uralten Annahmen des **griechischen Arztes Galen**: Demnach wird das Blut in der Leber produziert und zum rechten Herzen transportiert, wo es „aufgeheizt" wird. Dort tritt es durch winzige (nie nachgewiesene) Poren in die linke Herzhöhle ein, um mit „Lebensgeistern aus der Lunge" beladen zu werden. Über „venöse Arterien" fließt es dann in die Peripherie, um dort komplett verbraucht zu werden oder (alternative Theorie) in denselben Gefäßen „umzudrehen" und wieder zur Leber zurückzufließen. Im 16. Jahrhundert kratzten sich erste Forscher angesichts dieser kühnen Thesen bereits heftig am Kopf – doch erst der **Londoner Anatom William Harvey** machte 1628 damit endgültig Schluss. Er schaute sich genau an, wie das bei Tieren funktioniert, und zog daraus eine bahnbrechende Erkenntnis: Das Blut fließt durch Arterien in die Peripherie und durch die Venen zum Herzen zurück – als Kreislauf! Die von Galen konstatierten „Poren" in der Herzscheidewand verbannte er ins Reich der Fantasie und schrieb wutentbrannt über die Blindheit seiner Vorgänger: „Zum Teufel! Es gibt keine Löcher!"

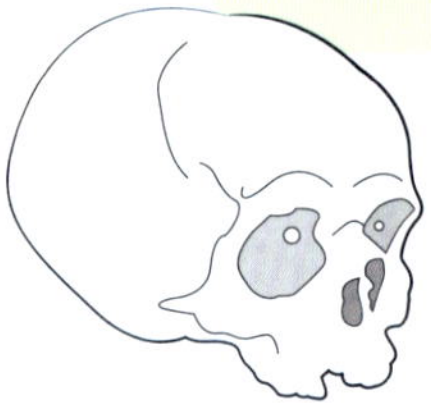

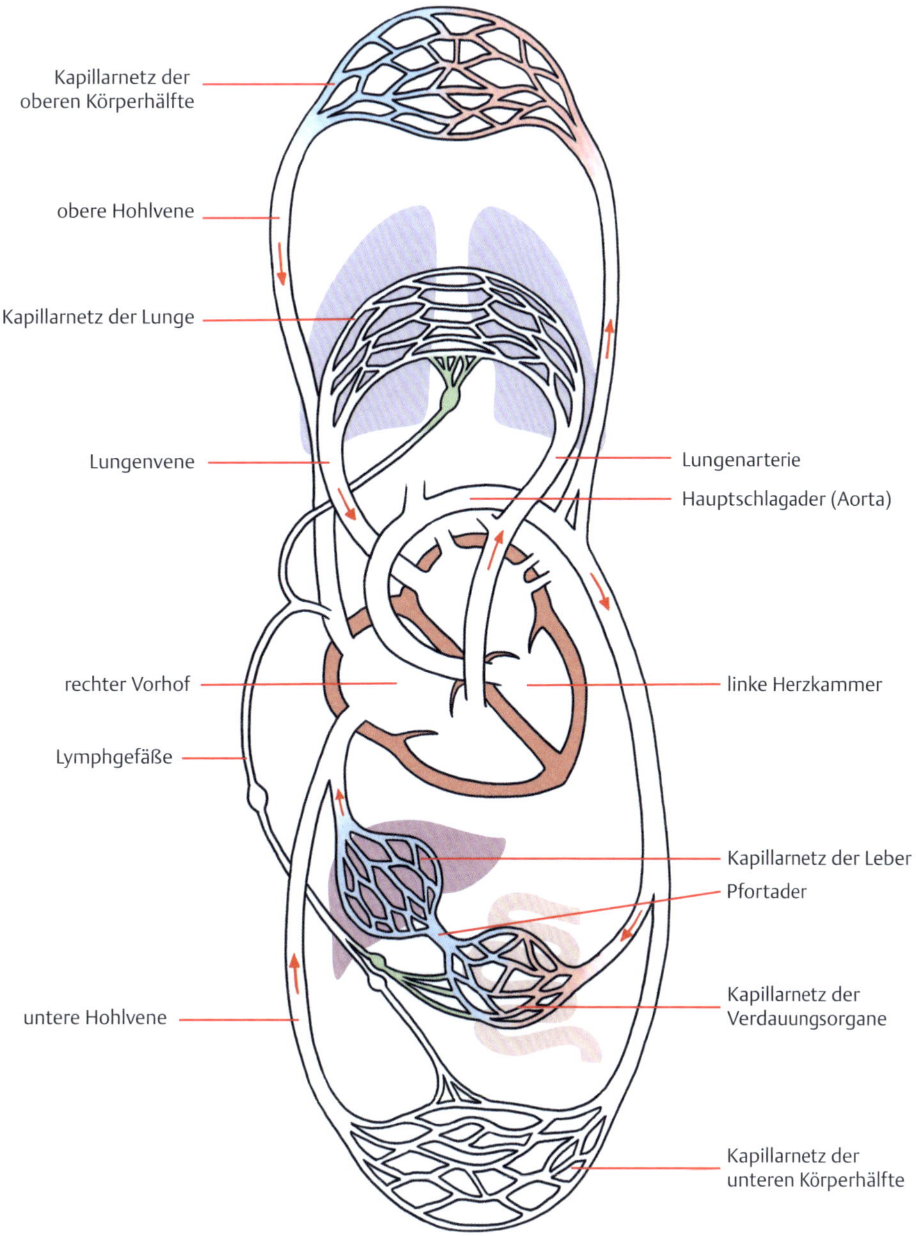
Kapillarnetz der
oberen Körperhälfte
obere Hohlvene
Kapillarnetz der Lunge
Lungenvene
Lungenarterie
Hauptschlagader (Aorta)
rechter Vorhof
linke Herzkammer
Lymphgefäße
Kapillarnetz der Leber
Pfortader
Kapillarnetz der
Verdauungsorgane
untere Hohlvene
Kapillarnetz der
unteren Körperhälfte

Aufbau der Gefäßwand

Die Wände größerer Gefäße sind aus 3 Schichten aufgebaut:

- **Intima:** Die innere Wandschicht besteht aus Endothel und Bindegewebe.
- **Media:** Die mittlere Wandschicht enthält Muskelzellen und elastische Fasern.
- **Adventitia:** Die äußere Schicht besteht aus Bindegewebe.

Der Wandaufbau von Arterien und von Venen unterscheidet sich v.a. hinsichtlich der Muskelschicht: Bei den Arterien ist sie dick, bei den Venen dünn. Venen besitzen außerdem **Venenklappen**, die ein Zurückfließen des Blutes verhindern.

Auch im Wandaufbau der herznahen und der herzfernen Arterien bestehen Unterschiede. Die Wand der **herznahen Arterien** ist sehr elastisch. Wird mit dem Herzschlag Blut aus dem Herzen in diese Arterien gepresst, dehnt sich deren Wand, sodass nicht das gesamte Blut sofort weiterfließt. Dadurch, dass sich im Anschluss die Gefäßwand langsam wieder zusammenzieht, wird das Blut nach und nach weitertransportiert. Diese sog. **Windkesselfunktion** sorgt für einen kontinuierlichen Blutfluss. Besäßen die Arterien starre Wände, würde der Blutfluss (vereinfacht gesagt) bei jeder Herzkontraktion beschleunigt und sich zwischen den Herzschlägen verlangsamen. Die **herzfernen Arterien** können mithilfe ihrer dicken Muskelschicht die Weite ihres Lumens verändern. Sie regulieren so den Widerstand, der dem Blutfluss entgegengesetzt wird. Deshalb bezeichnet man sie auch als **Widerstandsgefäße**. Sie spielen eine wichtige Rolle z. B. in der Regulation des Blutdrucks.

Die Wand der **Kapillaren** ist nur einschichtig. Sie kann Poren aufweisen, durch die Moleküle bis zu einer bestimmten Größe in die Kapillare hinein oder aus ihr heraus gelangen können. Die Kapillaren der Lunge und des Gehirns sind porenlos.

Lymphgefäße beginnen offen im Gewebe. Während die Wände der kleinen Lymphgefäße Lücken zwischen ihren Endothelzellen aufweisen, ähnelt der Wandaufbau der größeren Lymphgefäße dem der Venen. Sie besitzen ebenfalls Klappen.

Das gibt's zu tun

Färbe die einzelnen Schichten der beiden Gefäßquerschnitte ein! Welcher zeigt eine Arterie, welcher eine Vene?
Mache dir außerdem anhand des Textes unten und der rechten Abbildung die Funktionsweise der Muskelpumpe klar. Falls du das Bild auch kolorieren möchtest: In welcher Farbe musst du das Blut gestalten?

Muskelpumpe

Während der Blutfluss in den Arterien durch den Herzschlag angetrieben wird, ist der Mechanismus beim **venösen Blutfluss** ein anderer. Hier wird das Blut dadurch weitertransportiert, dass die Vene kurz zusammengedrückt wird. Öffnet sich die Vene wieder, weil der Druck abnimmt, verhindern die **Venenklappen** den Rückfluss des Blutes.

Die Vene kann entweder durch die Pulswelle einer benachbarten Arterie zusammengedrückt werden oder durch die umliegende Skelettmuskulatur. Diese sog. **Muskelpumpe** spielt v.a. beim venösen Blutfluss in den Beinen eine Rolle. Wird die Muskulatur angespannt, wird das Blut weitergepresst. Entspannt sie sich, fließt Blut nach. Also: Bei langem, eher unbeweglichem Stehen immer mal wieder auf den Fußballen wippen!

Thrombose

Bei einer Thrombose formt sich in einem Blutgefäß ein Blutgerinnsel (Thrombus). Meistens treten Thrombosen in Venen und speziell im Bereich der Beine auf. Eine **Beinvenenthrombose** begünstigen können z. B. lange Phasen ohne Bewegung, Rauchen, die Einnahme von Kontrazeptiva, ein akuter Flüssigkeitsmangel oder aber auch die hormonelle Umstellung des Körpers während einer Schwangerschaft. Gefährlich ist dabei, dass eine Thrombose manchmal völlig symptomfrei oder nur von Schwellung und Hitzegefühl in der betroffenen Extremität begleitet sein kann. So kann ein Thrombus unbemerkt durch den Blutkreislauf wandern, an anderer Stelle ein Gefäß verstopfen und so z. B. eine **Lungenembolie** auslösen. Um die Bildung eines Thrombus zu verhindern, werden Medikamente zur Hemmung der Blutgerinnung (Antikoagulanzien) eingesetzt.

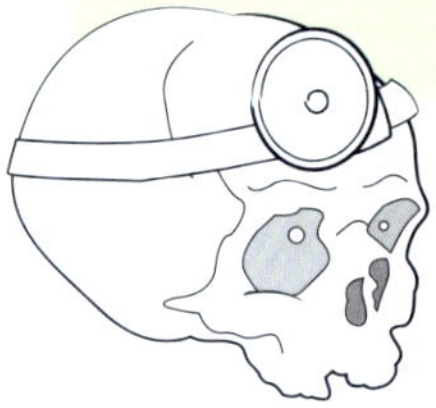

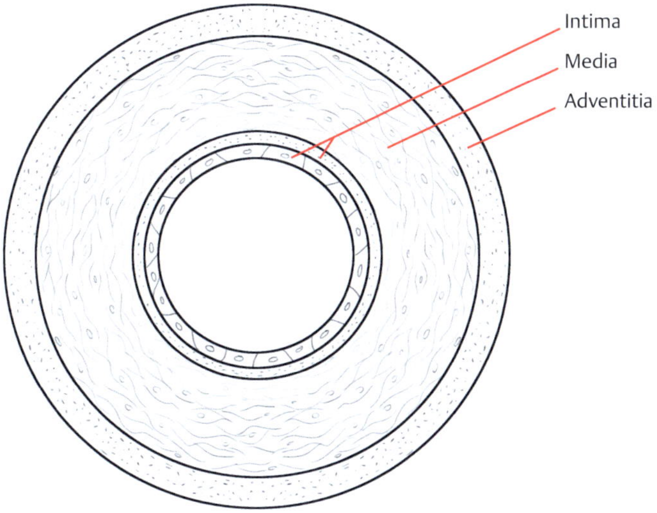
Intima
Media
Adventitia

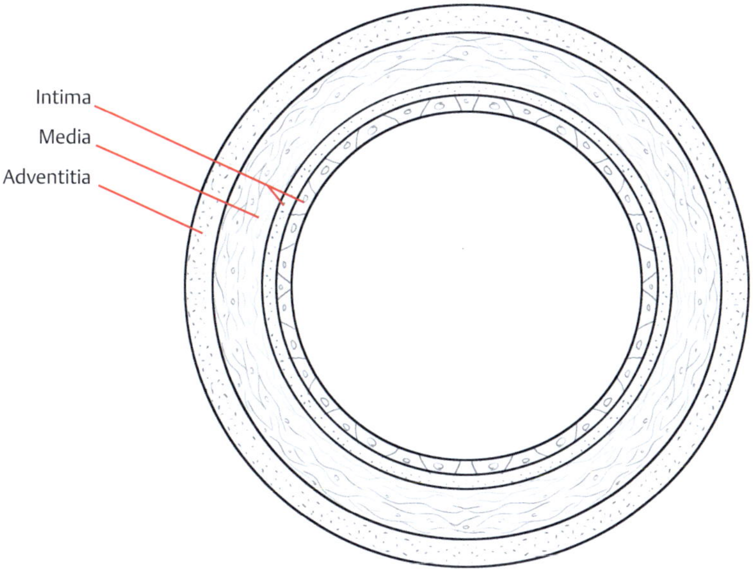
Intima
Media
Adventitia

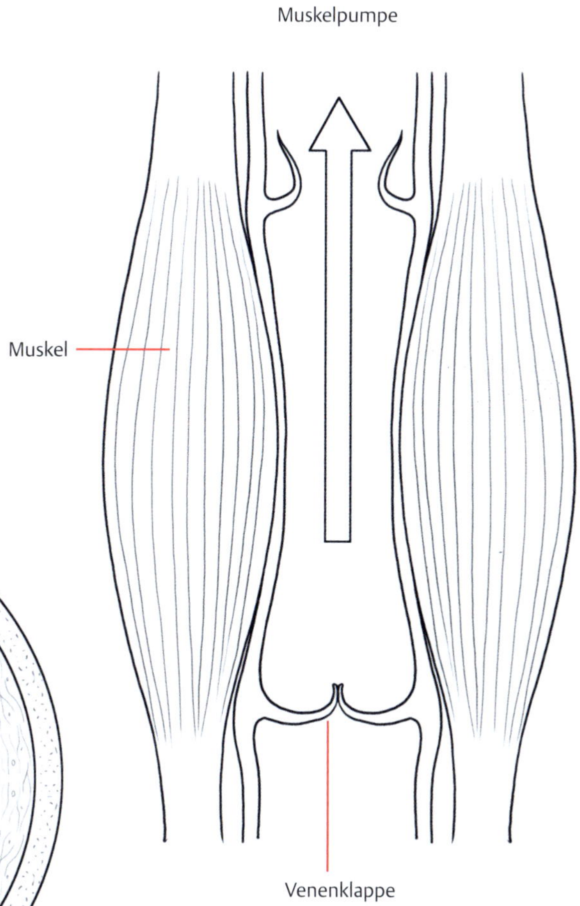
Muskelpumpe
Muskel
Venenklappe

Arterien und Venen des Körperkreislaufs I

Die **Hauptschlagader** (**Aorta**) besitzt von allen Arterien den größten Durchmesser. Sie entspringt direkt aus der **linken Herzkammer**. Über eine Strecke von ca. 6 cm verläuft sie zunächst in Richtung Kopf. Dann ändert sie in einem 180°-Grad-Bogen, dem **Aortenbogen**, die Richtung. Nun verläuft sie nach kaudal und tritt schließlich durch das Zwerchfell. Bis zu ihrem Durchtritt durch das Zwerchfell wird sie als **Brustaorta**, unterhalb des Zwerchfells als **Bauchaorta** bezeichnet.

Kurz nach ihrem Ursprung gibt die Brustaorta die **Herzkranzgefäße** (Koronargefäße) für die Versorgung des Herzmuskels ab. Am Aortenbogen entspringen ebenfalls wichtige Gefäße: zunächst für die rechte Seite ein Gefäßstamm (Truncus brachiocephalicus), der sich in die **A. carotis communis** (gemeinsame Halsschlagader) und die **A. subclavia** (Schlüsselbeinarterie) aufteilt. Die A. carotis communis und die A. subclavia für die linke Seite entspringen nachfolgend direkt aus dem Aortenbogen. Die Halsschlagadern versorgen den Hals und den Kopf, die Schlüsselbeinarterien Schultern und Arme.

Die **Halsschlagadern** können wenige Zentimeter neben dem Kehlkopf getastet werden. Diese Stelle ist besonders bei Bewusstlosen gut zum Pulsmessen geeignet. Dabei sollte man aber gefühlvoll vorgehen, da sich an derselben Stelle Druckrezeptoren befinden, die an der Blutdruckregulation beteiligt sind.

Kurz oberhalb der Pulsmessstelle, an der sog. **Karotisgabel**, teilt sich die Halsschlagader auf: ein Ast (**A. carotis externa**) versorgt mit mehreren Abgängen den Hals und die äußeren Strukturen des Kopfes wie z. B. die Nase, der andere Ast (**A. carotis interna**) zieht in die Schädelhöhle.

Die **Schlüsselbeinarterien** ziehen durch die Schulter zum Arm, wobei sie mehrere kleinere Äste abgeben. Je nach Armabschnitt ändern sie dabei ihre Namen, erst in A. axillaris (Achselarterie), dann in A. brachialis (Oberarmarterie). Kurz unterhalb des Ellenbogengelenks teilen sie sich in 2 größere Arterien auf, die A. ulnaris und die A. radialis. Die A. radialis kennen viele von euch sicher schon: Es ist diejenige Arterie, an der man am Handgelenk den Puls misst.

Das gibt's zu tun

Zeichne in der linken Abbildung die Arterien rot nach. Schau dir an, wie die großen Gefäße verlaufen! Für die Bauchaorta lies im folgenden Kapitel nach! Auch die rechte Abbildung gehört eigentlich zum nächsten Kapitel. Wir haben sie hier platziert, damit du sehen kannst, welche Venen Arterien begleiten und welche unabhängig von Arterien verlaufen (Kap. 37).

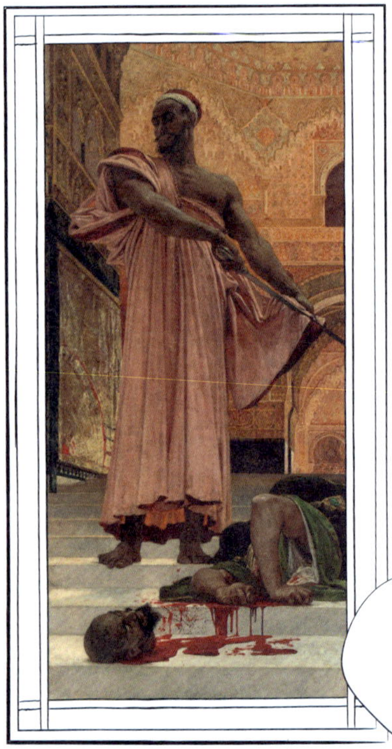

Rot ist eine hübsche Farbe …

Was wäre die Kunst ohne **Blut**? Egal ob die Schlachtenmaler der Renaissance, gotische Kreuzigungsgruppen-Maler oder Regisseure zeitgenössischer Splatter-Movies – der harte Kontrast von leuchtendem Rot zu irgendeinem düsteren Hintergrund ist ein toller und dankbarer Effekt, der sich künstlerisch hervorragend verwerten lässt. Und in der Anatomie hilft er, die Verläufe der Arterien auf einen Blick zu erkennen …

Hinrichtung ohne Urteilspruch unter den maurischen Königen von Granada, Henri Regnault © bpk/ RMN – Grand Palais/Hervé Lewandowski

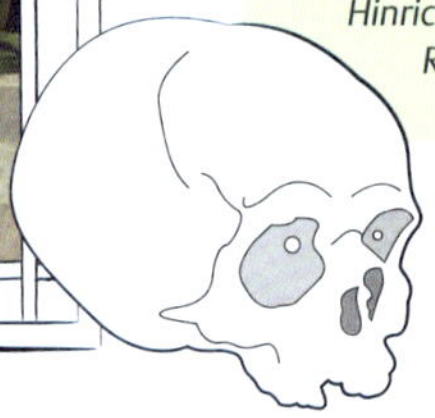

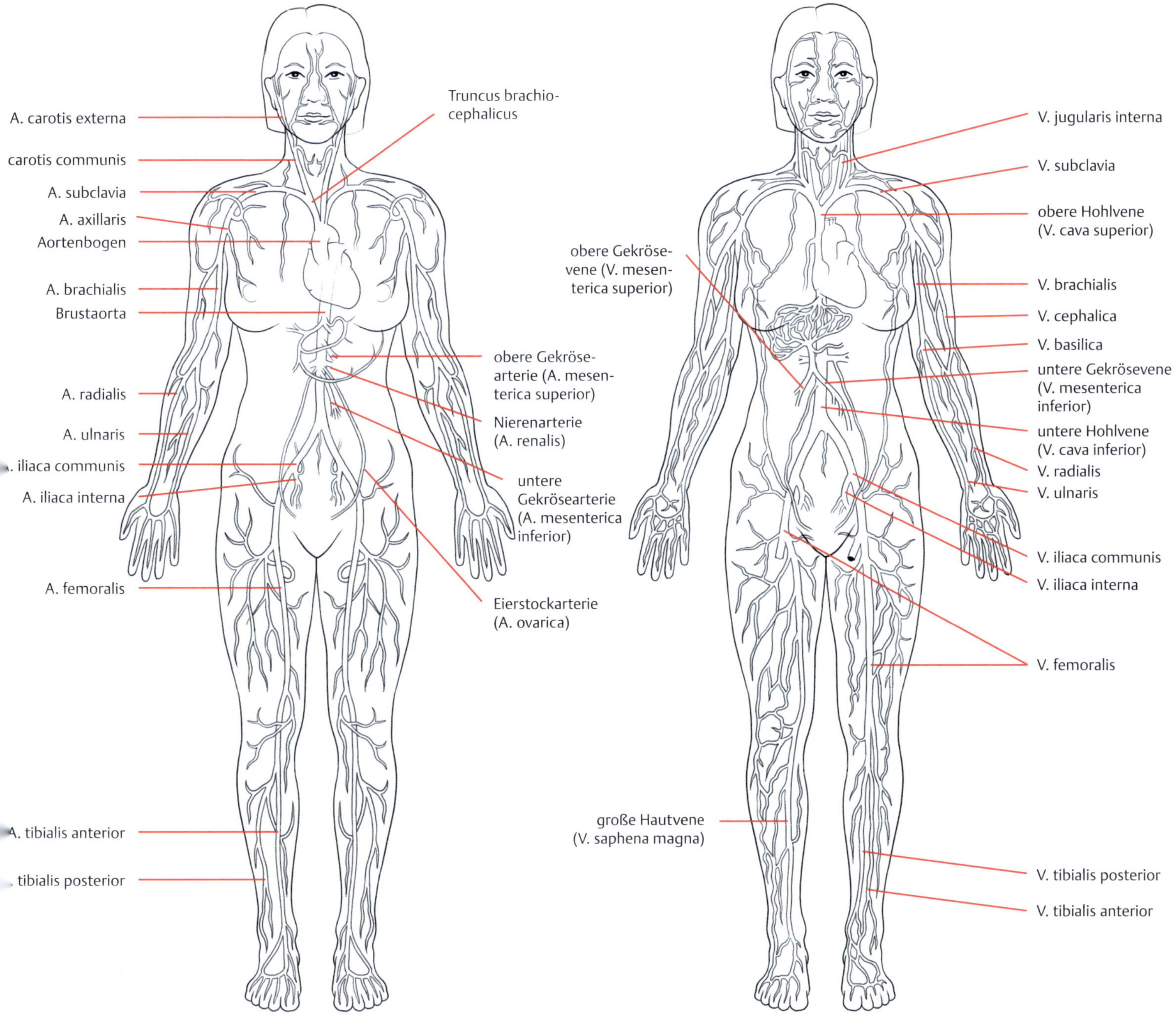
A. carotis externa
carotis communis
A. subclavia
A. axillaris
Aortenbogen
A. brachialis
Brustaorta
A. radialis
A. ulnaris
. iliaca communis
A. iliaca interna
A. femoralis
A. tibialis anterior
. tibialis posterior
Truncus brachio-cephalicus
obere Gekröse-arterie (A. mesen-terica superior)
Nierenarterie (A. renalis)
untere Gekrösearterie (A. mesenterica inferior)
Eierstockarterie (A. ovarica)
obere Gekröse-vene (V. mesen-terica superior)
große Hautvene (V. saphena magna)
V. jugularis interna
V. subclavia
obere Hohlvene (V. cava superior)
V. brachialis
V. cephalica
V. basilica
untere Gekrösevene (V. mesenterica inferior)
untere Hohlvene (V. cava inferior)
V. radialis
V. ulnaris
V. iliaca communis
V. iliaca interna
V. femoralis
V. tibialis posterior
V. tibialis anterior

Arterien und Venen des Köperkreislaufs II

Der **Bauchaorta** entspringen kurz nach ihrem Durchtritt durch das Zwerchfell mehrere Äste, die hauptsächlich der Versorgung der Bauchorgane dienen. Zu ihnen zählen u.a. die obere und die untere Gekrösearterie (**A. mesenterica superior** und **inferior**). Kurz unterhalb des Bauchnabels teilt sich die Bauchaorta in die rechte und die linke große Beckenarterie auf (**A. iliaca communis dextra** bzw. **sinistra**). Oberhalb der Leiste geben die großen Beckenarterien jeder Seite jeweils einen Ast ab (**A. iliaca interna**), der die Beckenorgane versorgt. Das Hauptgefäß zieht weiter zum Oberschenkel und heißt nun **A. femoralis** (Oberschenkelarterie). Dort, wo die A. femoralis durch die Leiste zieht, kann sie zum Pulsmessen verwendet werden, weshalb sie auch **Beinschlagader** genannt wird. Bei der Koronarangiografie wird diese Stelle genutzt, um den Herzkatheter einzuführen. Er wird von hier über die Bauchaorta bis zum Herzen vorgeschoben. In ihrem Verlauf ähnelt die A. femoralis der A. subclavia: Auf ihrem Weg in Richtung Fuß gibt sie mehrere kleinere Arterien ab, bevor sie sich unterhalb des Knies in 2 Äste aufteilt, nämlich die vordere und die hintere Schienbeinarterie (A. tibialis anterior bzw. posterior).

Die meisten **Venen** verlaufen parallel zu den entsprechenden Arterien und heißen größtenteils auch entsprechend. Die A. femoralis zum Beispiel wird von der V. femoralis begleitet und die A. subclavia von der V. subclavia. Es gibt aber auch einige Arterien und Venen, die kein entsprechendes Begleitgefäß besitzen. Hierzu zählt u.a. die Aorta. Statt einer Vene, die sie begleitet, wird das Blut über 2 venöse Gefäße zum Herzen zurückgeleitet: In der **oberen Hohlvene** (**V. cava superior**) sammelt sich das venöse Blut des Kopfes, des Halses und der Arme, in der **unteren Hohlvene** (**V. cava inferior**) dasjenige aus dem Bereich unterhalb des Herzens. Beide Gefäße münden getrennt in den rechten Vorhof des Herzens.

Die Halsschlagader (A. carotis) besitzt zwar eine begleitende Vene, diese hat allerdings einen anderen Namen: **V. jugularis interna** (**Drosselvene**). Sollen größere Flüssigkeitsmengen infundiert werden, wird hier ein zentraler Venenkatheter (ZVK) gelegt.

Sowohl an den Armen als auch an den Beinen gibt es ein zusätzliches **oberflächliches Venensystem** ohne entsprechende arterielle Gefäße. Am Unterarm besteht es aus der **V. cephalica** und der **V. basilica**. Diese Venen sind deshalb interessant, weil sie gut zum Blutabnehmen geeignet sind. Sie besitzen außerdem in der Ellenbogenbeuge eine Verbindungsvene (V. mediana cubiti), die ebenfalls häufig zur Blutabnahme oder auch für intravenöse Injektionen genutzt wird. Weitere Punktionsmöglichkeiten sind die Venen des Hand- und des Fußrückens. Am Unterschenkel verlaufen ebenfalls 2 oberflächliche Venen. Sind sie erweitert, können sie als Varizen (Krampfadern) hervortreten.

Das gibt's zu tun

Zeichne in der rechten Figur des Kap. 36 die Venen blau nach! Vergleiche ihren Verlauf mit dem der Arterien.
Im Text werden mehrere Stellen erwähnt, an denen du den Puls messen oder Blut abnehmen kannst. Zeichne sie rechts in die Abbildung ein! Weil der Puls an Arterien gemessen wird, nimm für die Pulsmessstellen am besten einen roten Stift. Für die Punktionsstellen wähle blau, dann ist gleich klar, dass hier venöses Blut abgenommen wird. Kennst du noch weitere Stellen? Um dir die wichtigen Arterien und Venen besser einzuprägen, kannst du sie hier in den Abbildungen noch einmal beschriften.

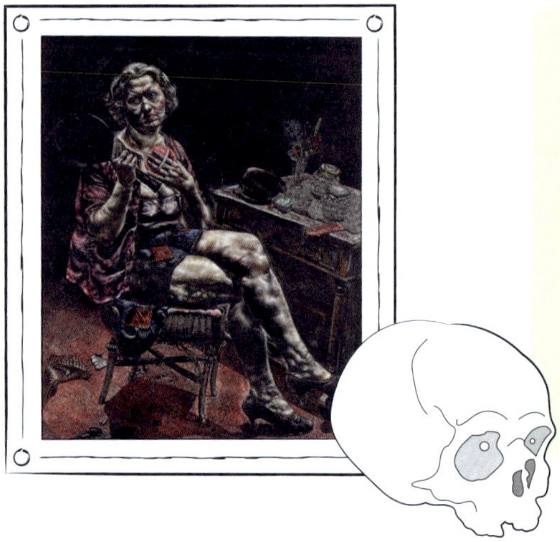

Krampfadern als Vanitas-Symbol

Im Exkurs auf S. 54 hast du bereits etwas über Vanitas gelesen. Bei **„Into the World There Came a Soul Called Ida"** von Ivan Albright handelt es sich um eine moderne Interpretation des Themas mit vielen Referenzen an die unerbittliche Vergänglichkeit von Zeit und Schönheit. Das Licht in der Szene tut Ida nichts Gutes. Es lässt die **Krampfadern** an ihren Beinen noch prominenter erscheinen. Auch diese sind oft „Zeichen der Zeit": Normalerweise fließt das Blut aus oberflächlichen Beinvenen wie der V. saphena magna über die Vv. perforantes in die tiefen Venen und von dort zurück zum Herz. Ausgelöst wird der Blutstrom durch die Muskelpumpe und die **Venenklappen** in den Venen sorgen dafür, dass das Blut in die richtige Richtung fließt. Mit dem Alter erschlafft das Bindegewebe. Das führt dazu, dass die Venenklappen irgendwann nicht mehr richtig schließen. In den Vv. perforantes kommt es dadurch zu einer Strömungsumkehr. Jetzt drückt das Blut aus der Tiefe an die Oberfläche, wo der erhöhte Venendruck zu den sichtbaren Aufweitungen und Aussackungen führt, die hier bei Ida für die „interessanten" Lichtreflexe sorgen. *© bpk/The Art Institute of Chicago/Art Resource, NY*

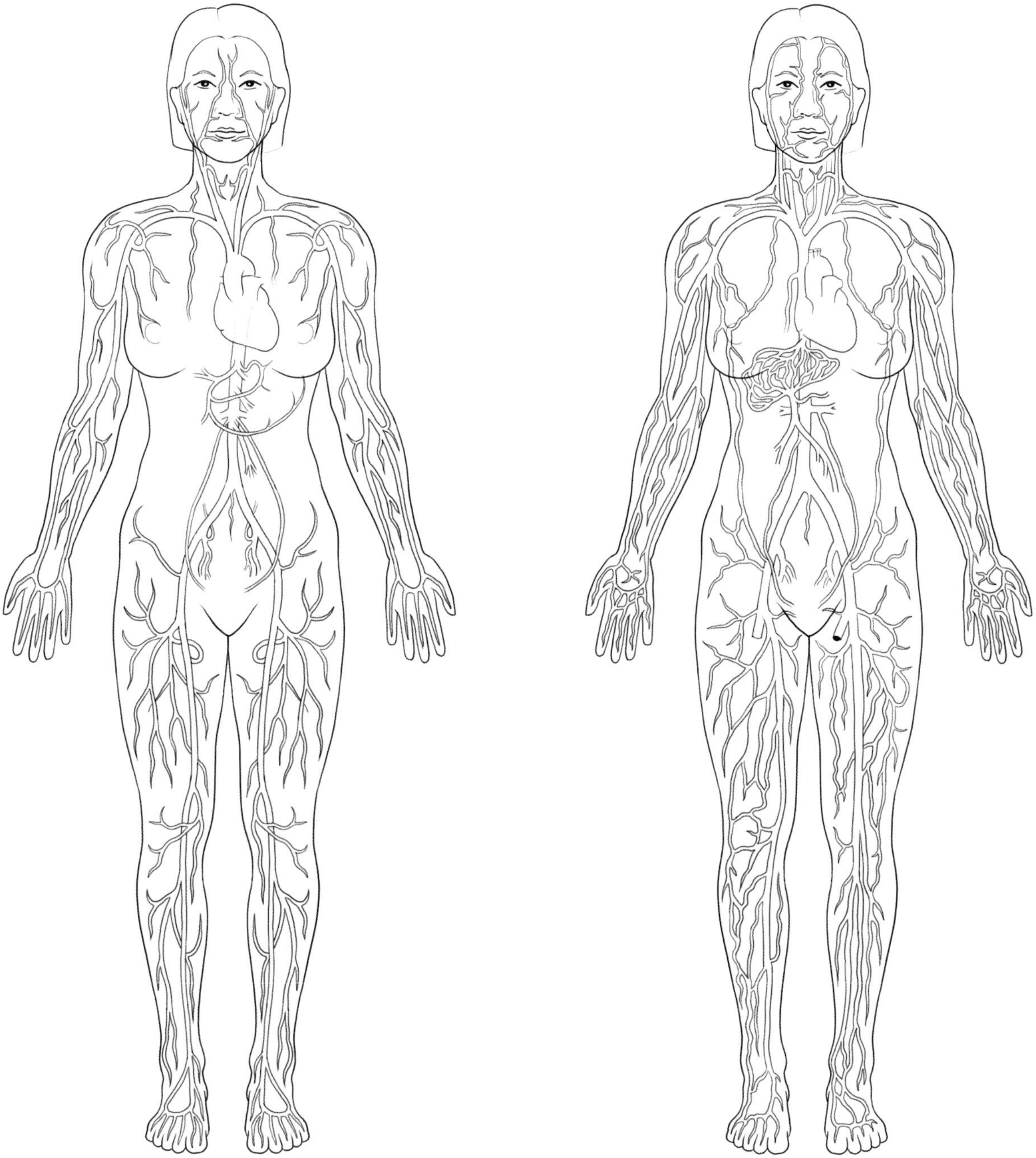

Circulus arteriosus

Für die Versorgung des Gehirns mit arteriellem Blut sind 6 größere Arterien verantwortlich:

- die rechte und die linke **vordere Gehirnarterie** (A. cerebri anterior dextra bzw. sinistra): Diese beiden Gefäße versorgen die vorderen Abschnitte des Gehirns.
- die rechte und die linke **mittlere Gehirnarterie** (A. cerebri media dextra bzw. sinistra): Sie versorgen die mittleren Gehirnabschnitte.
- die rechte und linke **hintere Gehirnarterie** (A. cerebri posterior dextra bzw. sinistra): Sie versorgen die hinteren Abschnitt des Gehirns.

Die **mittlere Gehirnarterie** ist die Fortsetzung des Hauptastes der Halsschlagader (A. carotis interna). Dieser zieht vom Hals durch einen kleinen Kanal in die Schädelhöhle.

Die **vordere Gehirnarterie** ist ein Ast der mittleren Gehirnarterie. Die beiden **hinteren Gehirnarterien** entstammen der rechten bzw. der linken Wirbelarterie (A. vertebralis dextra und sinistra). Diese entspringt aus der rechten bzw. linken Schlüsselbeinarterie, zieht durch die Querfortsätze der Halswirbel und dann durch das große Loch (Foramen magnum) in der Schädelbasis in die Schädelhöhle. Dort vereinigen sich rechte und linke Wirbelarterie zunächst zur **A. basilaris**, um sich dann in die beiden hinteren Gehirnarterien aufzuteilen.

Die 6 Gehirnarterien werden durch eine vordere (zwischen rechter und linker vorderer Gehirnarterie) und eine hintere (jeweils zwischen der hinteren und der mittleren Gehirnarterie beider Seiten) Verbindungsarterie zu einem Gefäßring geschlossen. Dieser wird als **Circulus arteriosus** oder Circulus Willisii bezeichnet.

Neben den Gefäßen des Circulus arteriosus gibt noch zahlreiche kleinere Arterien, die an der Blutversorgung des Gehirns beteiligt sind.

Das gibt's zu tun

Finde und beschrifte die Gefäße des Circulus arteriosus im großen Bild – das kleine Bild links oben hilft dir dabei. Das Bild zeigt den Blick auf die Schädelbasis nach Entfernung des Gehirns.
Das Bild oben rechts zeigt das Gehirn von unten. Welcher Anteil wird von der vordern, von der mittleren und von der hinteren Gehirnarterie versorgt? Ergänze die Beschriftung in der Bildlegende!

Schlaganfall

Ein Verschluss der mittleren Gehirnarterie ist eine der häufigsten Ursachen für einen Schlaganfall (Apoplex, Hirnschlag). Der von der betroffenen Arterie versorgte Gehirnabschnitt wird nur noch unzureichend mit Blut beliefert, wodurch die Nervenzellen geschädigt werden (ischämischer Infarkt). Da die **mittlere Gehirnarterie** große Teile des Gehirns versorgt, sind die Ausfälle schwerwiegend. Sie reichen von Bewusstseinsstörungen über Sprachstörungen bis hin zur Halbseitenlähmung.
Der häufigste Grund für einen solchen Gefäßverschluss ist die **Arteriosklerose**. Dabei kommt es zur Anlagerung von Plaques an die Gefäßwand, sodass das Lumen des Gefäßes immer weiter abnimmt. Die arteriosklerotische Veränderung muss aber nicht in der Hirnarterie selbst lokalisiert sein. Sie kann auch eine weiter entfernte Arterie betreffen. Lösen sich dort Teile der Plaques ab, können sie mit dem Blutstrom in das Hirngefäß gelangen und dieses verlegen. Man spricht dann von einer **arterioarteriellen Embolie**. Ähnliches gilt für die **kardiogene Embolie**. Hierbei entstehen im Herzen Blutgerinnsel, die mit dem Blutstrom in die Hirnarterie gelangen. Ursache für solche Blutgerinnsel kann beispielsweise Vorhofflimmern sein.
Auch Hirnblutungen können einen Apoplex auslösen. Da sich die Therapie solcher Hirninfarkte von ischämischen Infarkten unterscheidet, ist es wichtig, schnell die Ursache zu klären (CT/MRT) und die passende Therapie einzuleiten.
Denn im Fall eines Apoplex gilt immer: **„Time is brain!"**

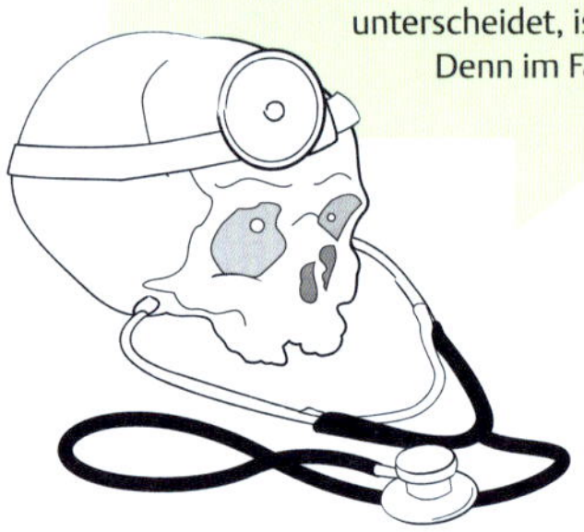

Circulus arteriosus

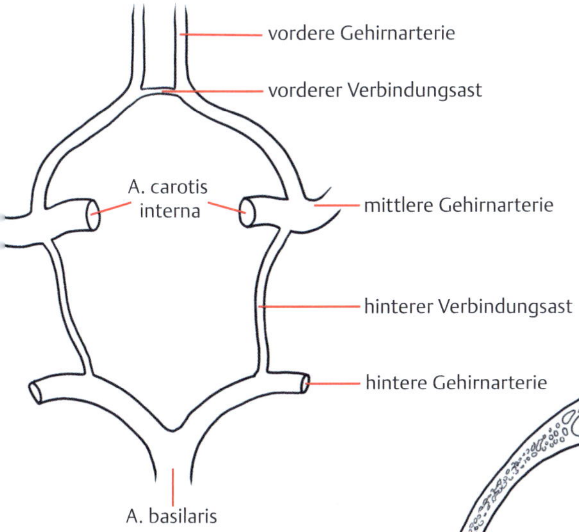

Versorgungsgebiete

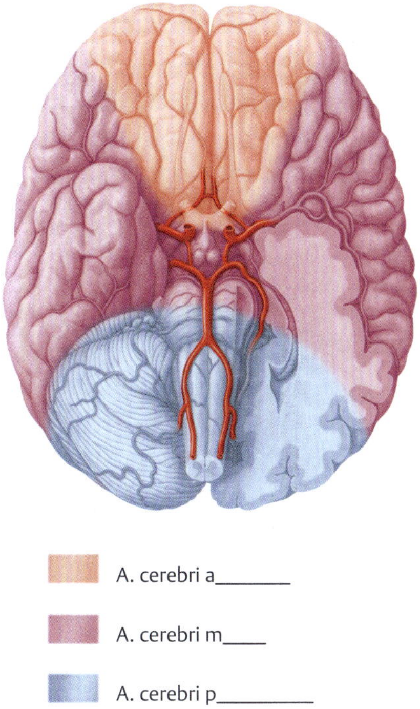

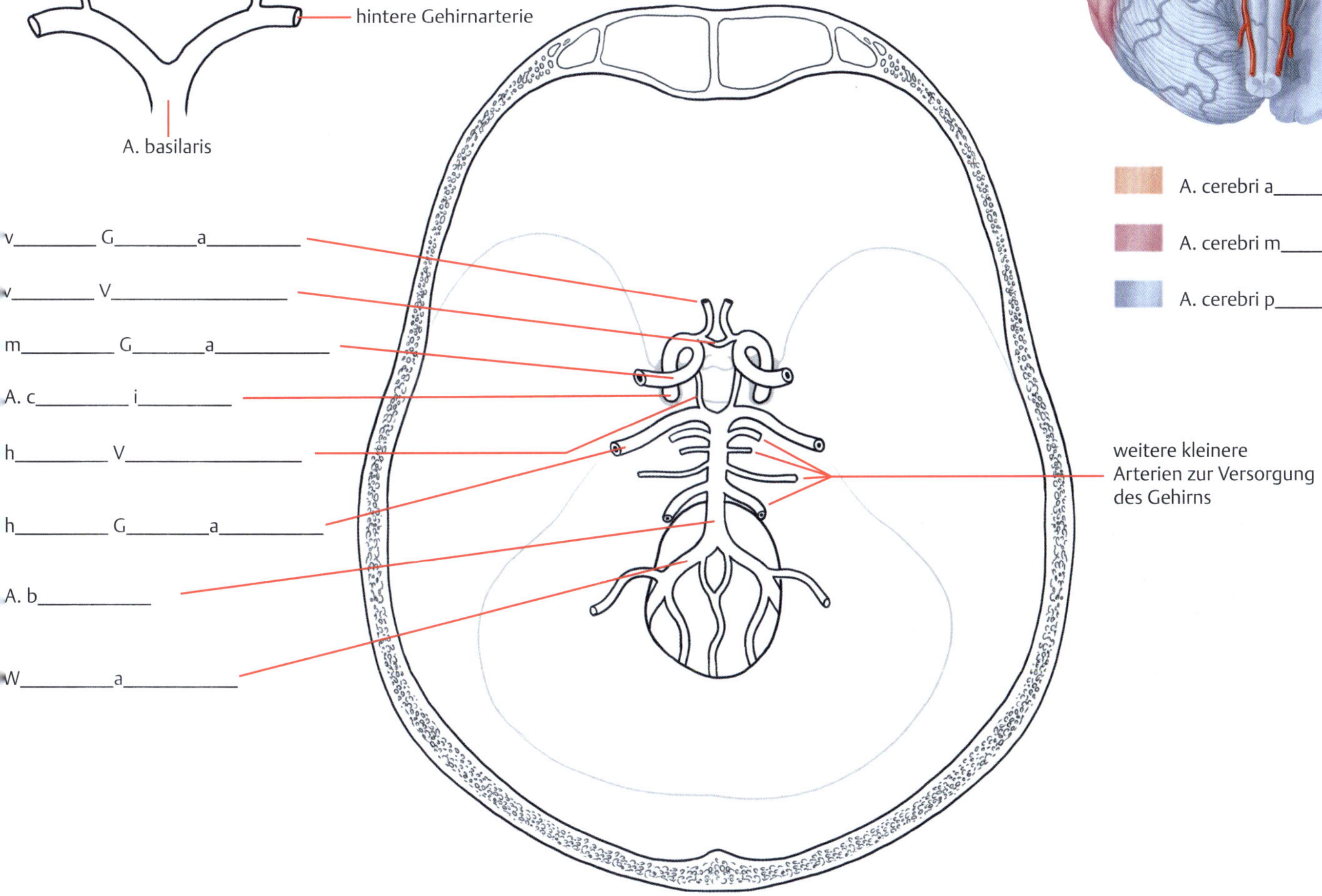

Blick von oben auf die Schädelbasis

Pfortadersystem und Umgehungskreisläufe

Im **Kapillargebiet der Verdauungsorgane** herrscht eine besondere Situation: Hier findet nicht nur der Gasaustausch (Sauerstoff gegen Kohlendioxid) statt, sondern es werden auch Nährstoffe und andere Stoffe aus den Verdauungsorganen in das venöse Blut aufgenommen. Die Nährstoffe werden von der **Leber** für den Kohlenhydrat-, Protein- und Fettstoffwechsel benötigt, schädliche Stoffe werden von der Leber entgiftet. Deshalb ist es sinnvoll, das venöse Blut aus dem Verdauungstrakt zunächst zur Leber zu leiten anstatt direkt zurück zum Herzen. Diese Aufgabe übernimmt das **Pfortadersystem**. Seine Gefäße verbinden die Kapillarnetze der Verdauungsorgane und der Milz direkt mit dem Kapillarnetz der Leber, wo die Leberzellen die Nährstoffe aufnehmen. Erst nachdem das Blut durch das Kapillarnetz der Leber geflossen ist, gelangt es über die Lebervenen in die untere Hohlvene.

Die **Pfortader** (**V. portae hepatis**) entsteht durch einen Zusammenschluss mehrerer großer Venen. Hauptsächlich sind das die beiden Gekrösevenen (V. mesenterica superior und inferior) und die Milzvene (V. splenica). Vereinfacht kann man sagen, dass die beiden Gekrösevenen das Blut derjenigen Bauch- und Beckenorgane abtransportieren, die nicht paarweise vorhanden sind – also z. B. Dünn- und Dickdarm. Die nur etwa 6 cm lange Pfortader bringt dieses Blut zur Leber, wo sie sich zunächst in 2 Äste und dann immer weiter aufzweigt.

Die Natur hat sich hier allerdings eine Hintertür offengelassen: Im Gebiet des Dickdarms, des Rektums und der Speiseröhre gibt es zusätzliche Venen, die das Pfortadersystem umgehen. Durch sie kann das Blut vom Organ direkt in die untere oder die obere Hohlvene gelangen, **ohne** durch die Leber zu fließen. Die Venen dieser Umgehungskreisläufe, der sog. **portokavalen Anastomosen**, führen normalerweise nur wenig Blut. Kommt es allerdings, z. B. bei einer Leberzirrhose, zu einer Zerstörung des Lebergewebes und wird dadurch der Blutfluss durch die Leber erschwert, steigt der Druck in der Pfortader an. Ein Teil des Blutes geht dann den Weg des geringeren Widerstandes und weicht über die Umgehungskreisläufe aus. Als Folge wird das Blut schlechter entgiftet und die Leber schlechter mit Nährstoffen versorgt. Außerdem kann der nun erhöhte Blutfluss in den Gefäßen des Umgehungskreislaufs zu ihrer Erweiterung (Varizenbildung) führen.

Das gibt's zu tun

Färbe die venösen Gefäße auf der Abbildung blau ein! Wenn du dabei mit der unteren und der oberen Gekrösevene und der Milzvene beginnst und in Richtung Leber ausmalst, kannst du gut nachvollziehen, wie diese Gefäße zur Pfortader zusammenlaufen. Ergänze außerdem die fehlenden Beschriftungen! Wenn du Lust und Zeit hast, kannst du auch die Organe kolorieren.

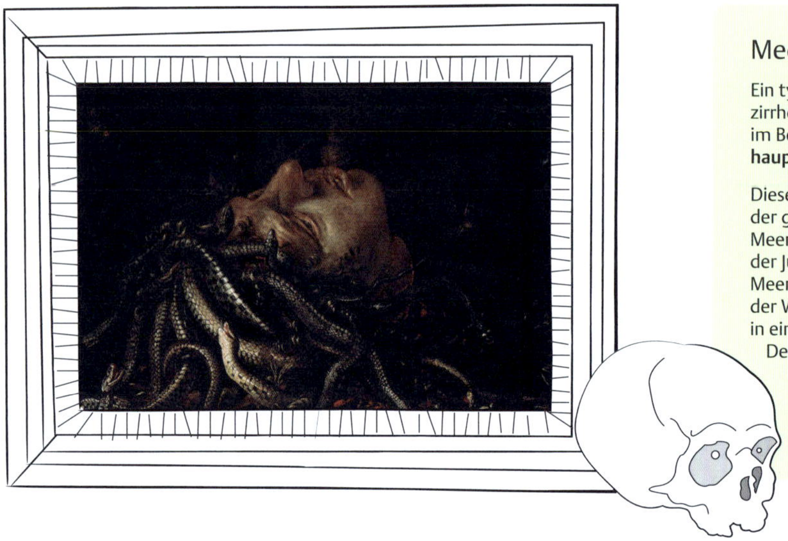

Medusenhaupt

Ein typisches Zeichen für einen Pfortaderhochdruck aufgrund einer Leberzirrhose ist das Hervortreten stark geschlängelter Venen an der Bauchwand im Bereich des Bauchnabels. Diese Venenzeichnung wird als **Medusenhaupt (Caput medusae)** bezeichnet.

Dieser merkwürdige Name kommt von der **Medusa**, einer Gestalt aus der griechischen Mythologie. Sie war eine der 3 Gorgonen, Tochter des Meeresgottes Phorkys. Schön wie sie war, hielt sie sich nicht an das Gebot der Jungfräulichkeit, sondern vergnügte sich mit Poseidon, dem Gott des Meeres. Dies tat sie ausgerechnet in einem Tempel der Athene, der Göttin der Weisheit und des Kampfes. Athene verwandelte sie daraufhin aus Zorn in ein schreckliches **Ungeheuer mit Schlangenhaaren** und Raubtierzähnen. Der Anblick war so furchterregend, dass jeder Mann zu Stein erstarrte, der Medusa ansah. Später wurde sie von Perseus, dem Sohn des Zeus, unter Mithilfe der Athene geköpft.

Head of the Medusa, Flemish School 1620–1630 © bpk/Alinari Archives/Alinari

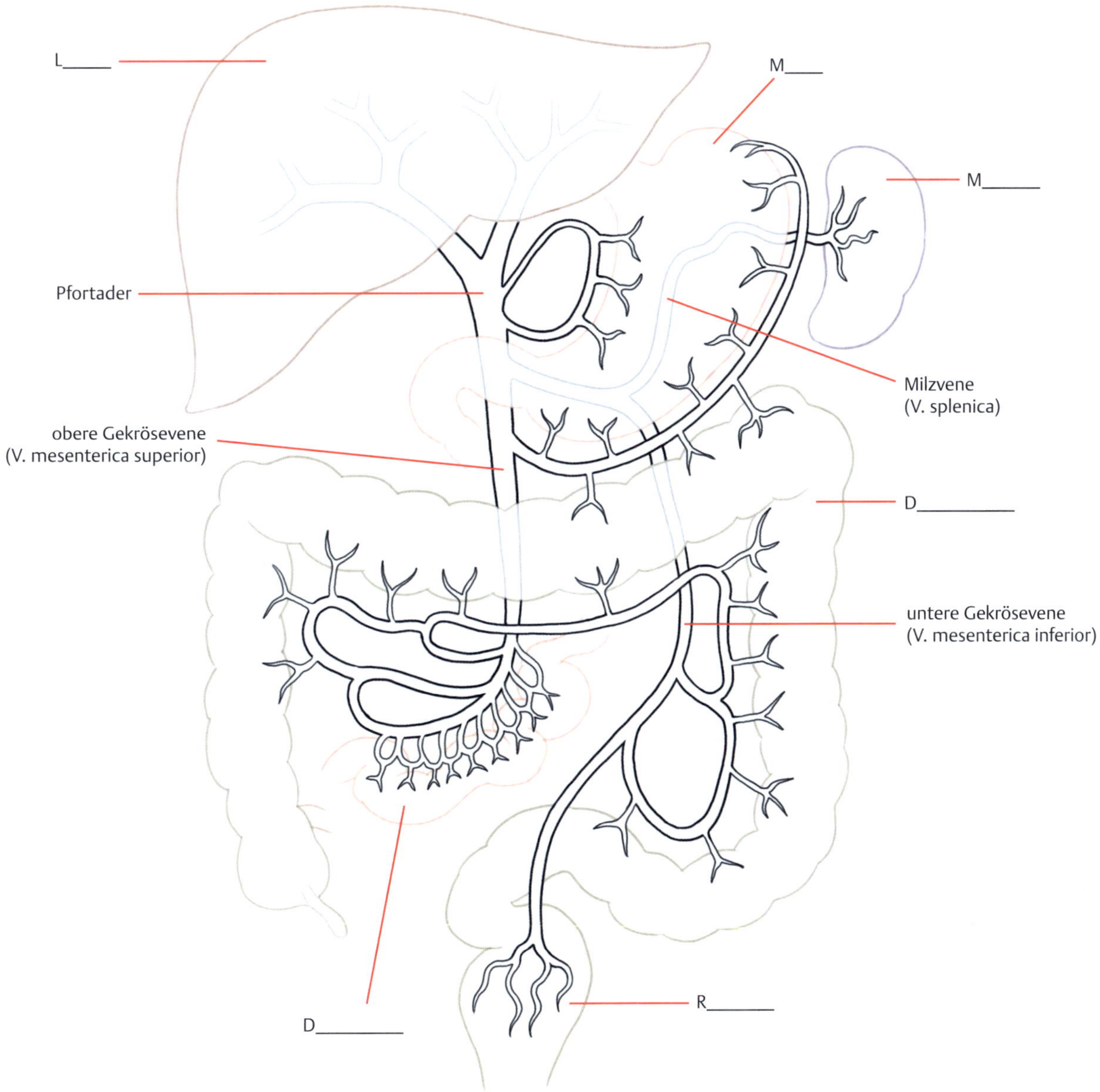

L_____
M____
M______
Pfortader
Milzvene
(V. splenica)
obere Gekrösevene
(V. mesenterica superior)
D__________
untere Gekrösevene
(V. mesenterica inferior)
R_______
D_________

Organe

Malkurs: Tiefenwirkung

Wenn Chirurgen während einer OP an einem offenen Bauchsitus arbeiten, brauchen sie viel Erfahrung, um sich in dem Gewirr von Organen, Gefäßen und Nerven zurechtzufinden. Anatomische Zeichner greifen deswegen zu Tricks, um die Anordnung und die Lagebeziehungen der Strukturen wie z. B. dem Darm, der Bauchspeicheldrüse, der Milz und der Pfortader für Lernende verständlich zu machen. Einige dieser Techniken spielen auch bei ganz anderen Sujets eine Rolle – zum Beispiel, wenn man eine Landschaft zeichnet.

Im Malkurs „Licht und Schatten“ hast du bereits einen einfachen virtuellen Raum mit einem Untergrund, einem Horizont und einer Lichtquelle erstellt und festgestellt, wie wichtig all dies für die realistische, dreidimensionale Darstellung eines Motivgegenstands ist. Doch es gibt noch einige weitere Faktoren, die für die Erzeugung räumlicher Wirkung beim Betrachten eines Bildes eine entscheidende Rolle spielen. Die wichtigsten sind: Perspektive, Schärfentiefe, Verdeckung oder Überschneidung und Farbverhalten.

Wie auch in den vorhergehenden Malkursen kannst du hier am meisten dazulernen, wenn du deine Umgebung genau studierst, gelernte Konzepte bewusst um dich herum wahrnimmst und versuchst, für dich interessante Elemente, z. B. den Blick aus deinem Zimmerfenster, aufs Papier zu bringen.

Perspektive

Das Bild, das durch unsere Augen auf unsere Netzhaut fällt, ist nur ein spiegelverkehrtes Abbild unserer Umgebung, das von Photorezeptoren in elektrische Impulse umgewandelt wird, die unser Gehirn dann wiederum interpretiert. Von jedem Punkt auf einem Gegenstand, den wir beobachten, geht ein kerzengerader Lichtstrahl aus, der in unser Auge einfällt. Genau diese Sehstrahlen sind es auch, die beim perspektivischen Zeichen konstruiert werden müssen – mit einer Einschränkung: Natürlich sehen wir eigentlich stereoskopisch, denn wir haben zwei Augen zur Verfügung und können damit zwei leicht versetzte Bilder eines dreidimensionalen Umfelds interpretieren. Beim Zeichnen müssen wir aber mit einem zweidimensionalen Bildträger arbeiten. Da ein gut funktionierender 3D-Pinsel (leider) noch nicht erfunden ist, simulieren wir beim Zeichnen und Malen also die Sehgewohnheit eines Zyklopen.

Die Perspektive ist immer abhängig vom Standpunkt des Betrachters und kann über den Horizont und einen (Zentralperspektive) oder mehrere Fluchtpunkte konstruiert werden.

Der Horizont spielt in der Darstellung eine große Rolle. Auch wenn er z. B. in einer Landschaftsdarstellung von Bäumen oder Bergen verdeckt sein sollte, so lässt sich doch immer eine Horizontlinie festlegen. Diese Linie begrenzt praktisch den Untergrund, auf dem alles Dreidimensionale, das wir darstellen wollen, verortet ist. Alles, was auf dem Boden steht, läuft auf einen oder mehrere Fluchtpunkt am Horizont zu. Dabei verkürzen sich die Kanten optisch. Auch die Höhe, auf der du deinen Horizont anlegst, hat eine große Wirkung und man unterteilt hier in drei Perspektivarten:

- **Normperspektive:** Horizont liegt ungefähr in der Mitte deiner Zeichnung, simuliert den Blick aus den Augen einer stehenden Person
- **Froschperspektive:** Horizont unten im Bild
- **Vogelperspektive:** Horizont oben im Bild

Wenn du ein Perspektivenraster anlegst, kannst du über einen Grundriss leicht deine Szene konstruieren. Alle Objekte, die nicht parallel zur Standlinie verlaufen, konstruierst du über zwei Fluchtpunkte (hier im Bild z. B. einen einfachen Quader).

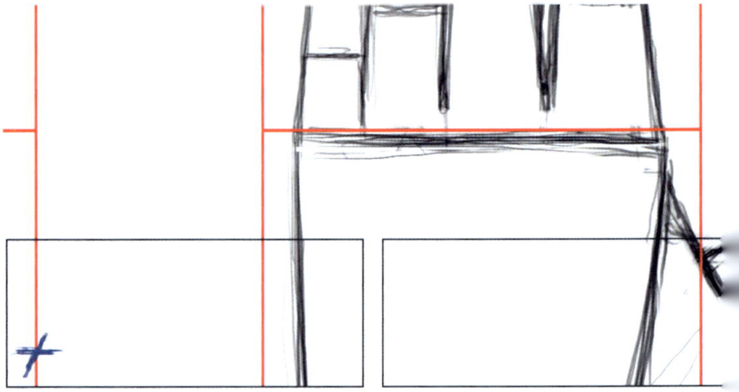

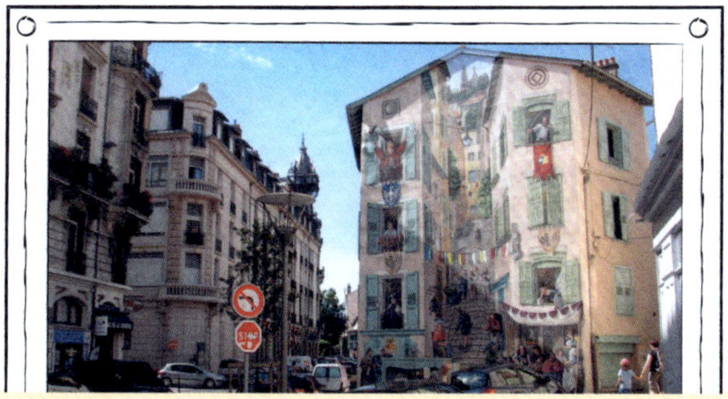

Illusionistische Wandmalerei

Einige Graffitikünstler nutzen die Stilmittel der perspektivischen Malerei, um die Illusion von räumlicher Tiefe zu erzeugen. Primär graue und abweisende Hauswände verwandeln sich in Straßenschluchten, verwunschene Gassen oder Gärten. Auf diesem Haus in Le Puy-en-Velay in der Auvergne hat ein Künstler zum Beispiel eine mittelalterliche Gasse auf eine Brandwand gezaubert. Der Künstler hat unsere dreidimensionalen Sehgewohnheiten perfekt auf den zweidimensionalen Untergrund gebannt, sodass ein realistisches Abbild einer gedachten Wirklichkeit entsteht.

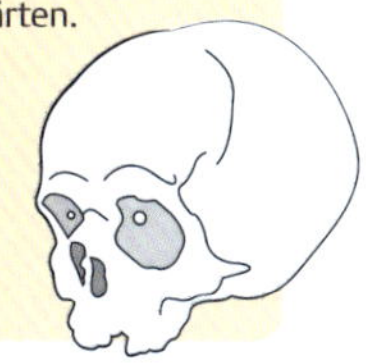

Verdeckungen, Schatten, Luftperspektive

Stellst du einen Bauklotz vor den anderen, so **verdeckt** der vordere Bauklotz den hinteren – je nach Position und Blickwinkel entweder vollständig oder teilweise. Außerdem kann es sein, dass einer der Bauklötze – je nach Lichteinfall – einen **Schatten** auf den anderen wirft. Das erscheint einem banal, beim Zeichnen sind dies jedoch wichtige Faktoren, um Tiefenwirkung zu erzeugen.

Diesen Effekt nutzen übrigens auch anatomische Zeichner, um Lagebeziehungen in komplizierten Situs verständlich darzustellen. Betrachte einmal ein kompliziertes Situsbild (z. B. Kap. 46): Oft werden Strukturen, die nah zum Betrachter liegen, eher hell und mit Lichtreflexen dargestellt, Strukturen, die tief im Hintergrund des Situs liegen, dagegen eher dunkler und mit Farben geringer Sättigung.

Vor allem in der Landschaftsmalerei kommt noch die **Luftperspektive** ins Spiel. Keine Sorge, dabei handelt es sich nicht um eine weitere Ebene, die du konstruieren musst, sondern um ein Farbphänomen: Auf Distanz sorgt die Luft für eine subtile Lichtbrechung. Diese ist dafür verantwortlich, dass Objekte mit zunehmender Ferne an Farb- und Helligkeitskontrast verlieren und bläulicher erscheinen. Zusammenfassend kann mal also sagen:

Nahes	Fernes
• wirkt größer • überlappt und verdeckt visuell Dahinterliegendes • hat einen klar definierten Rand • hat eine hohe Farbsättigung	• wirkt kleiner • wird von Objekten im Vordergrund überlappt und verdeckt • hat keine klare, sondern eine verschwommene Kontur • verliert an Farbsättigung • wirkt heller

Zeichne doch einmal die Landschaft gegenüber dem alten Haus im Beispielbild unten weiter und lass deiner Fantasie dabei freien Lauf! Was könnte auf der anderen Seite des Weges und weiter hinten am Horizont liegen?

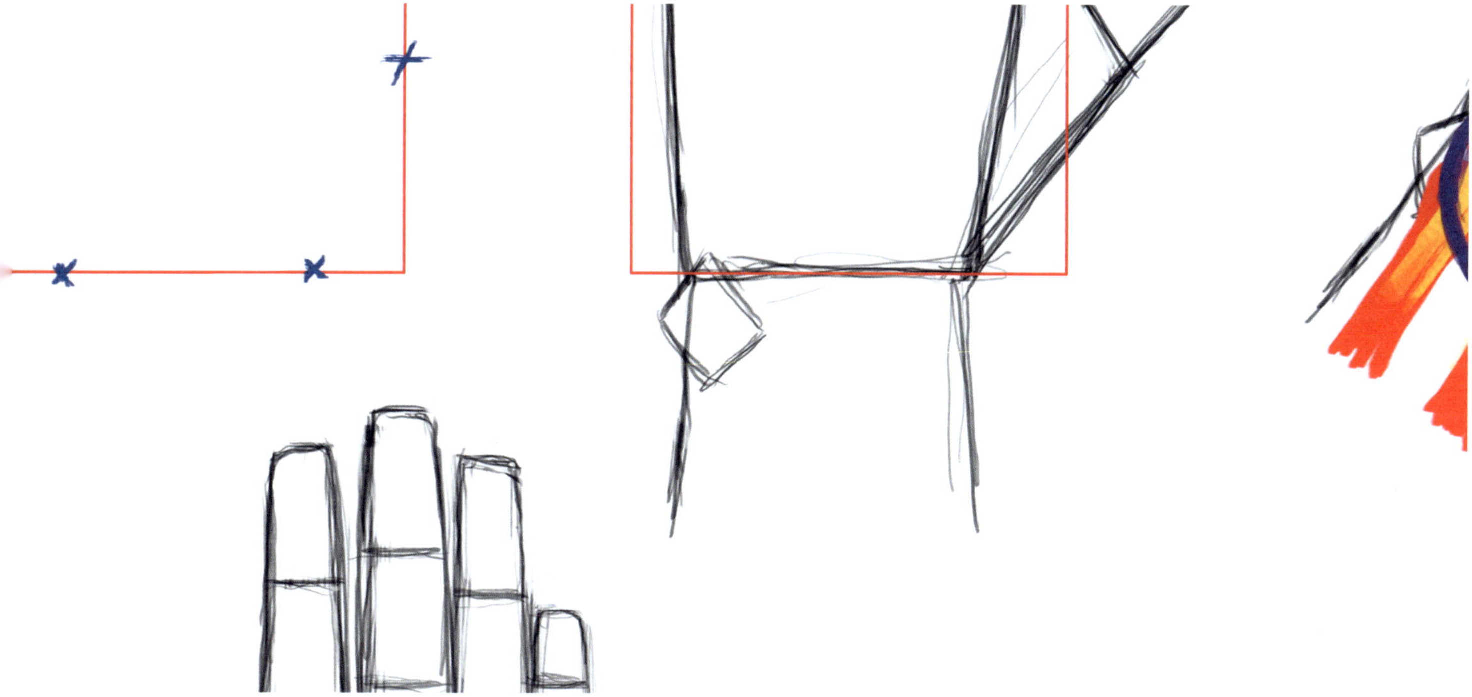

Organe der Brusthöhle

In der **Brusthöhle** befinden sich das Herz und die Lungen, der untere Anteil der Luftröhre und der Bronchialbaum, der Thymus und der Mittelteil der Speiseröhre. Außerdem verlaufen hier Blut- und Lymphgefäße und Nerven.

Jeder der beiden Lungenflügel ist von **Brustfell (Pleura)** überzogen, wodurch in der Brusthöhle 3 Abschnitte entstehen: die **linke Brustfellhöhle** mit dem linken Lungenflügel, die **rechte Brustfellhöhle** mit dem rechten Lungenflügel und das zwischen den beiden Brustfellhöhlen liegende **Mediastinum** (Mittelfellraum). Das Mediastinum wird vorne vom Brustbein, hinten von der Wirbelsäule und unten vom Zwerchfell begrenzt. Oben geht es in die Bindegewebsräume des Halses über. Im Mediastinum liegen:

- Herz und Thymus,
- alle Strukturen, die zu den Brustorganen ziehen oder von ihnen kommen, wie z. B. die Luftröhre und die Hauptbronchien, die Brustaorta, die obere und Teile der unteren Hohlvene und der N. vagus,
- der Mittelteil der Speiseröhre.

Das **Herz** (Cor) ist das größte Organ im Mediastinum. Es liegt zu etwa ⅔ in der linken und zu ⅓ in der rechten Brustkorbhälfte. Vor dem Herzen liegt das Brustbein, hinter dem Herzen verlaufen Speise- und Luftröhre. Seitlich schmiegt es sich an die Lungenflügel an, unten liegt es dem Zwerchfell auf. Oben hat das Herz bei jungen Menschen Kontakt zum Thymus, der oberhalb der 4. Rippe hinter dem Brustbein liegt. Beim Erwachsenen ist der Thymus bis auf einen kleinen Rest zurückgebildet.

Speise- und Luftröhre ziehen aus dem Hals ins Mediastinum. Die **Speiseröhre** liegt dabei zunächst zwischen der Luftröhre und der Wirbelsäule. Nachdem sich die Luftröhre in die beiden Hauptbronchien geteilt hat, verläuft die Speiseröhre hinter dem Aortenbogen und dem Herzen weiter zum Zwerchfell und durch dieses hindurch zum Magen.

Die **Luftröhre** hat vorn Kontakt zum Thymus und zum Aortenbogen und hinten zur Speiseröhre.

Die **Lungenflügel** erstrecken sich in ihren Brustfellhöhlen vom 1. Brustwirbel bis zum Zwerchfell. Unter dem Zwerchfell liegen im Bereich des linken Lungenflügels Magen und Milz, im Bereich des rechten Lungenflügels liegt die Leber. Seitlich haben die Lungenflügel bzw. ihr Lungenfellüberzug Kontakt zur Brustkorbwand, zur Mitte hin grenzen sie an die Organe des Mediastinums.

Das gibt's zu tun

An diesem Bild kannst du die Farbschraffur üben. Damit es beim ersten Mal nicht zu schwierig ist, hat unser Grafiker schon einmal mit dem Schraffieren begonnen. Vergiss vor lauter Zeichnen aber nicht, dir die Lage der einzelnen Organe in Brustfellhöhlen und Mediastinum anzuschauen! Speiseröhre und Bronchialbaum kannst du auf diesem Bild nicht sehen, da sie von den anderen Organen verdeckt sind. Weißt du noch, welche das sind?

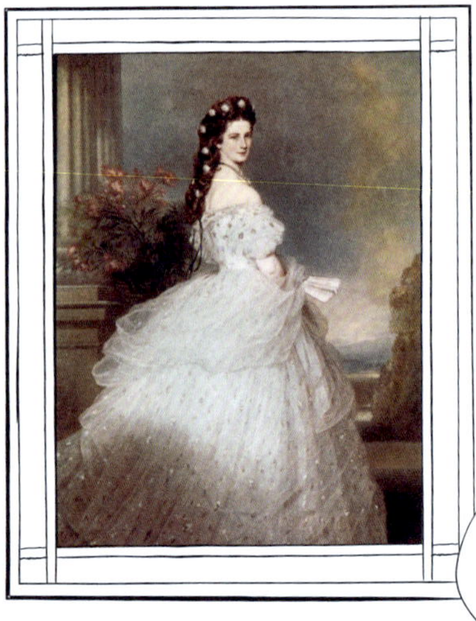

Kaiserinnen-Mord mit kurzer Feile

Betrachtet man den Brustkorb eines Menschen von außen, macht man sich oft nicht bewusst, wie eng die lebenswichtigen Organe unter der dünnen Brustwand gepackt sind. Deutlich wird das an einem prominenten Mordfall: Als die österreichische **Kaiserin Sissi** am 10. September 1898 von einem Anarchisten erstochen wurde, nutzte dieser dafür keinen Dolch, sondern eine nur **11 cm** lange zugespitzte Feile. Laut Obduktionsbericht war der erzeugte Stichkanal nur **8,5 cm** lang. Das reichte dem Mörder, um mit der Spitze des Mordwerkzeugs den Lungenflügel zu durchstechen, in die linke Herzkammer einzudringen und sogar noch die dahinter liegende Herzscheidewand anzuritzen. Die Kaiserin verblutete danach binnen weniger Minuten.

Elisabeth, die Gemahlin von Kaiser Franz Joseph I. von Österreich, Franz Xaver Winterhalter © bpk

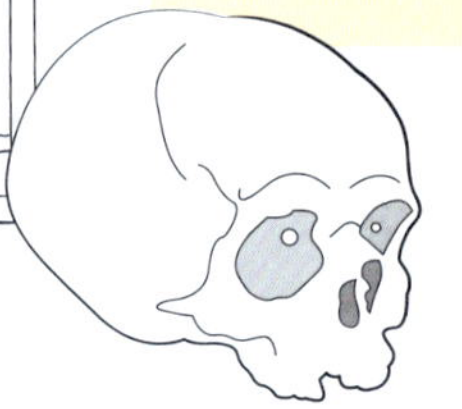

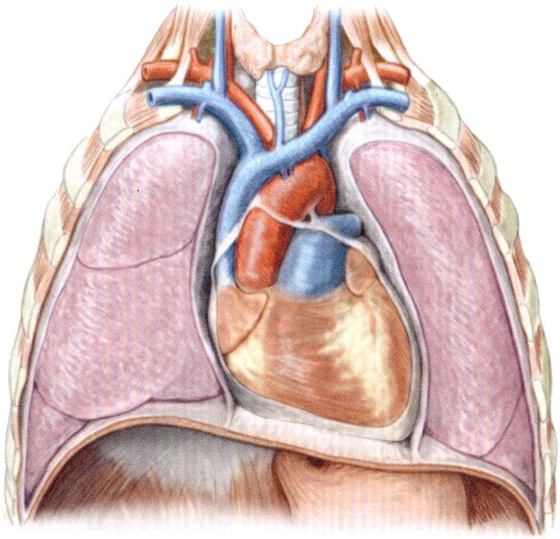

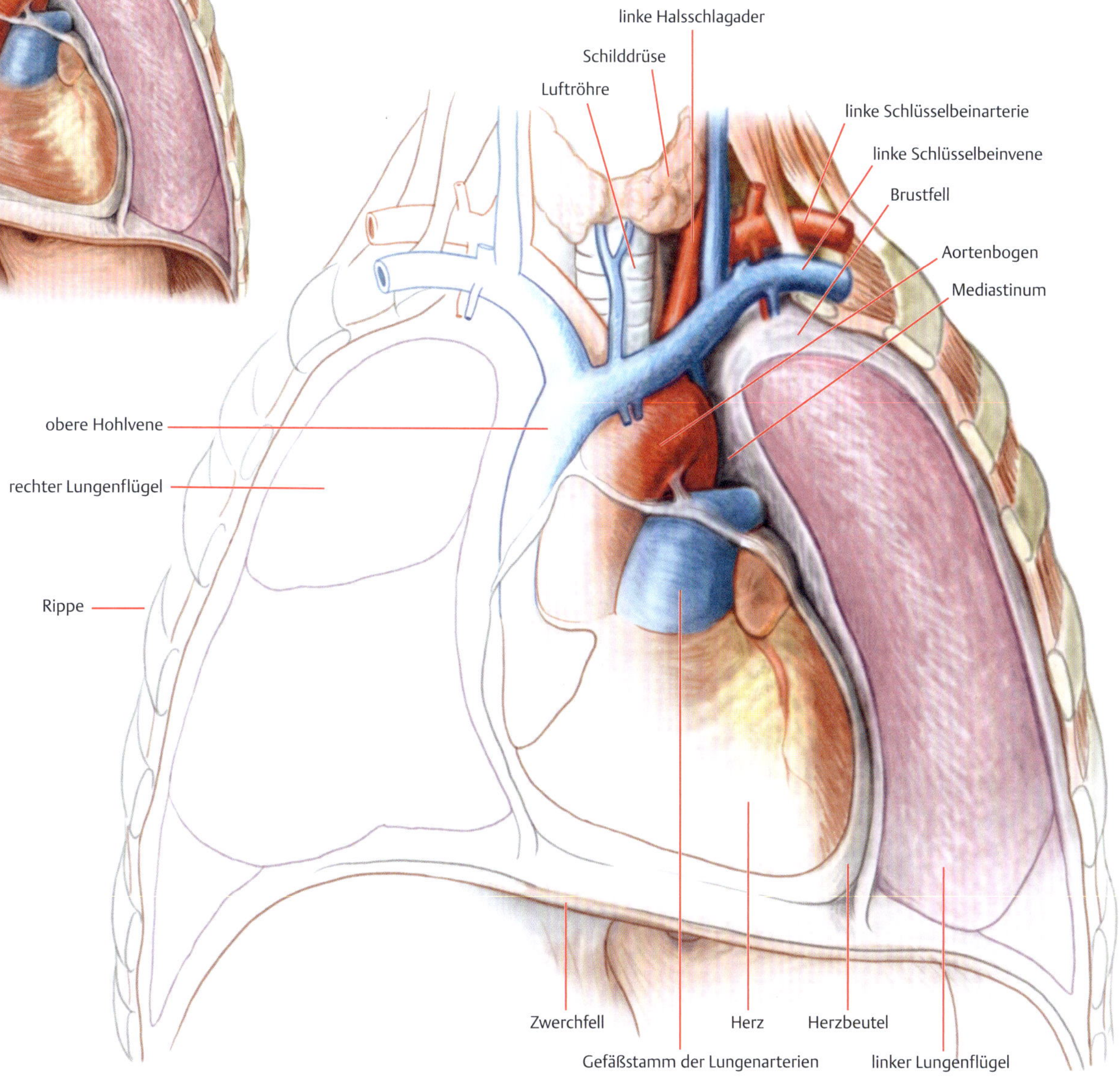
linke Halsschlagader
Schilddrüse
Luftröhre
linke Schlüsselbeinarterie
linke Schlüsselbeinvene
Brustfell
Aortenbogen
Mediastinum
obere Hohlvene
rechter Lungenflügel
Rippe
Zwerchfell
Herz
Herzbeutel
Gefäßstamm der Lungenarterien
linker Lungenflügel

Herz

Die Form des Herzens erinnert an einen umgekehrten Kegel. Der untere Anteil wird als **Herzspitze** bezeichnet, der Abschnitt, an dem die großen Gefäße abgehen, als **Herzbasis**. Das Herz liegt schräg im Brustkorb, wobei die Herzspitze nach links-vorne-unten zeigt. Die Fläche, die dem Brustbein zugewandt ist, wird als **Vorderwand**, die rückwärtige Fläche als **Hinterwand** bezeichnet.

Ähnlich wie die Lungen vom Brustfell wird auch das Herz von einer Hülle umgeben, dem **Herzbeutel** (**Perikard**). Er besteht aus einer inneren und einer äußeren Schicht, zwischen denen sich eine kleine Flüssigkeitsmenge befindet. Sie bewirkt, dass die beiden Schichten gut gegeneinander verschiebbar sind. Dadurch kann sich das Herz beim Pumpen reibungsarm zusammenziehen und ausdehnen.

Das Herz pumpt das Blut durch den Gefäßkreislauf. Damit es diese Aufgabe erfüllen kann, ist es durch die **Herzscheidewand** (**Septum**) in eine linke und eine rechte Herzhälfte unterteilt. Jede Hälfte besteht aus einem **Vorhof** (**Atrium**) und einer **Kammer** (**Ventrikel**). Jeder Vorhof besitzt eine kleine Ausstülpung, die **Herzohren**.

Das **rechte Herz** pumpt sauerstoffarmes Blut in den **kleinen Kreislauf**. In seinen Vorhof münden die obere und die untere Hohlvene, aus seiner Kammer entspringt der große Gefäßstamm der Lungenarterien (**Truncus pulmonalis**).

Das **linke Herz** pumpt sauerstoffreiches Blut in den **großen Kreislauf**. In seinen Vorhof münden die Lungenvenen, aus seiner Kammer entspringt die Aorta.

Dafür, dass das Blut in die richtige Richtung fließt, sorgen die **Herzklappen**. Ähnlich wie die Venenklappen lassen sie den Blutstrom in nur einer Richtung zu. Es gibt 4 Herzklappen:

- die **Bikuspidalklappe**: Sie trennt den linken Vorhof von der linken Kammer und wird auch als linke AV-Klappe (AV: atrioventrikular) oder als Mitralklappe bezeichnet.
- die **Trikuspidalklappe**: Sie trennt den rechten Vorhof von der rechten Kammer und wird auch rechte AV-Klappe genannt.
- die **Pulmonalklappe**: Sie liegt zwischen rechter Kammer und dem Gefäßstamm der Lungenarterien.
- die **Aortenklappe**: Sie liegt zwischen der linken Kammer und der Aorta.

Die **Herzwand** ist dreischichtig aufgebaut: Die Herzinnenhaut (**Endokard**) kleidet die Kammern und die Vorhöfe aus. Die Herzmuskulatur (**Myokard**) ist für die Herzkontraktionen verantwortlich. Die Herzaußenhaut (**Epikard**) liegt dem Herz außen an.

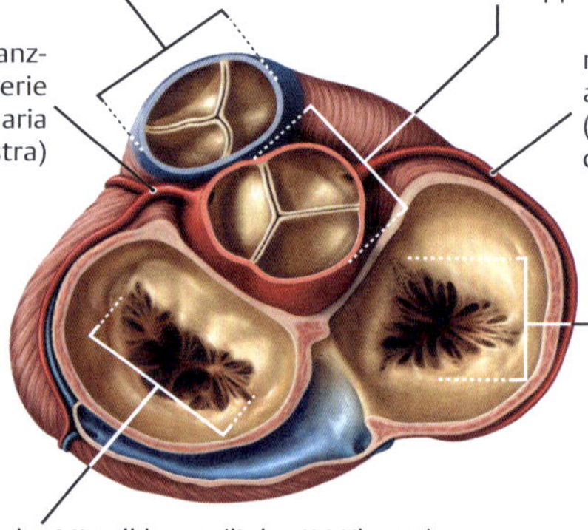

Damit der Herzmuskel seiner Pumpfunktion nachkommen kann, muss auch er selbst mit Blut versorgt werden. Das geschieht über die rechte und die linke **Herzkranzarterie** (Koronararterien, A. coronaria dextra bzw. sinistra), die beide der Aorta entspringen. Bei den meisten Menschen versorgt die rechte Herzkranzarterie die Wand des rechten Vorhofs und der rechten Herzkammer. Die linke Koronararterie ist für linken Vorhof, linke Herzkammer und Herzscheidewand zuständig. Diese Gebietsaufteilung ist auch klinisch interessant: Je nachdem, welches Gefäß bei einem Herzinfarkt verstopft ist, wird ein bestimmter Abschnitt der Herzmuskulatur geschädigt.

Das gibt's zu tun

Male das Herz aus, wähle dabei für den Herzmuskel ein helles Braun und für das Fettgewebe Gelb. Die Gefäße mit sauerstoffreichem Blut zeichne wie üblich rot nach und diejenigen mit sauerstoffarmem Blut blau. Erinnere dich noch einmal, wie es sich dabei mit den Arterien und Venen des kleinen Kreislaufs verhält! Wenn du möchtest, kannst du dabei auch das Schraffieren mit Farbstiften noch einmal üben.
Auf dem linken Bild ist der Herzbeutel bis auf einen kleinen Rest entfernt. Auf dem rechten Bild fehlt zusätzlich das Epikard, damit man die Herzkranzgefäße besser sehen kann. Verfolge ihren Verlauf, indem du sie ausmalst! So erkennst du schnell, welches Gebiet von der linken und welches von der rechten Herzkranzarterie versorgt wird.

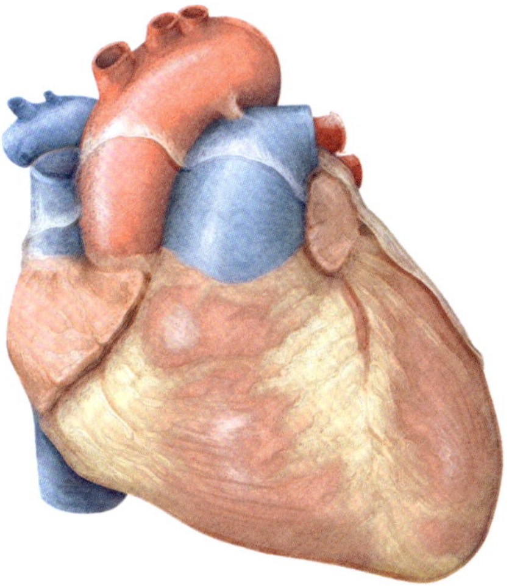

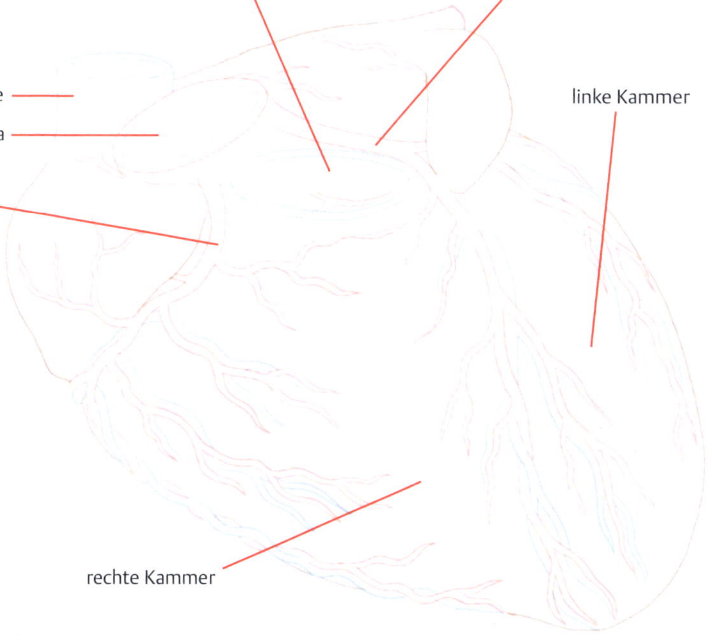

Truncus pulmonalis
linke
Herzkranzarterie
obere Hohlvene
Aorta
linke Kammer
rechte
Herzkranzarterie
rechte Kammer

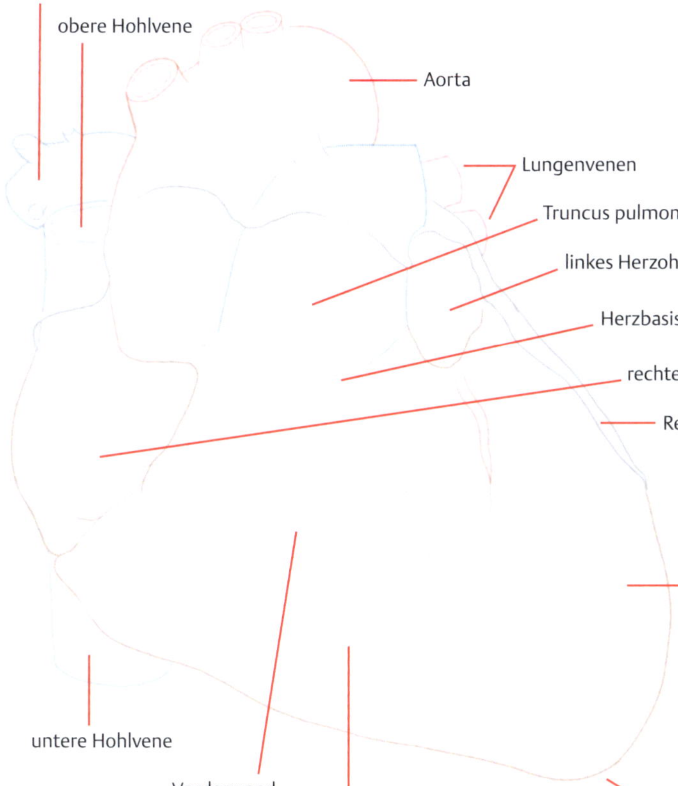

rechte Lungenarterie
obere Hohlvene
Aorta
Lungenvenen
Truncus pulmonalis
linkes Herzohr
Herzbasis
rechtes Herzohr
Rest des Herzbeutels
linke Kammer
untere Hohlvene
Vorderwand
rechte Kammer
Herzspitze

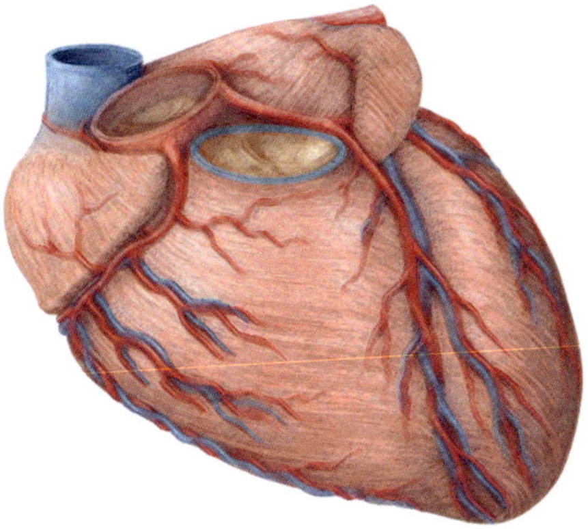

Blutfluss, Herzzyklus und Blutdruck

Das Blut nimmt im Herzen folgenden Weg: Das venöse Blut gelangt über die obere und die untere Hohlvene aus dem großen Kreislauf in den rechten Vorhof. Von dort fließt es durch die Trikuspidalklappe in die rechte Kammer und weiter durch die Pulmonalklappe in den kleinen Kreislauf. Über die Lungenvenen kehrt es in den linken Vorhof zurück, um dann durch die Bikuspidalklappe in die linke Kammer zu gelangen. Von dort wird es durch die Aortenklappe in die Hauptschlagader und damit den großen Kreislauf gepresst.

Damit das Blut überhaupt fließen kann, muss sich das Herz zusammenziehen. Diese Kontraktionsphase wird als **Systole**, die darauf folgende Erschlaffungsphase als **Diastole** bezeichnet. Das Aufeinanderfolgen von Systole und Diastole nennt man **Herzzyklus**. Während der Systole wird das Blut aus den Herzkammern in die großen Gefäße gepresst, während der Diastole füllen sich die Kammern wieder mit Blut aus den Vorhöfen.

Während eines Herzzyklus kann man beim Gesunden **2 Herztöne** hören. Sie entstehen immer dann, wenn sich Herzklappen schließen:

- **1. Herzton:** Zu Beginn der Systole spannt sich das Kammermyokard an, und die **AV-Klappen** zwischen Vorhöfen und Kammern schließen sich, damit das Blut nicht in die Vorhöfe zurückfließt.
- **2. Herzton:** Durch die Kammerkontraktion befindet sich am Ende der Systole ein größeres Blutvolumen in der Aorta bzw. in den Lungenarterien. Dadurch herrscht dort ein höherer Druck als in den Kammern. Dem Druckgefälle folgend möchte das Blut wieder in die Kammern zurückfließen. Dies wird verhindert, indem **Aorten- und Pulmonalklappe** schließen.

Dass der Druck in den Gefäßen während der Systole steigt, wird bei der **arteriellen Blutdruckmessung** erkennbar: Der systolische Blutdruck liegt über dem diastolischen. Normal sind dabei systolische zu diastolische Werte um **120/80 mmHg**.

Der **venöse Blutdruck** bleibt dagegen während der Systole nahezu unverändert und ist mit < 20 mmHg wesentlich niedriger als der arterielle.

Das gibt's zu tun

Ergänze im großen Bild die Beschriftung! Wo liegen linker und rechter Vorhof, wo linke und rechte Kammer? Welche Klappe ist welche? Ein Tipp: Die Pulmonalklappe ist hier nicht sichtbar. Auf den kleinen Bildern kannst du den Weg des Blutes durch das Herz verfolgen. Auf welchem der beiden Bilder ist das Blut sauerstoffarm, auf welchem sauerstoffreich? Male die Pfeile entsprechend rot oder blau aus! Überlege auch, woher das Blut kommt und wohin es weiterfließt.

Erregungsbildungs- und Erregungsleitungssystem

Die elektrischen Impulse, die dafür verantwortlich sind, dass das Herz schlägt, werden vom Herzen selbst gebildet. Dies geschieht in spezialisierten Herzmuskelzellen, den sog. **Schrittmacherzellen**. Sie liegen an 2 Stellen im Herzen: im Sinusknoten und im AV-Knoten.

Der **Sinusknoten** in der oberen Wand des rechten Vorhofs ist hauptverantwortlich für den Herzrhythmus. Seine Frequenz liegt in Ruhe bei 60–80 Impulsen/min. Über die Muskelzellen der Vorhöfe gelangen diese Impulse zum **AV-Knoten** (Atrioventrikularknoten). Er liegt am Boden des rechten Vorhofes. Der AV-Knoten verzögert die Weiterleitung der Sinusimpulse leicht, damit sich die Herzmuskulatur geordnet zusammenzieht. Fällt der Sinusknoten aus, kann auch der AV-Knoten einen Rhythmus erzeugen. Dieser liegt allerdings nur bei 40–50 Impulsen/min.

Vom AV-Knoten breitet sich die Erregung über die Kammermuskulatur aus, und zwar über das **Erregungsleitungssystem**. Dabei handelt es sich um bestimmte Bahnen, die ebenfalls aus spezialisierten Herzmuskelzellen bestehen. Vom AV-Knoten leiten die **His-Bündel** die Impulse zum Kammerseptum. Dort teilen sie sich in die beiden **Tawara-Schenkel** auf, die zur Herzspitze ziehen. Von dort verteilt sich die Erregung über die **Purkinje-Fasern** schließlich über die Kammermuskulatur.

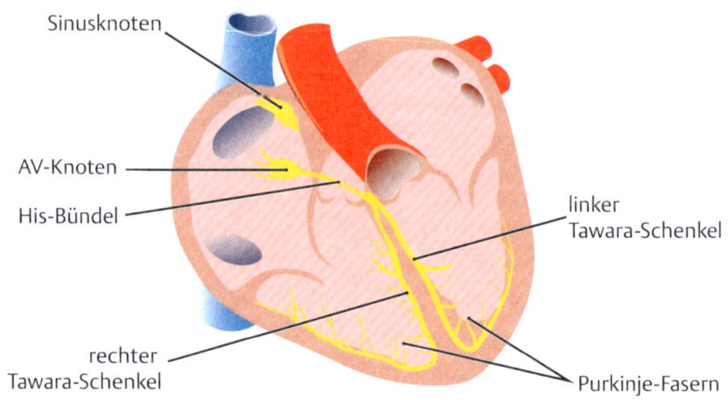

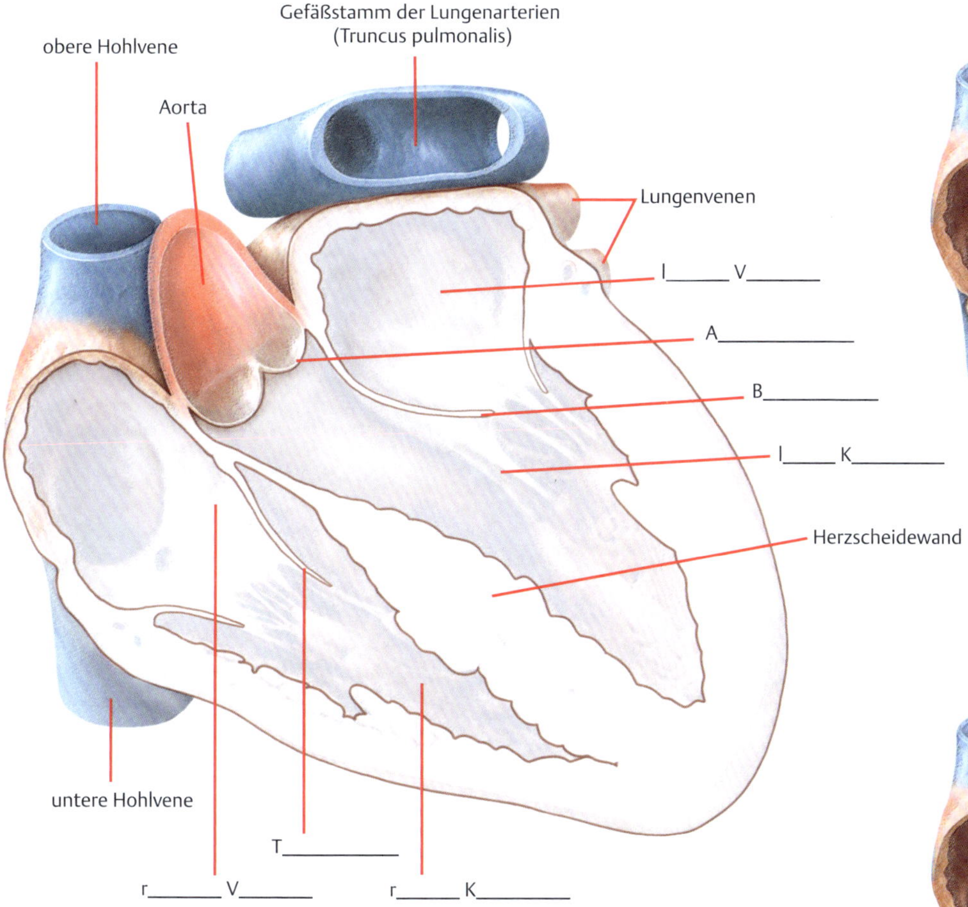
Gefäßstamm der Lungenarterien
(Truncus pulmonalis)
obere Hohlvene
Aorta
Lungenvenen
l_____ V_______
A_____________
B____________
l_____ K_________
Herzscheidewand
untere Hohlvene
T____________
r_______ V_______
r______ K_________

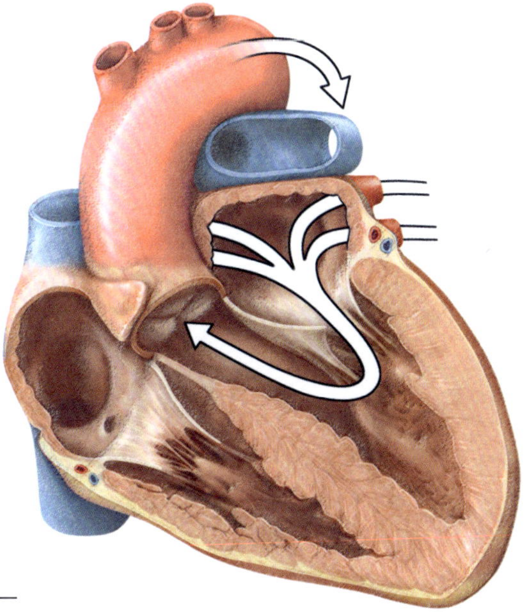

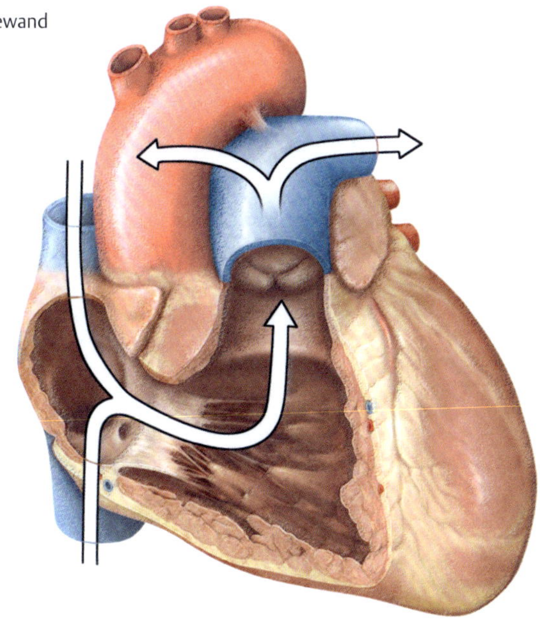

Atmungssystem

Das Atmungssystem ist dafür verantwortlich, dass das Blut mit Sauerstoff angereichert und gleichzeitig Kohlendioxid aus dem Blut entfernt wird. Dieser **Gasaustausch** zwischen Atemluft und Blut findet in der Lunge statt.

Die Atemluft gelangt zuerst in die **Nasenhöhle**, wo sie angewärmt, gereinigt und angefeuchtet wird. Die Nasenscheidewand (Nasenseptum) unterteilt die Nasenhöhle in einen linken und einen rechten Anteil. In die Nasenhöhle mündet der **Tränen-Nasen-Gang**. Dies ist der Grund dafür, dass einem beim Weinen die Nase läuft. In der Nasenhöhle liegt auch die **Riechschleimhaut**, über die Gerüche wahrgenommen werden.

Die Nasenhöhle steht mit den **Nasennebenhöhlen** in Verbindung. Es gibt 7 Nasennebenhöhlen: jeweils eine rechte und eine linke Kieferhöhle, Stirnhöhle und Siebbeinhöhle und die unpaarige Keilbeinhöhle.

Die Atemluft strömt weiter durch den **Rachen** (Pharynx) und den **Kehlkopf** (Larynx) in die Luftröhre. Der Kehlkopf besteht aus 4 Knorpeln, von denen der größte (Schildknorpel) den **Adamsapfel** bildet. Er ist bei Männern wesentlich deutlicher am Hals zu sehen als bei Frauen. Ein anderer Knorpel, der **Kehldeckel** (Epiglottis), legt sich beim Schlucken über den Kehlkopfeingang und verhindert so, dass Nahrung in die Luftröhre gelangt. Außerdem liegen im Kehlkopf die **Stimmbänder**.

Die **Luftröhre** (Trachea) schließt sich an den Kehlkopf an und wird auf ihren ersten Zentimetern von der Schilddrüse bedeckt. Vom Hals zieht sie in den Brustkorb, wo sie sich im Mediastinum kurz unterhalb des Aortenbogens in die beiden **Hauptbronchien** aufteilt. Insgesamt ist die Luftröhre 10–12 cm lang, ihr Durchmesser beträgt 1,5–2 cm. Ihre Stabilität verdankt sie regelmäßig angeordneten Knorpelspangen.

Der rechte Hauptbronchus tritt in den rechten, der linke Hauptbronchus in den linken Lungenflügel ein. Während der linke, längere bogenförmig abgewinkelt ist, verläuft der rechte steil nach unten. Weil er damit quasi die Verlängerung der Luftröhre bildet, bleiben eingeatmete Gegenstände meist im rechten Hauptbronchus stecken. Das kommt vor allem bei Kindern gar nicht so selten vor, z. B. mit Erbsen oder kleinen Spielzeugteilen. Solche Fremdkörper müssen dann bronchoskopisch entfernt werden.

Das gibt's zu tun

Verschaffe dir einen Überblick über das Atmungssystem, indem du dessen einzelne Anteile im linken Bild in unterschiedlichen Farben einfärbst! Wo liegen die Nasennebenhöhlen, wenn du das Gesicht und nicht den Schädel betrachtest? Übertrage ihre Lage auf das kleine Bild unten rechts! Ein Tipp: Wenn du dir nicht sicher bist, in welcher Höhe du sie einzeichnen sollst, taste zur Orientierung mit den Fingern in deinem Gesicht den Rand der Augenhöhle.

Atemmechanik

Die Atemfrequenz eines Erwachsenen liegt bei 14–16 Atemzügen/min, die eines Kindes bei 20–30 Atemzügen/min und die eines Säuglings bei 40–50 Atemzügen/min. Ein **Atemzug** besteht aus einer Einatmung (**Inspiration**) und der darauf folgenden Ausatmung (**Exspiration**).

Zum Einatmen müssen sich die **Atemmuskeln** zusammenziehen. Wichtigster Atemmuskel ist das **Zwerchfell**. Wenn es sich kontrahiert, erweitert sich der Brustraum. Wegen des Unterdrucks im Pleuraspalt (Kap. 45) folgt die Lunge dieser Bewegung und dehnt sich aus. Dadurch entsteht in der Lunge selbst ein Unterdruck, und die Atemluft wird eingesogen.

Für die Ausatmung erschlafft das Zwerchfell, und die Lunge zieht sich wieder zusammen. Nur bei verstärkter Ausatmung, z. B. wegen einer Lungenerkrankung oder bei großer Anstrengung, beteiligen sich auch Muskeln an der Ausatmung.

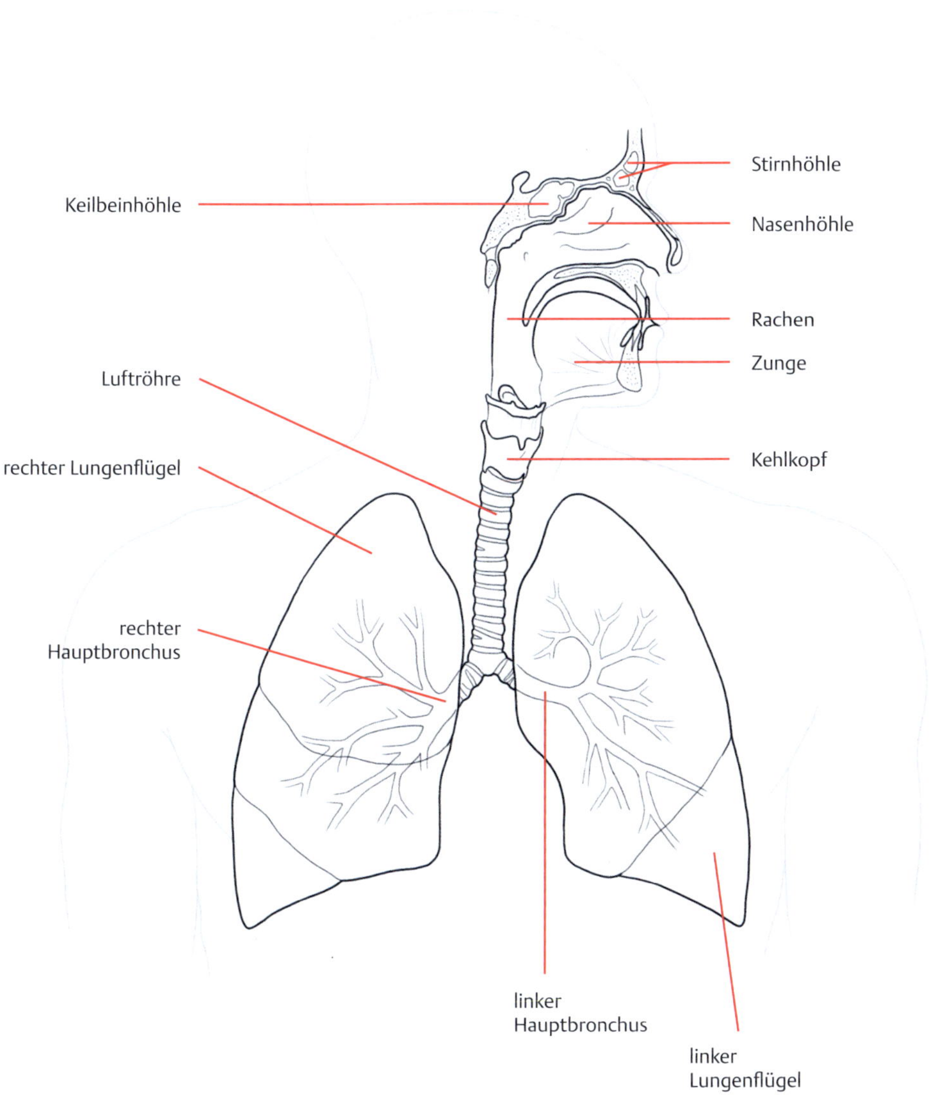
Keilbeinhöhle
Stirnhöhle
Nasenhöhle
Rachen
Zunge
Luftröhre
Kehlkopf
rechter Lungenflügel
rechter Hauptbronchus
linker Hauptbronchus
linker Lungenflügel

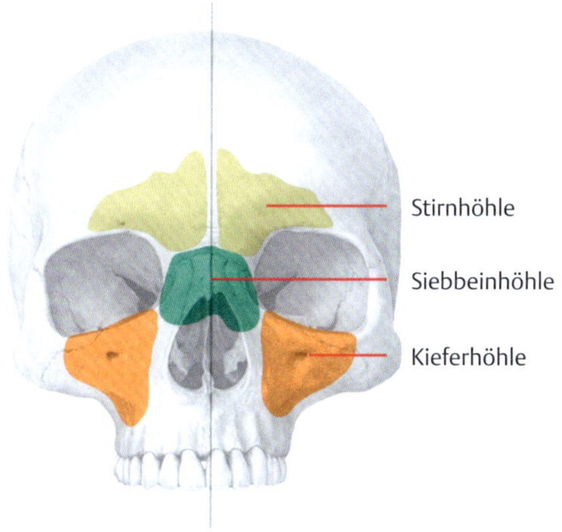
Stirnhöhle
Siebbeinhöhle
Kieferhöhle

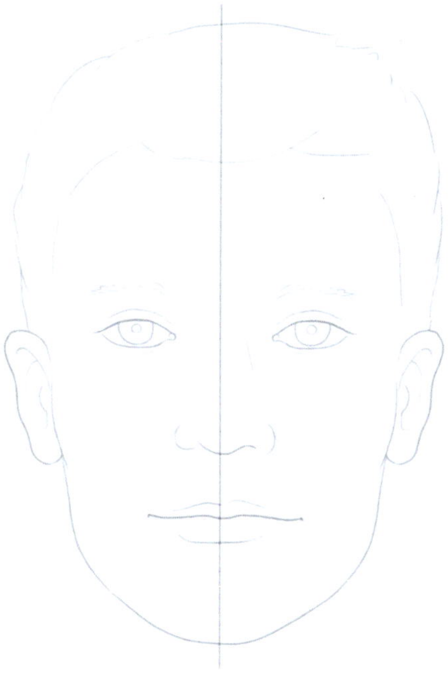

Lunge und Bronchien

Die **Lunge** (Pulmo) besteht aus 2 Lungenflügeln, von denen sich der rechte aus 3 und der linke aus 2 Lungenlappen zusammensetzt. Diese Unterteilung in Lungenlappen kann man anhand von Einschnitten im Gewebe schon mit bloßem Auge erkennen (Abbildung Kap. 40).

Gefäße, Nerven und der jeweilige Hauptbronchus treten auf der Seite in den Lungenflügel ein, die dem Mediastinum zugewandt ist. Diese Eintrittsstelle bezeichnet man als **Lungenhilum**.

Nach seinem Eintritt in den Lungenflügel verzweigt sich der Hauptbronchus zum **Bronchialbaum**, der eine rein luftleitende Funktion hat. Dabei teilt sich der Hauptbronchus zunächst in **Lappenbronchien** (rechts sind es 3, links sind es 2), die sich weiter zu **Segmentbronchien** verzweigen. Jeder Segmentbronchus versorgt einen bestimmten Anteil des Lungenflügels mit Luft. Diese Versorgungsgebiete werden als **Lungensegmente** bezeichnet. Sie sind v.a. dann von Bedeutung, wenn Teile der Lunge operativ entfernt werden müssen. Der rechte Lungenflügel besteht aus 10 Lungensegmenten, der linke aus 9. Die Lungensegmente werden mit römischen Ziffern bezeichnet (rechts I–X, links I–IX). In der Frontalansicht (Bild unten) sind nicht alle Segmente sichtbar.

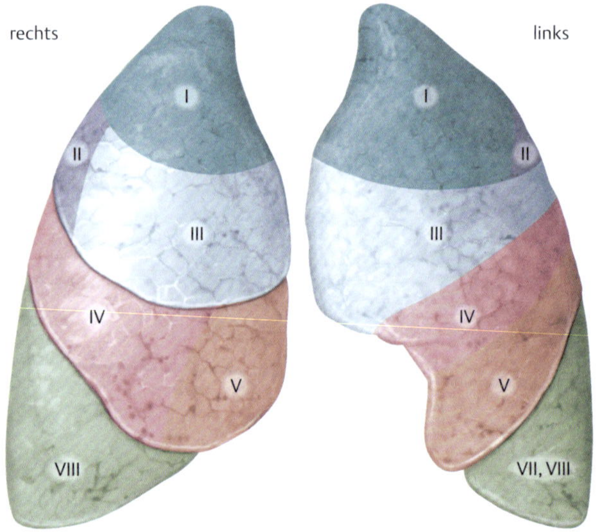

Die Segmentbronchien verästeln sich in ihrem weiteren Verlauf immer stärker bis hin zu den **Bronchiolen**. Diese sind die kleinsten Äste des Bronchialbaums. Während die Hauptbronchien noch einen Durchmesser von ca. 13 mm haben, liegt dieser bei den Bronchiolen nur noch bei 0,5 mm.

Auch der **Wandaufbau** der Bronchien ändert sich, je weiter sich der Bronchialbaum verzweigt: Im Gegensatz zur Wand der größeren Bronchien findet man in der Wand der Bronchiolen keine Knorpeleinlagerungen. Ihre Wand besteht nur aus muskulären und elastischen Fasern, was es den Bronchiolen ermöglicht, ihren Durchmesser zu verändern.

An die Bronchiolen schließen sich die **Lungenbläschen (Alveolen)** an. Sie sind verantwortlich für den Gasaustausch und stellen damit den **respiratorischen Abschnitt** des Atmungssystems dar. Die Lungenbläschen sind kleine, rundliche Gebilde, die von einem dichten Kapillarnetz umspannt werden. Ihr Durchmesser beträgt rund 250 µm. Jeder Mensch verfügt über 300–400 Millionen Lungenbläschen, deren gesamte Wandfläche bis zu 140 m² beträgt. Die Wand der Lungenbläschen besteht aus Epithelzellen. Sie bilden die dünne **Blut-Luft-Schranke**, durch die der Sauerstoff aus den luftgefüllten Alveolen ins Blut übergehen kann und umgekehrt Kohlendioxid aus dem Blut in die Lungenbläschen gelangt.

Um für den Gasaustausch zu den Lungenbläschen zu gelangen, nimmt das Blut im kleinen Kreislauf folgenden Weg: Aus der rechten Herzkammer fließt es in die Lungenarterien, die mit ihren Aufzweigungen dem Bronchialbaum folgen. Im Kapillarnetz der Alveolen geht es in den venösen Abschnitt des kleinen Kreislaufs über. Die Kapillaren vereinen sich zu kleinen Venen, die sich zu den Lungenvenen zusammenschließen und in den linken Vorhof münden.

Das gibt's zu tun

Dargestellt ist eine Bronchiole mit Lungenbläschen. Erinnere dich noch einmal: Welche Gefäße des Lungenkreislaufs führen sauerstoffreiches, welche sauerstoffarmes Blut? Ergänze die Begriffe in der Beschriftung! In der Lupenvergrößerung kannst du eine Alveole und ihr Kapillarnetz selbst einfärben.

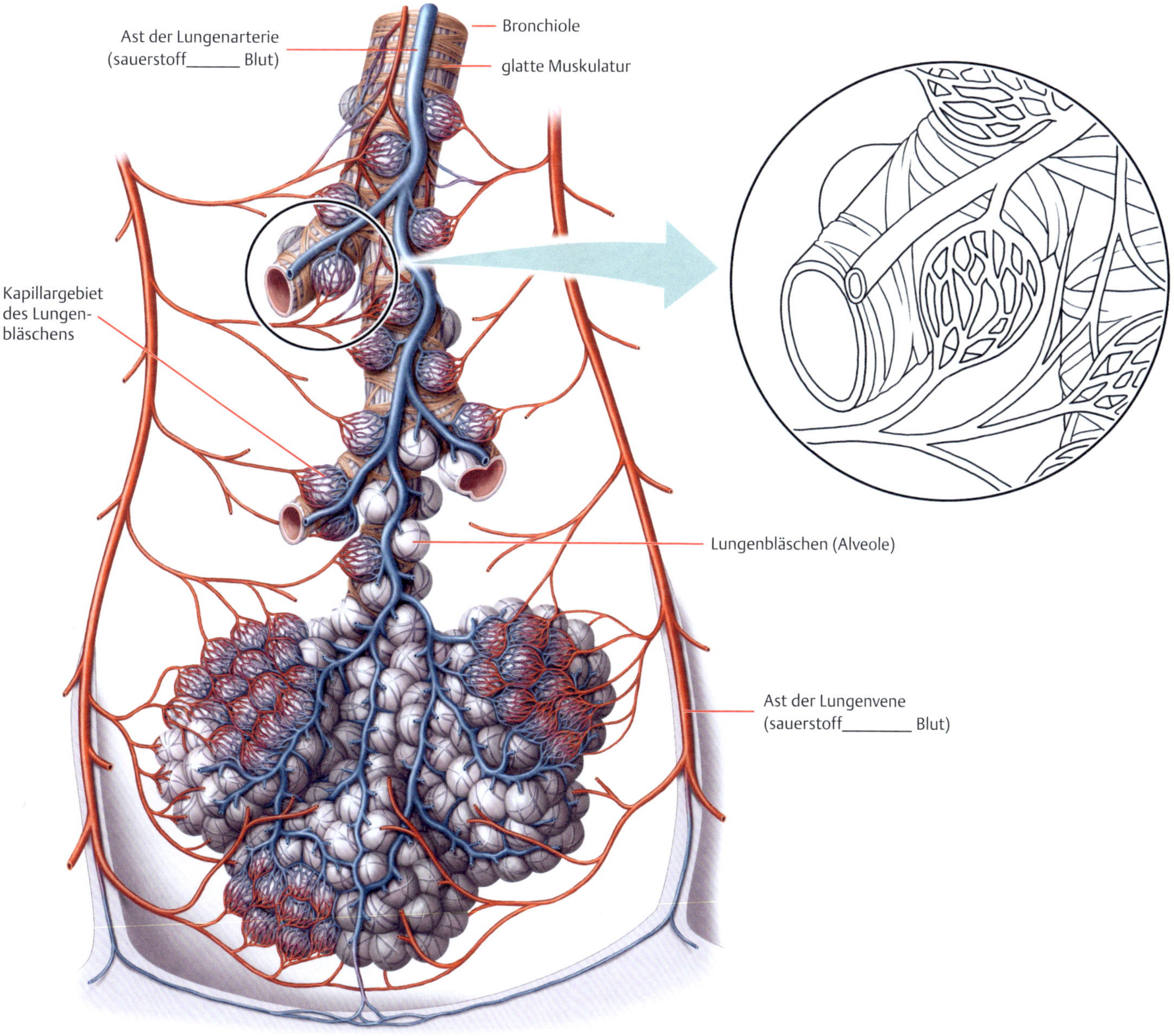

Ast der Lungenarterie
(sauerstoff______ Blut)
Bronchiole
glatte Muskulatur
Kapillargebiet
des Lungen-
bläschens
Lungenbläschen (Alveole)
Ast der Lungenvene
(sauerstoff________ Blut)

Rückstellkräfte der Lunge

Beobachtet man die eigene Atmung, bemerkt man, dass für das Einatmen eine – wenn auch kleine – Anstrengung nötig ist, das Ausatmen dagegen wie von selbst abläuft. Dies liegt daran, dass sich die Lunge von selbst zusammenziehen möchte. Dafür verantwortlich sind die **Oberflächenspannung** der Lungenbläschen und die zahlreichen **elastischen Fasern**, die sich im Lungengewebe befinden.

Zwei Mechanismen wirken diesen Rückstellkräften entgegen. Dadurch wird verhindert, dass sich die Lunge so stark zusammenzieht, dass sie in sich zusammenfällt:

Zum einen stellen bestimmte Alveolarepithelzellen einen Stoff (**Surfactant**) her, der die Oberflächenspannung der Lungenbläschen herabsetzt (siehe Exkurs unten „Lebenswichtiger Stützfilm“).

Zum anderen herrscht in der Brustfellhöhle ein **Unterdruck**, genauer gesagt im **Pleuraspalt**. Er liegt zwischen dem inneren und dem äußeren Blatt des Brustfells. Das innere Blatt überzieht als Lungenfell den Lungenflügel, das äußere liegt als Rippenfell dem Brustkorb innen an. Der Unterdruck im Pleuraspalt saugt die Lunge quasi an der Brustwand fest und wirkt dadurch den Rückstellkräften der elastischen Fasern entgegen.

Im Pleuraspalt befindet sich eine kleine Flüssigkeitsmenge. Sie ermöglicht der Lunge, sich nahezu ohne Reibung im Brustkorb auszudehnen bzw. zusammenzuziehen.

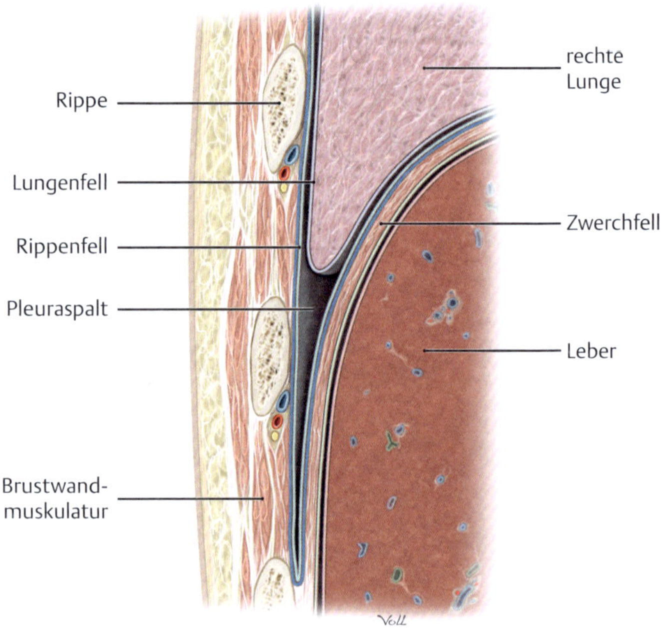

Lebenswichtiger Stützfilm

Wenn ein neugeborenes Baby seine ersten Atemzüge tut, hilft ihm der **Surfactant** (von: „surface active agent“). Diese Substanz aus Lipiden und Proteinen kleidet die Lungenbläschen und kleinen Bronchiolen innen aus und unterstützt die unmittelbar nach der Geburt noch kollabierten Alveolen dabei, sich zu entfalten. **Frühgeborene Babys** haben noch nicht ausreichend Surfactant gebildet, sodass sich ihre Lunge nicht voll entfalten kann. Infolgedessen leiden sie oft an einem Atemnotsyndrom. Erst ab etwa der 30. Entwicklungswoche reicht die Surfactantmenge zur Entfaltung der Lungenbläschen aus. Zeichnet sich ab, dass das Kind vor diesem Termin zur Welt kommt, wird der Mutter Kortison verabreicht. Es gelangt auf dem Blutweg zum Kind und regt dessen Surfactantbildung an. Nach der Geburt erhält das Kind ein Präparat aus Rinder- oder Schweinesurfactant, das über einen Tubus direkt in die Lunge gegeben wird.

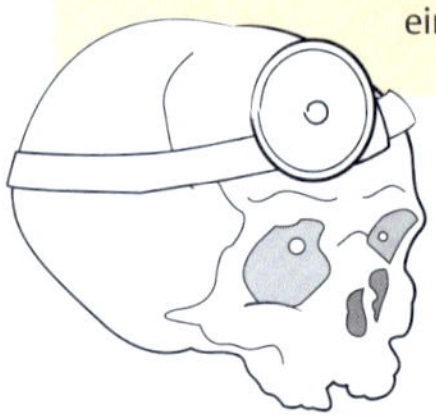

Das gibt’s zu tun

Zeit für ein „Mach-mal-Pause-Bild“! Eigentlich zeigt es eine Vielzahl von Alveolen. Was siehst du darin?

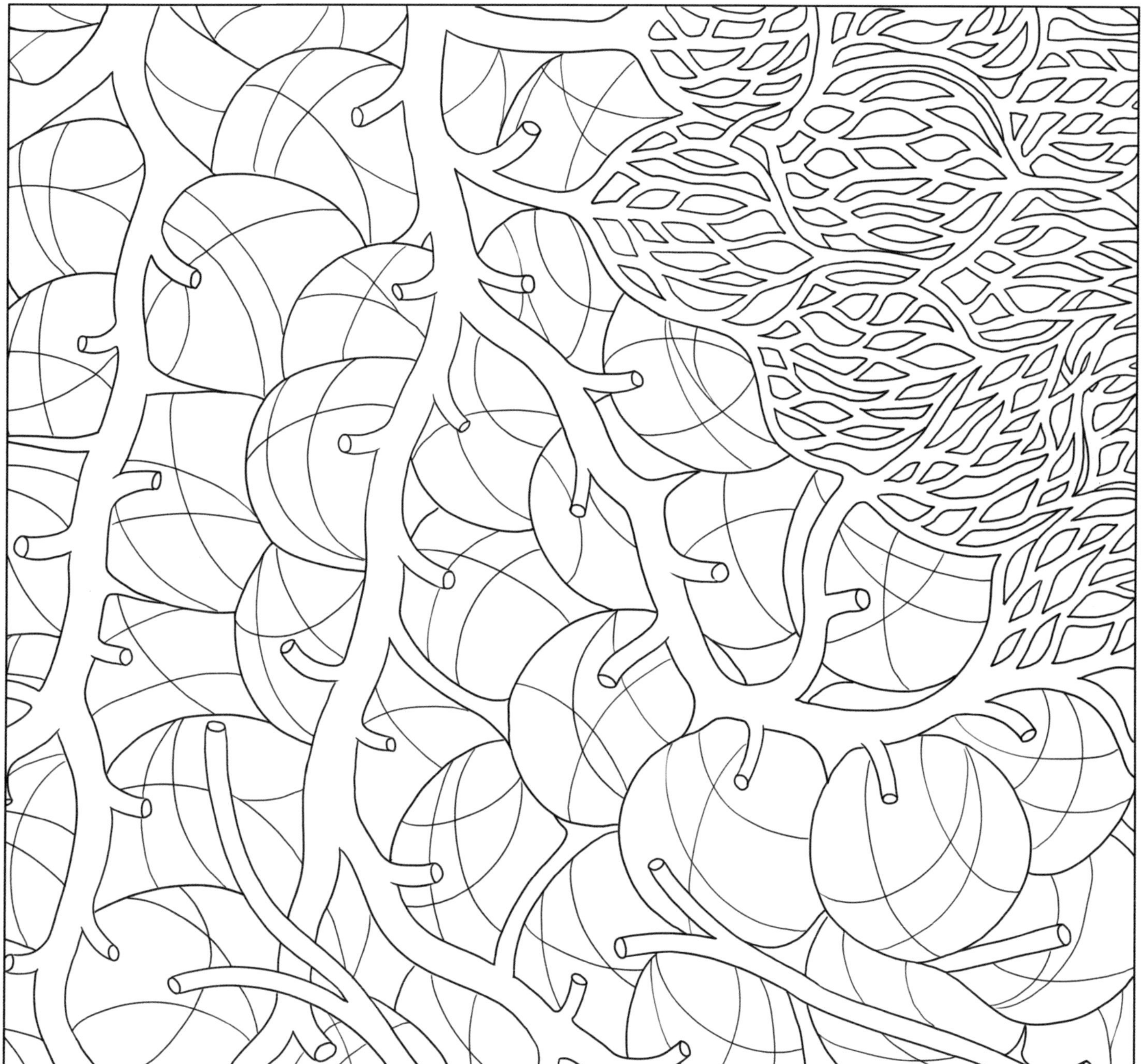

Übersicht Bauchorgane

Die **Bauch- und Beckenhöhle** (Kap. 2) wird oben durch das Zwerchfell, hinten durch die Wirbelsäule und die Rückenmuskulatur, vorn und seitlich durch die Bauchwand und unten durch die Beckenbodenmuskulatur begrenzt. Genauso wie die Brusthöhle vom Lungenfell wird die Bauchhöhle vom Bauchfell ausgekleidet.

Das **Bauchfell** (**Peritoneum**) umschließt die **Bauchfellhöhle** (**Peritonealhöhle**). Es besteht aus 2 Schichten, dem äußeren und dem inneren Blatt. Während das äußere Blatt der vorderen und seitlichen Bauchhöhlenwand eng anliegt, überzieht das innere Blatt die Oberfläche der Organe. Diejenigen Organe, die in der Bauchfellhöhle liegen und deshalb einen kompletten Bauchfellüberzug besitzen, nennt man **intraperitoneale Organe**. Zu ihnen zählen der Magen, große Teile des Dünn- und des Dickdarms, die Leber mit Gallenblase und die Milz.

An der hinteren Bauchhöhlenwand befindet sich zwischen Bauchfell und Wand ein kleiner Spalt. In diesem sog. **Retroperitonealraum** liegen die Nieren und Nebennieren, die Bauchspeicheldrüse, die Harnleiter, der Zwölffingerdarm, Teile des Dickdarms und das Rektum. Da diese Organe hinter dem Bauchfell liegen, werden sie unter dem Begriff **retroperitoneale Organe** zusammengefasst. Das Bauchfell überzieht nur ihre Vorderseite. Diese Organe befinden sich damit zwar in der Bauchhöhle, aber nicht in der Bauchfellhöhle. Ebenfalls außerhalb der Bauchfellhöhle liegen die Organe der Beckenhöhle, also die Harnblase und die Geschlechtsorgane (mit Ausnahme von Eileitern und Eierstöcken).

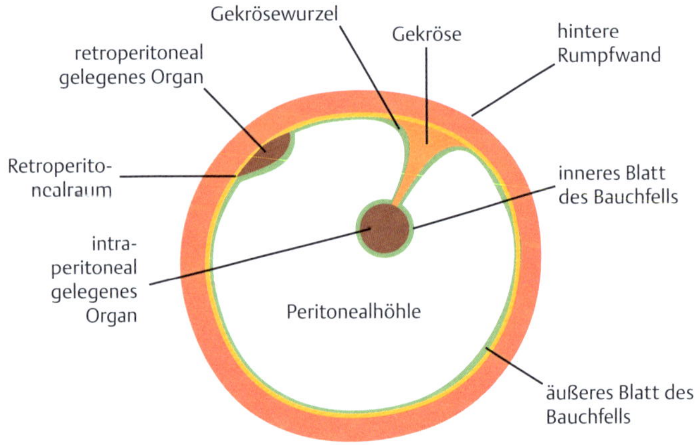

Zwischen den Organen der Bauchfellhöhle gibt es so gut wie keine Zwischenräume. Trotzdem müssen sie ihre Lage etwas verändern können, da sie je nach Füllungsgrad mal mehr und mal weniger Platz brauchen. Deshalb sind sie nicht großflächig mit der Bauchwand verbunden, sondern über mehr oder weniger lange Bindegewebsstränge an der hinteren Wand der Bauchhöhle befestigt. In diesem sog. **Gekröse** (**Mesenterium**) verlaufen die Gefäße und Nerven zu den jeweiligen Organen. Sein Befestigungspunkt an der Bauchhöhlenwand wird **Gekrösewurzel** genannt.

Damit die intraperitoneal gelegenen Organe leicht aneinander vorbeigleiten können, befinden sich in der Bauchfellhöhle wenige Milliliter Flüssigkeit (**Peritonealflüssigkeit**).

Das gibt's zu tun

Auf dem Bild siehst du die retroperitonealen Organe. Um sie sichtbar zu machen, wurden große Teile des Magens und der Dickdarm entfernt. Vom Dünndarm sind nur der retroperitoneal gelegene Zwölffingerdarm und ein Teil des Leerdarms erhalten. Die Leber wird durch Haken nach oben gezogen. Damit man es besser erkennen kann, hat unser Grafiker das Bauchfell teilweise gefenstert. Die intraperitonealen Organe kannst du dir auf S. 117 und S. 121 anschauen.
Vervollständige das Bild, indem du die Farbschraffuren unseres Grafikers weiterführst! Erinnere dich an den Kunstkurs: Was hinten liegt wird eher dunkel, was im Vordergrund liegt eher hell dargestellt, gern mit Lichtreflexen. Alternativ kannst du auch nur das Bauchfell mit einem weichen Bleistift schraffieren. Dadurch wird sofort deutlich, welche Organe im Retroperitonealraum liegen.

Die 4 Quadranten

Als Orientierungshilfe für die Lage der Bauchorgane dient die Einteilung des Abdomens in 4 Quadranten. Dazu denkt man sich eine senkrechte Linie vom Brustbein zur Schambeinfuge und eine waagerechte Linie auf Höhe des Bauchnabels.

Im **rechten oberen Quadranten** findet man den Leberrand, den Mageneingang, Teile des Dünn- und des Dickdarms und den Kopf der Bauchspeicheldrüse. Der Hauptanteil der Leber und die Gallenblase liegen unter dem Rippenbogen. Im **rechten unteren Quadranten** liegen der Blinddarm mit seinem Wurmfortsatz sowie Teile des Dünn- und des Dickdarms. Im **linken oberen Quadranten** finden sich der Hauptanteil der Bauchspeicheldrüse, der Magen, die Milz und Teile des Darms. Das Rektum und der Endabschnitt des Dickdarms liegen im **unteren linken Quadranten**.

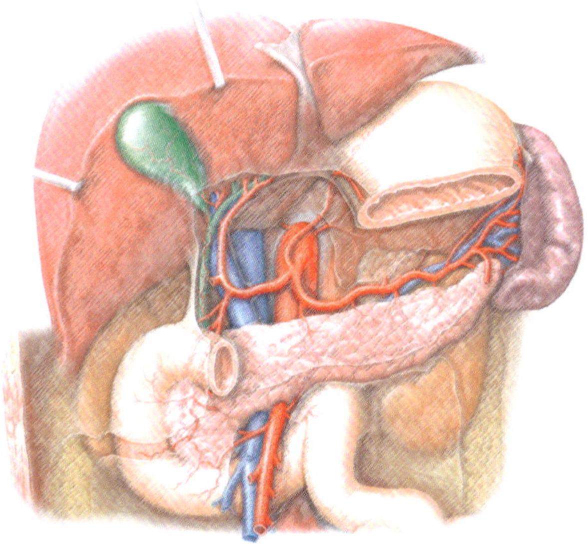

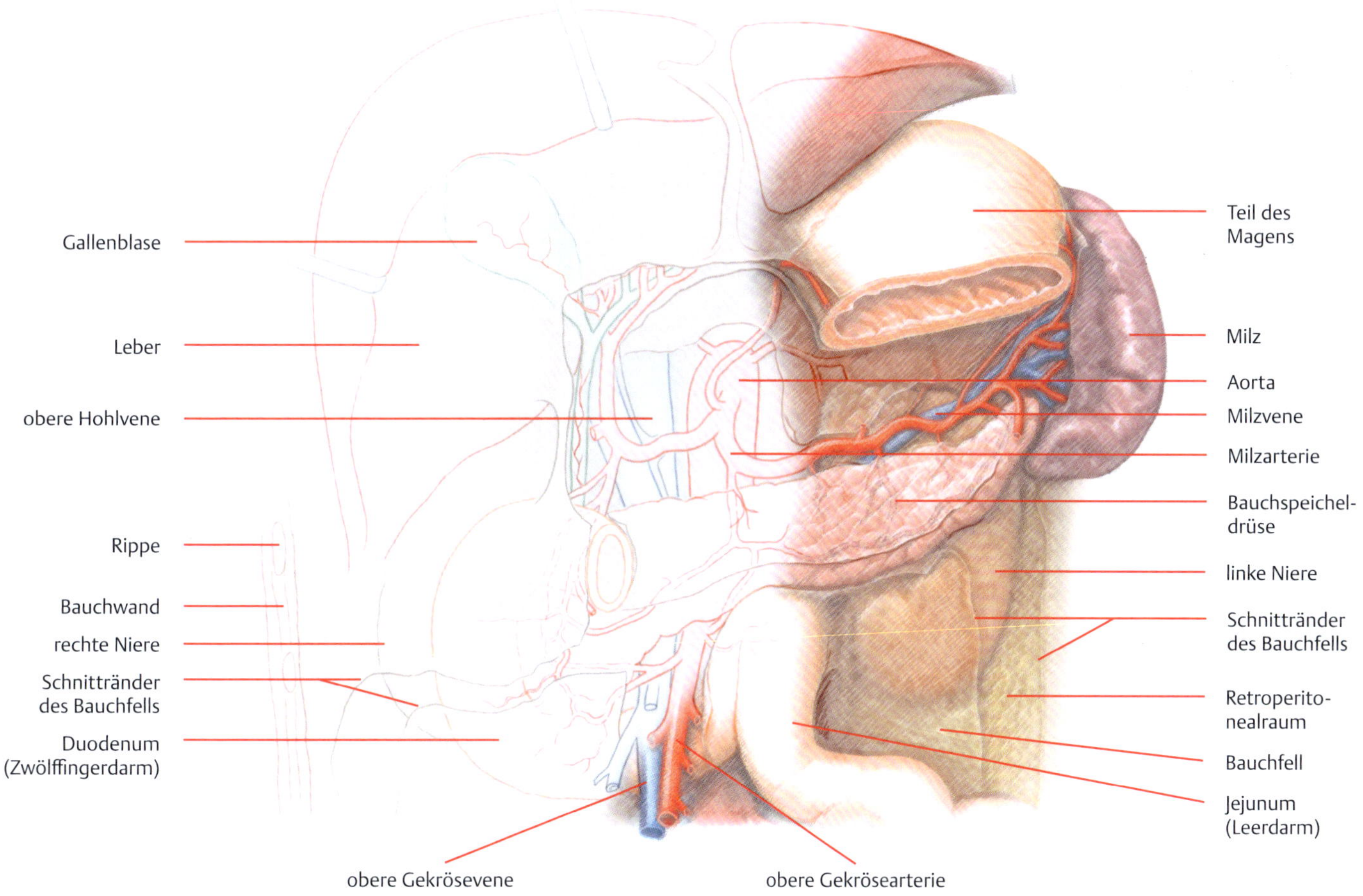

Gallenblase
Leber
obere Hohlvene
Rippe
Bauchwand
rechte Niere
Schnittränder
des Bauchfells
Duodenum
(Zwölffingerdarm)
obere Gekrösevene
obere Gekrösearterie
Teil des
Magens
Milz
Aorta
Milzvene
Milzarterie
Bauchspeichel-
drüse
linke Niere
Schnittränder
des Bauchfells
Retroperito-
nealraum
Bauchfell
Jejunum
(Leerdarm)

Verdauungssystem

Genauso wie ein Fahrzeug Treibstoff benötigt, um seine Aufgabe zu erfüllen, ist der Körper auf Brennstoffe angewiesen. Die Brennstoffe des Körpers sind **Kohlenhydrate** (Zucker), **Proteine** (Eiweißstoffe) und **Fette**. Daraus entsteht durch die Verdauungs- und Stoffwechselvorgänge **Adenosintriphosphat (ATP)**. Diese Verbindung liefert die Energie, die der Körper braucht, um zu funktionieren. Außerdem enthalten die Brennstoffe die Bausteine für diejenigen Stoffe, die der Körper selbst zusammensetzen kann.

Stoffe, die der Körper nicht selbst bilden kann, bezeichnet man als **essenzielle Nahrungsbestandteile**. Sie müssen in der Nahrung enthalten sein. Dazu zählen Vitamine, Mineralstoffe und bestimmte Fett- und Aminosäuren.

Aufgabe des **Verdauungssystems** ist es, die Nährstoffe und andere Bestandteile so aus der Nahrung freizusetzen, dass sie für den Körper verwertbar sind, und sie dann über die Darmschleimhaut aufzunehmen. Die unverdaulichen Anteile der Nahrung (**Ballaststoffe**) werden mit dem Stuhl ausgeschieden.

Das gesamte Verdauungssystem reicht von der Mundhöhle über Rachen und Speiseröhre, Magen und Darm bis zum After. Wichtig für die Verdauung sind außerdem die von der Leber gebildete Galle und die Verdauungssäfte der Bauchspeicheldrüse.

Schon im **Mund** wird die Nahrung auf die Verdauung vorbereitet. Durch Kauen wird sie so weit zerkleinert, dass man sie schlucken kann. Dazu stehen dem Erwachsenen und älteren Kindern oben und unten je 4 Schneidezähne, 2 Eckzähne, 4 Backenzähne und 4 Mahlzähne (plus evtl. 2 Weisheitszähne) zur Verfügung. Beim Milchgebiss fehlen die Backen- und die Weisheitszähne.

Während des **Kauvorgangs** schiebt die Zunge die Nahrung im Mund herum. Sie besteht hauptsächlich aus starker Muskulatur und ist sehr beweglich, was nicht nur für das Kauen, sondern auch für das Sprechen wichtig ist. Auf der Zungenoberfläche sitzen zahlreiche kleine Erhebungen. Diese **Papillen** dienen – je nach Typ – der Zerkleinerung der Nahrung, dem Geruchs- oder Geschmackssinn oder dem Temperaturempfinden.

Während die Nahrung im Mund zerkleinert wird, vermischt sie sich mit dem **Mundspeichel**. Er macht den Nahrungsbrei geschmeidig, sodass dieser besser geschluckt werden kann. Der Speichel stammt überwiegend aus den 3 großen Speicheldrüsen jeder Seite: der **Ohrspeicheldrüse** (Parotis), der **Unterkieferspeicheldrüse** und der **Unterzungenspeicheldrüse**. Sie geben pro Tag ca. 1 l Speichel über ihre Ausführungsgänge in den Mund ab.

Wenn die Nahrung ausreichend zerkleinert ist, drückt die Zunge sie zum Schlucken gegen den harten Gaumen. Dann schiebt sie die Nahrung nach hinten, wodurch der **Schluckreflex** ausgelöst wird. Während der vordere, harte Gaumen eine knöcherne Grundlage hat, besteht der hintere, weiche Gaumen nur aus Muskeln, Fett- und Bindegewebe. Er bildet das **Gaumensegel**, das beim Schlucken die Öffnung zwischen Rachen und Nasenhöhle verschließt, damit die Nahrung nicht in die Nasenhöhle gelangt. Dass dies nicht immer gelingt, hat sicher jeder schon einmal erlebt: Man muss beim Trinken plötzlich lachen und die Flüssigkeit schießt einem – meist zum Spaß der anderen – aus den Nasenlöchern.

Der **Rachen** (Pharynx) ist ca. 13 cm langer Muskelschlauch, der die Nasen- und die Mundhöhle mit der Luftröhre und der Speiseröhre verbindet. Zusammen mit dem Kehlkopf und den Zungenbeinmuskeln sorgt er dafür, dass sowohl die Luft als auch die Nahrung den richtigen Weg nehmen. Berührt man die hintere Rachenwand, setzt der **Würgereflex** ein.

Aus dem Rachen gelangt die Nahrung in die **Speiseröhre (Ösophagus)**. Auch sie ist ein Muskelschlauch, mit ca. 25 cm allerdings deutlich länger als der Rachen. Das muss sie auch sein, da sie durch den gesamten Brustkorb und das Zwerchfell hindurch bis zum Magen reicht. An ihrem Anfang und an ihrem Ende besitzt die Speiseröhre je einen Schließmuskel, den oberen und den unteren **Ösophagussphinkter**. Der obere verhindert, dass beim Atmen Luft in die Speiseröhre gelangt, der untere, dass saurer Magensaft in die Speiseröhre fließt.

Das gibt's zu tun

Beschrifte die einzelnen Anteile des Verdauungssystems! Auch wenn Dünndarm, Dickdarm und Rektum erst auf den folgenden Seiten erklärt werden, kannst du sie vielleicht schon zuordnen. Leber, Gallenblase und Bauchspeicheldrüse kennst du ja bereits vom vorherigen Kapitel.
Gib anschließend jedem Organ eine Farbe deiner Wahl! Wähle dabei am besten eine eher leichte Farbgebung, damit auch diejenigen Organe erkennbar bleiben, die hinter anderen versteckt liegen.

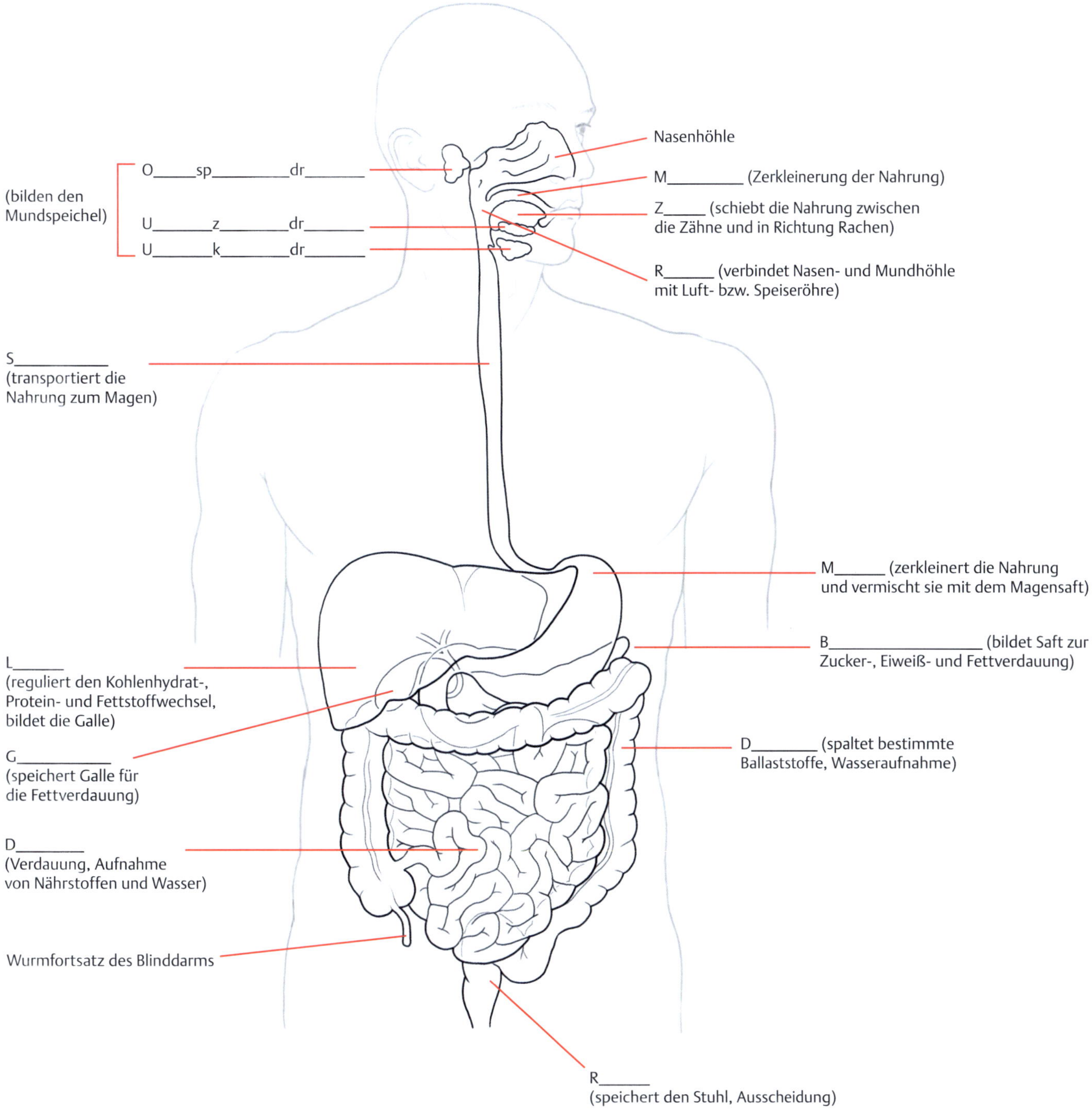

(bilden den
Mundspeichel)
O_____sp_________dr_______
U_______z________dr_______
U_______k________dr_______
Nasenhöhle
M_________ (Zerkleinerung der Nahrung)
Z_____ (schiebt die Nahrung zwischen
die Zähne und in Richtung Rachen)
R______ (verbindet Nasen- und Mundhöhle
mit Luft- bzw. Speiseröhre)
S___________
(transportiert die
Nahrung zum Magen)
M______ (zerkleinert die Nahrung
und vermischt sie mit dem Magensaft)
B__________________ (bildet Saft zur
Zucker-, Eiweiß- und Fettverdauung)
L______
(reguliert den Kohlenhydrat-,
Protein- und Fettstoffwechsel,
bildet die Galle)
G___________
(speichert Galle für
die Fettverdauung)
D________ (spaltet bestimmte
Ballaststoffe, Wasseraufnahme)
D________
(Verdauung, Aufnahme
von Nährstoffen und Wasser)
Wurmfortsatz des Blinddarms
R______
(speichert den Stuhl, Ausscheidung)

Wandbau der Verdauungsorgane

Die Wand von Speiseröhre, Magen und Darm ist prinzipiell gleich aufgebaut. Sie besteht aus 3 Schichten: Die innere Schicht ist die Schleimhautschicht (**Mukosa**). Sie enthält in vielen Abschnitten des Verdauungssystems Drüsen. Die Mukosa wird von einer Bindegewebsschicht (**Submukosa**) unterlagert. Hier verlaufen Gefäße und Nerven. Die Submukosa kann – je nach Abschnitt – drüsenlos sein oder ebenfalls Drüsen enthalten. Die äußere Schicht ist die Muskelschicht (**Muskularis**). Sie ist aus Längs- und Ringmuskulatur aufgebaut, bei Speiseröhre und Magen gibt es eine zusätzliche Quermuskelschicht. Die Muskelschicht ist für die **Peristaltik** verantwortlich. Darunter versteht man die Bewegungen der Organwand, die für die Durchmischung und den Weitertransport des Organinhalts sorgen.

Außen liegt der Organwand zusätzlich eine Schicht aus lockerem Bindegewebe auf.

Magen

Der **Magen** (**Gaster**) liegt im linken Oberbauch direkt unter Zwerchfell und Leber. Vorne hat er mit der Bauchwand, hinten mit der linken Niere und Nebenniere Kontakt. Seine seitlichen Nachbarn sind die unteren Rippen und die Milz. Die Größe des Magens verändert sich mit seinem Füllungsgrad. Maximal kann der Magen etwa 1,5 l Nahrung und Flüssigkeit fassen.

Am Mageneingang (**Kardia**) mündet die Speiseröhre in den Magen. Der oberhalb der Kardia gelegene, kuppelförmige Abschnitt wird als **Magenfundus** bezeichnet. Er hat Kontakt mit dem Zwerchfell. Der Abschnitt unterhalb der Kardia heißt **Magenkörper**. Er verengt sich zum **Magenpförtner** (**Pylorus**), an den sich der Dünndarm anschließt. Den Magenpförtner verschließt ein Ringmuskel, der Magensphinkter. Dadurch, dass der Magen eine gebogene Form hat, besitzt er eine kleine und eine große Krümmung (Kurvatur).

Der Magen wird hauptsächlich über seine Verbindung mit Speiseröhre und Dünndarm an seinem Platz in der Bauchhöhle gehalten. Zusätzlich ist er an seiner kleinen Krümmung über das **kleine Netz** (Omentum minus) an der Leber und am Zwölffingerdarm befestigt. Dabei handelt es sich um eine zarte, bandartige Struktur, die vom Bauchfell gebildet wird. An der großen Magenkrümmung setzt das **große Netz** (Omentum majus) an. Es besteht ebenfalls aus Bauchfell und erstreckt sich zwischen Bauchwand und Darmschlingen. Es wird bei einer operativen Eröffnung der Bauchhöhle meist als erstes sichtbar und kann größere Mengen Fett einlagern.

Die **Magenschleimhaut** kleidet den Magen aus. Sie enthält Drüsen, die den Magensaft bilden, und liegt bei leerem Magen in zahlreichen Falten. Sie verstreichen, wenn sich der Magen ausdehnt.

Der **Magensaft** trägt vor allem zur Proteinverdauung bei. Er enthält **Salzsäure** (**HCl**) und das Enzym **Pepsin**, die beide die Nahrungsproteine so verändern, dass sie besser verdaut werden können. Beide Inhaltsstoffe bzw. deren Vorstufe werden von Drüsen der Magenschleimhaut gebildet, allerdings von unterschiedlichen Drüsenzelltypen:

- Die **Belegzellen** produzieren die Salzsäure.
- Die **Hauptzellen** bilden die Vorstufe des Pepsins, das Pepsinogen. Es wird durch die Salzsäure in Pepsin umgewandelt. Außerdem bilden sie ein weiteres Enzym, das zur Fettverdauung beiträgt.

Die Magendrüsen sondern täglich ca. 2 l des sauren Magensaftes ab. Um die Magenschleimhaut vor der aggressiven Salzsäure zu schützen, bilden die Schleimhautzellen ein schleimiges Sekret.

Während der Verdauung ist die Magenwand in Bewegung. In einigen Abschnitten zieht sie sich zusammen, in anderen erschlafft sie. Diese Magenperistaltik sorgt dafür, dass die Nahrung weiter zerkleinert und mit dem Magensaft vermischt wird. Es entsteht ein Speisebrei (Chymus), der nach ca. 2 Stunden den Magen in Richtung Dünndarm verlässt.

Das gibt's zu tun

Falls du die Schraffur mit Farbstiften noch einmal üben möchtest: Hier ist die Gelegenheit! Das viereckige Stück in der Magenwand fehlt nur, damit du einen Blick auf die Magenschleimhaut werfen kannst.

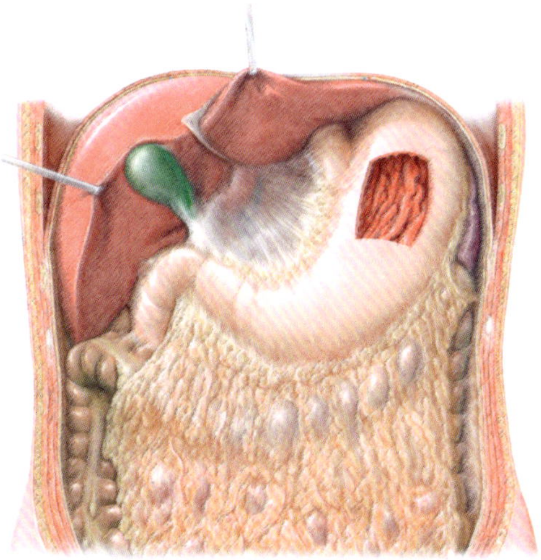

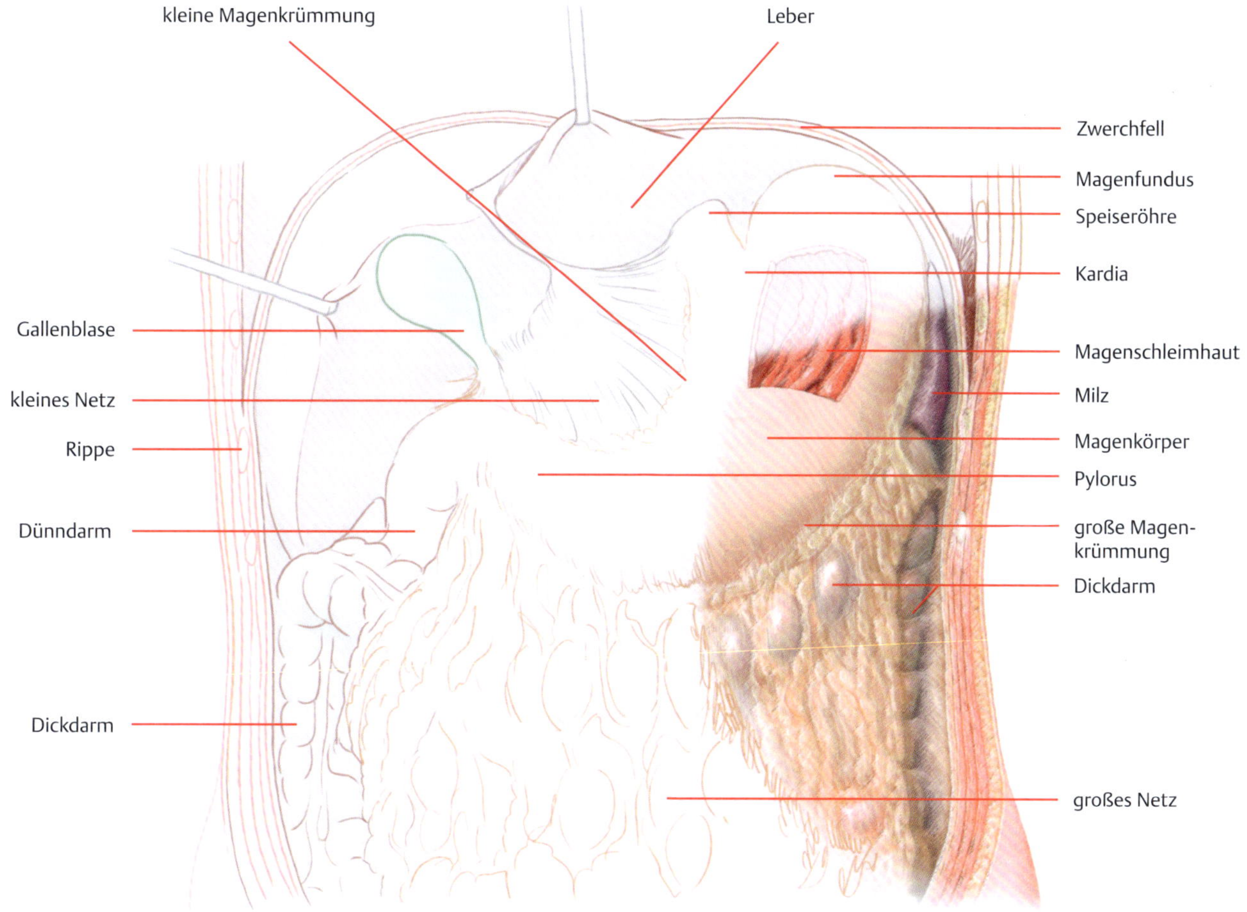
kleine Magenkrümmung
Leber
Zwerchfell
Magenfundus
Speiseröhre
Kardia
Gallenblase
Magenschleimhaut
kleines Netz
Milz
Rippe
Magenkörper
Pylorus
Dünndarm
große Magen-
krümmung
Dickdarm
Dickdarm
großes Netz

Dünndarm: Funktion und Einteilung

Der nächste Abschnitt des Verdauungssystems ist der 3–5 m lange **Dünndarm**. Hier finden die wichtigsten Verdauungsprozesse statt. Der Dünndarm besteht aus 3 Abschnitten: An den Magen schließt sich das **Duodenum** (Zwölffingerdarm) an, es folgen **Jejunum** (Leerdarm) und **Ileum** (Krummdarm).

Duodenum

Das Duodenum ist mit 25–30 cm der **kürzeste Dünndarmabschnitt**. Es liegt im mittleren Oberbauch und verläuft bogenförmig um den Kopf der Bauchspeicheldrüse. Trotz seiner geringen Länge ist das Duodenum ein wichtiger Darmabschnitt, denn hier münden die **Ausführungsgänge** von Bauchspeicheldrüse und Gallenblase.

Verdauungssäfte

Sowohl der Saft der Bauchspeicheldrüse (Pankreassaft) als auch die Galle sind für die Verdauung von großer Bedeutung:

Der **Pankreassaft** enthält Enzyme, die Proteine, Zucker, Fette und Nukleinsäuren der Nahrung aufspalten. Er wird vor allem nach den Mahlzeiten gebildet, insgesamt bis zu 2 l am Tag. Der Pankreassaft ist basisch und trägt damit zur Neutralisierung des durch den Magensaft sauren Speisebreis bei.

Die **Galle** wird von der **Leber** gebildet. Sie spielt bei der **Fettverdauung** eine wesentliche Rolle. Die Gallensäuren binden an das Nahrungsfett, wodurch dessen Wasserlöslichkeit steigt. So kann es sich feiner verteilen, wird für die Verdauungsenzyme leichter zugänglich und kann von der Dünndarmschleimhaut besser aufgenommen werden.

Bei der Aufnahme der Fette durch die Schleimhaut werden die Gallensäuren wieder frei. Sie gelangen im Endabschnitt des Dünndarms durch die Darmschleimhaut ins Blut, das sie zurück zur Leber transportiert. Dort werden sie erneut zur Gallebildung genutzt und gelangen wieder in den Dünndarm. Diese Wiederverwertung der Gallensäuren wird als **enterohepatischer Kreislauf** bezeichnet.

Bauchspeicheldrüse

Die **Bauchspeicheldrüse (Pankreas)** hat 2 wesentliche Aufgaben. Sie bildet:

1. mit ihrem exokrinen Anteil den Pankreassaft, der für die Verdauung benötigt wird, und
2. mit ihrem endokrinen Anteil die Hormone Insulin und Glukagon, die den Blutzuckerspiegel regulieren.

Der **Pankreassaft** stammt aus exokrinen Drüsen, die den Hauptanteil des Pankreasgewebes ausmachen. Sie geben ihr Sekret in kleine Ausführungsgänge ab, die sich zum Hauptausführungsgang der Bauchspeicheldrüse vereinigen. Kurz vor Mündung in das Duodenum spaltet sich dieser wieder in 2 Gänge auf.

Inmitten des exokrinen Drüsengewebes liegen die sog. **Langerhans-Inseln**. Deren Zellen bilden Insulin und Glukagon und haben damit eine völlig andere Funktion als die exokrinen Drüsen. So gesehen stellt das Pankreas zwei Organe in einem dar.

Auch das Pankreas liegt im mittleren Oberbauch, etwa auf Höhe des 1. Lendenwirbels. Dort zieht es an der hinteren Bauchwand von rechts nach links, wobei sich sein rechtes, rundliches Ende (**Pankreaskopf**) in die Biegung des Duodenums schmiegt. Der längliche **Pankreaskörper** liegt hinter dem Magen und ist mit der hinteren Bauchhöhlenwand verwachsen. Der Pankreaskörper geht in den **Pankreasschwanz** über, dessen Ende die Milz berührt. Insgesamt ist die Bauchspeicheldrüse 13–17 cm lang.

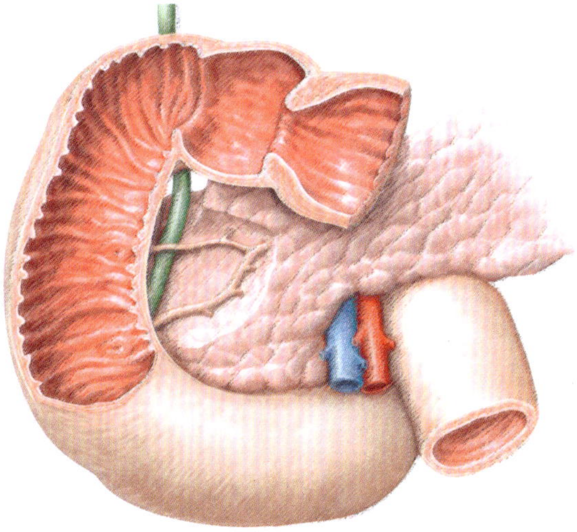

Das gibt's zu tun

Es ist dir sicher schon aufgefallen: Dieses Bild ist ein Ausschnitt der Abbildung auf aus Kap. 46. Teile der Duodenumwand wurden entfernt, damit du besser erkennen kannst, wo der Gallengang und der Ausführungsgang der Bauchspeicheldrüse in das Duodenum münden.
Färbe die einzelnen Organe, den Gallengang und den Ausführungsgang des Pankreas ein. Folge dabei nicht der Farbgebung des kleinen Bildes, sondern wähle für den Pylorus, das Duodenum und das Jejunum jeweils unterschiedliche Farben! Nutze für den Ausführungsgang der Bauchspeicheldrüse eine kräftige Farbe, dann kannst du besser erkennen, wo er ins Duodenum mündet. Mit wem teilt er sich eine seiner Mündungsstellen?

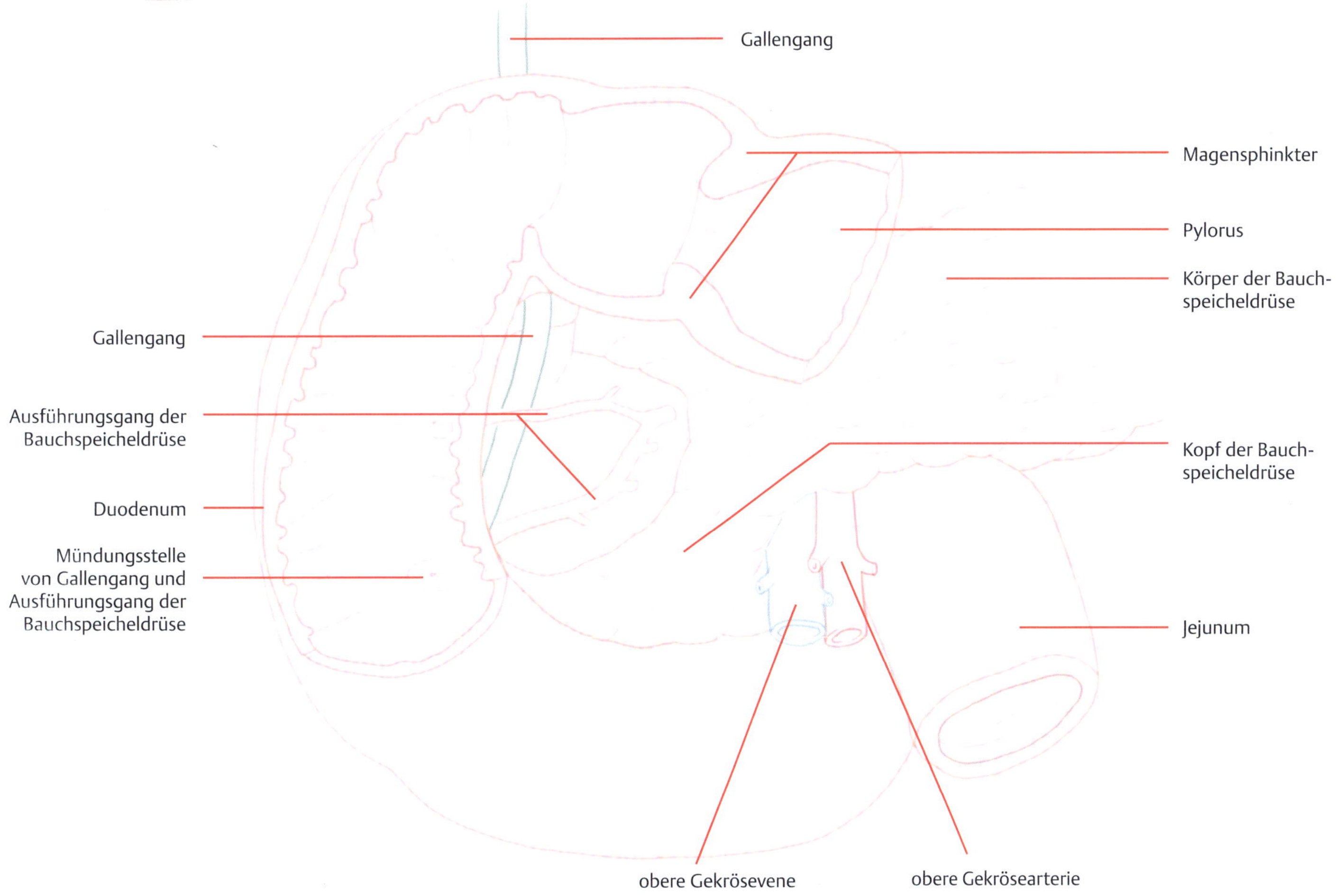

Jejunum und Ileum

Auf das Duodenum folgen mit **Jejunum** und **Ileum** 2 längere Dünndarmabschnitte: Das Jejunum misst 1–2 m, das Ileum 2–3 m. Beide gehen ohne deutliche Grenze ineinander über. Am Übergang zum Dickdarm liegt die aus Muskulatur aufgebaute **Bauhin-Klappe**, an ihr endet der Dünndarm. Die Klappe verhindert, dass Keime aus der Dickdarmflora in den Dünndarm aufsteigen. Der gesamte Dünndarm ist über das Gekröse an der hinteren Bauchwand befestigt.

Im Jejunum und im Ileum werden die Kohlenhydrate, Proteine und Fette der Nahrung aufgespalten und in Bausteine (Einfachzucker, Aminosäuren, Fettsäuren, Cholesterin, Monoglyzeride, Phospholipide, Vitamine, Elektrolyte, Ballaststoffe usw.) zerlegt. Diese sind so klein, dass sie über die Dünndarmschleimhaut aufgenommen (resorbiert) werden können. Auch Vitamine, Elektrolyte und der größte Teil des Wassers werden in diesem Teil des Dünndarms dem Nahrungsbrei entzogen. In den Dickdarm gelangen somit nur die Stoffe, die im Dünndarm nicht verdaut werden können (Ballaststoffe), und das übrige Wasser.

Für die Verdauung der Nahrung im Dünndarm sind Enzyme verantwortlich. Sie stammen zum einen aus dem Pankreassaft, zum anderen stellt die Schleimhaut von Jejunum und Ileum selbst Verdauungsenzyme her. Um dem Speisebrei möglichst viel Kontaktfläche zu bieten, bildet sie zahlreiche Ausstülpungen aus, die **Dünndarmzotten**. Deren Zellen, die Enterozyten, besitzen kleine Borsten (Mikrovilli). Diese bilden den sog. **Bürstensaum**, der die Enzyme enthält. Die Vertiefungen zwischen den Zotten werden als Krypten bezeichnet.

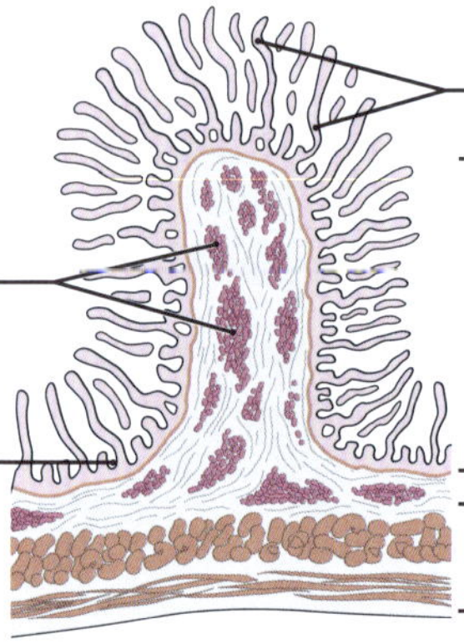

Während des Verdauungsvorgangs führt der Dünndarm **Misch- und Pendelbewegungen** aus. Diese bewirken, dass sich der Speisebrei mit den Enzymen des Pankreassaftes und der Galle vermischt und mit den Enzymen des Bürstensaums in Kontakt kommt.

Wie lang der Speisebrei im Dünndarm bleibt, ist abhängig von seiner Zusammensetzung. Fettreiche Nahrung aufzuschließen dauert länger als die Verdauung kohlenhydratreicher Nahrung. Nach 2–10 Stunden ist die Dünndarmverdauung abgeschlossen, und der Darminhalt wird durch Transportbewegungen der Dünndarmwand in den Dickdarm weitergeschoben.

Neben der Verdauung erfüllt der Dünndarm auch Aufgaben bei der **Immunabwehr**. In der Schleimhaut des Ileums liegen größere Ansammlungen von lymphatischem Gewebe, die sog. **Peyer-Plaques**. Im Jejunum kommen einzelne Lymphfollikel vor.

Das gibt's zu tun

Hier gibt es für dich nur wenig zu tun – außer natürlich, dir das Bild genau anzuschauen! Das große Netz und ein Teil des Dickdarms sind nach oben geklappt, damit du den Dünndarm sehen kannst. Wenn du das Zeichnen von Lichtreflexen üben möchtest, sind die Dünndarmschlingen dafür hervorragend geeignet!

Zöliakie

Eine Erkrankung, bei der die Zotten der Dünndarmschleimhaut abgebaut werden, ist die Zöliakie. Sie beruht auf einer Unverträglichkeit eines bestimmten Proteingemischs, des **Gluten** (Klebereiweiß). Da Gluten Bestandteil vieler Getreidesorten ist, kommt es auch in zahlreichen Nahrungsmitteln vor. Bei Menschen, die unter einer Glutenunverträglichkeit leiden, rufen diese Lebensmittel eine **Immunreaktion** hervor, die zu einer **Entzündung der Dünndarmschleimhaut** führt. Infolge der Entzündung bilden sich die Schleimhautzotten zurück, weshalb die Nährstoffe nur noch eingeschränkt aus dem Darm aufgenommen werden können. Sobald eine glutenfreie Diät eingehalten wird, erholt sich die Schleimhaut innerhalb weniger Wochen wieder. Die Diagnose erfolgt mit Hilfe eines Tests auf bestimmte Antikörper und eine Magen- und Darmspiegelung mit Gewebeentnahme. Voraussetzung für diese Erkrankung ist eine genetische Veranlagung.

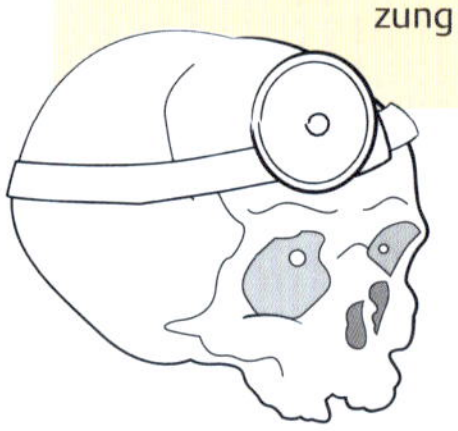

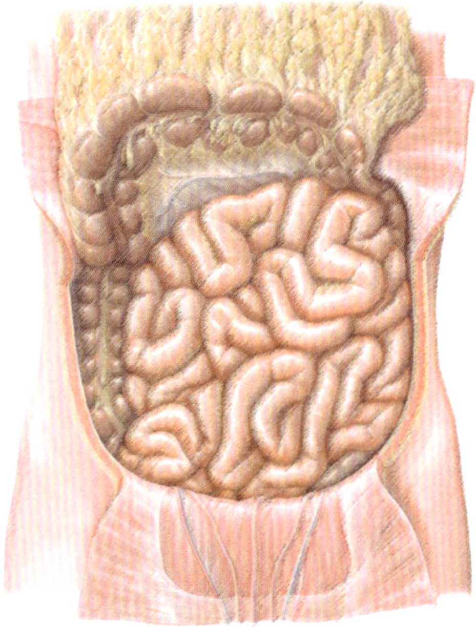

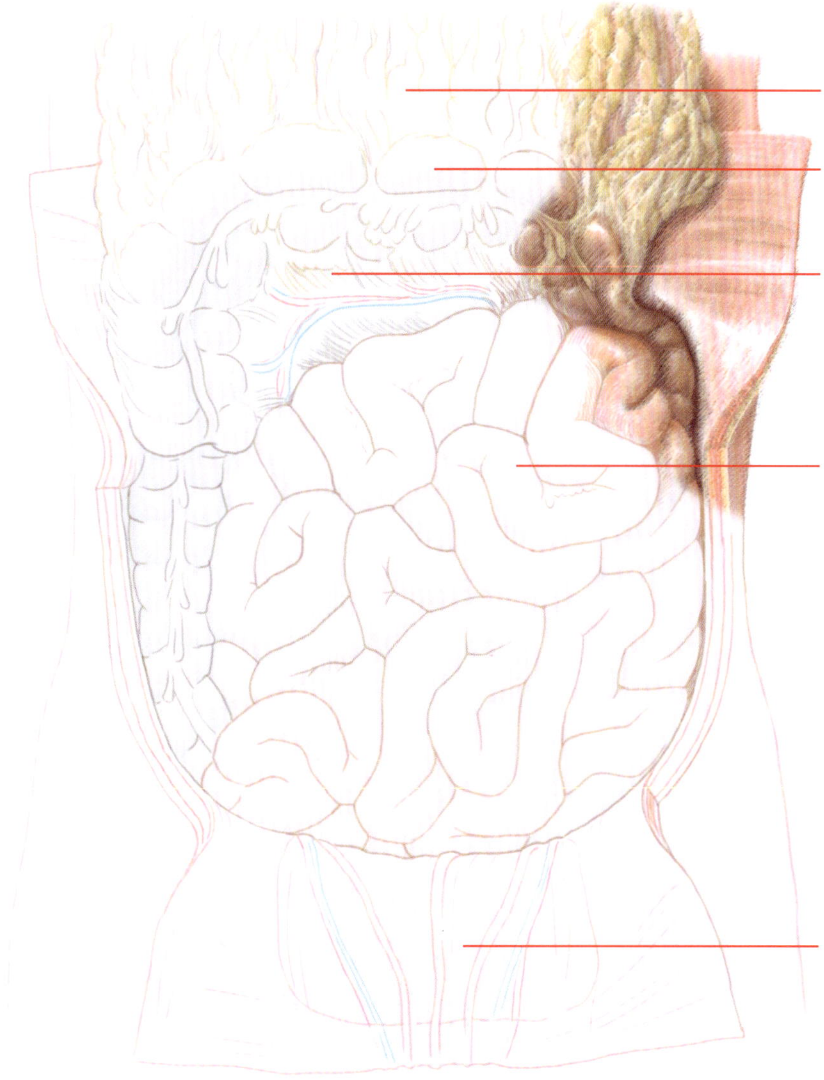
großes Netz
Dickdarm
Gekröse des Dickdarms mit Gefäßen
Dünndarm-schlingen
Bauchwand

Dickdarm: Funktion und Einteilung

Auf den Dünndarm folgt der Dickdarm. Er ist ca. 1,5 m lang und besteht aus 4 Abschnitten: dem **Blinddarm** (Zäkum) mit dem **Wurmfortsatz** (Appendix vermiformis), dem **Kolon** (Grimmdarm), dem **Rektum** (Mastdarm) und dem **Analkanal** (Canalis analis).

Die Schleimhaut des Dickdarms besitzt **keine** Zotten. Durch seine **Bakterienflora** ist es dem Dickdarm aber möglich, aus bestimmten Ballaststoffen kurzkettige Fettsäuren freizusetzen, die dann von der Dickdarmschleimhaut aufgenommen werden. Bei diesem Vorgang entstehen Gase, die zu Blähungen (Flatulenz) führen können. Außerdem wird dem Speisebrei im Dickdarm weiteres Wasser entzogen, wodurch der **Stuhl** (Fäzes) entsteht.

Der Darminhalt bleibt 1–3 Tage im Dickdarm, wobei sowohl die Menge an Stuhl, die entsteht, als auch die Häufigkeit des Stuhlgangs von der Nahrungszusammensetzung abhängen.

Blinddarm und Kolon

Der rund 7 cm lange **Blinddarm** liegt im rechten Unterbauch, wo er mehr oder weniger senkrecht verläuft. In seinen breiten oberen Abschnitt mündet das Ileum. Nach unten setzt sich der Blinddarm als dünnes Anhängsel fort, das wegen seines Aussehens auch **Wurmfortsatz** genannt wird. Es hat bei einer Länge von ca. 5 cm nur einen Durchmesser von etwa 1 cm und endet blind. In seiner Wand liegt mit der sog. **Darmtonsille** lymphatisches Gewebe. Dadurch spielt der Wurmfortsatz eine Rolle in der Immunabwehr.

Nach kranial geht der Blinddarm in das **Kolon** über. Das Kolon steigt zunächst auf der rechten Seite bis zur Leber auf (**Colon ascendens**) und zieht dann unterhalb des Magens auf die linke Seite (**Colon transversum**). Dort verläuft es entlang der linken Niere nach unten (**Colon descendens**). In diesem Bereich ist das Kolon mit der hinteren Bauchwand verwachsen.

Der letzte Abschnitt des Kolons ist gebogen (**Colon sigmoideum**). Er geht in das Rektum über und zieht vom linken Unterbauch in die Körpermitte. Bei einem Einlauf sollten die Patienten deshalb möglichst auf der linken Seite liegen. So kann die Flüssigkeit einfach der Schwerkraft folgend vom Rektum nach unten in den letzten Kolonabschnitt fließen.

Blinddarm und Kolon haben ein typisches Aussehen: Zahlreiche Einschnitte teilen die Darmwand in mehr oder weniger regelmäßige Ausbuchtungen ein, die sog. **Haustren**. Die Einschnitte entstehen, wenn sich die Ringmuskulatur der Darmwand zusammenzieht. Außerdem verlaufen auf der Oberfläche der Darmwand Längsmuskelbündel, die sog. **Tänien**. Durch das Zusammenspiel der Muskulatur wird der Darminhalt 3- bis 4-mal pro Tag in Richtung Rektum geschoben.

Das gibt's zu tun

Ergänze die Beschriftungen der einzelnen Dickdarmabschnitte und färbe sie unterschiedlich ein! Erinnere dich, wo Leber, Magen und die linke Niere liegen, und skizziere an der jeweiligen Stelle die Umrisse dieser Organe mit Bleistift. Wenn du nicht ganz sicher bist, blättere zurück zum Bild auf S. 115 bzw. 113.

Ferienressort unserer Darmflora

Ist der **Wumfortsatz** überflüssig? Heute geht man ja davon aus, dass der „Blinddarm" eine Art Rückzugsgebiet für die **nützliche Darmflora** ist. Geht diese bei einer schweren Gastroenteritis weitgehend verloren, kann der Darm vom Wurmfortsatz aus rasch mit nützlichen Bakterien wiederbesiedelt werden. Zudem enthält das kurze Darmstück viele **Lymphfollikel**, von wo das Immunsystem bei einer Durchfallerkrankung Abwehrzellen in die „Schlacht" schicken kann.

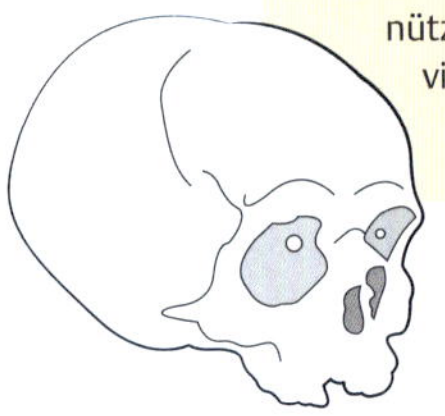

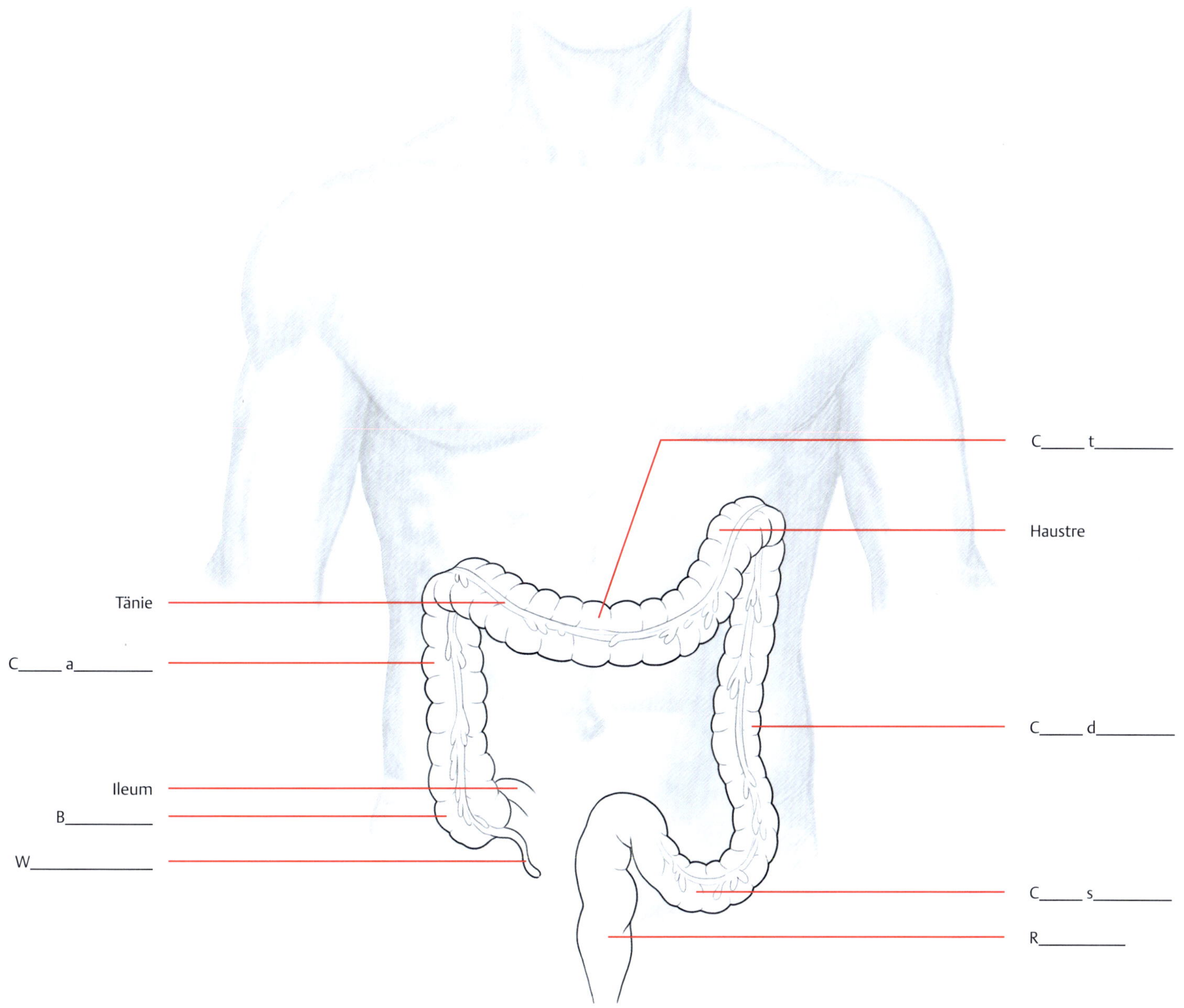

C_____ t_________
Haustre
Tänie
C_____ a_________
C_____ d_________
Ileum
B__________
W______________
C_____ s_________
R_________

Rektum und Analkanal

Das ca. 15 cm lange **Rektum** verläuft an der hinteren Wand der Beckenhöhle. An seiner Ventralseite liegen bei der Frau Gebärmutter und Scheide, beim Mann Harnblase und Geschlechtsdrüsen. Nach seinem Eintritt in das Gewebe des Beckenbodens geht das Rektum in den Analkanal über.

Das Rektum hat einen leicht gebogenen Verlauf, durch den in seinem Inneren 3 Schleimhautfalten entstehen. Der Abschnitt unterhalb der mittleren, größten Falte (**Kohlrausch-Falte**) ist stark dehnbar und wird als **Ampulle** bezeichnet. Hier wird der Stuhl bis zur Ausscheidung gespeichert.

Der **Analkanal** (Canalis analis) zieht durch den Beckenboden. Nach ca. 4 cm endet er am **After**.

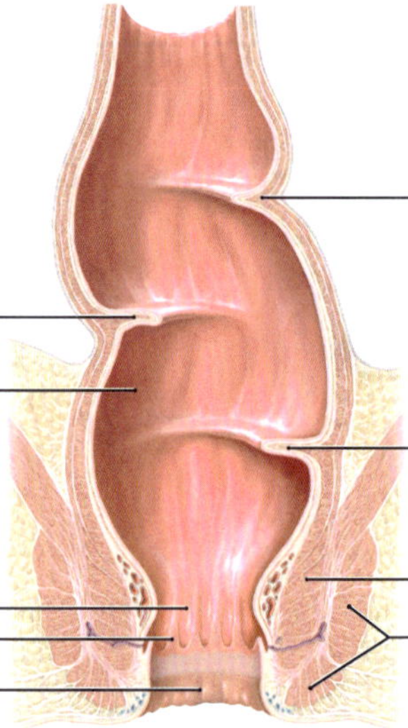

Stuhlkontinenz

Gelangt Stuhl in die Ampulle, dehnt sich deren Wand und der **Stuhldrang** wird ausgelöst. Ist der Moment ungünstig, können ältere Kinder (ab 2–3 Jahren) und Erwachsene durch **Anspannen des äußeren Schließmuskels** den Stuhlgang (Defäkation) bis zu einem gewissen Grad hinauszögern.

Neben dem äußeren Schließmuskel sind für die Stuhlkontinenz noch weitere Strukturen wichtig:

Der **innere Schließmuskel** liegt unter dem äußeren Schließmuskel im Bereich des unteren Rektumabschnitts und des Analkanals. Da er – im Gegensatz zum äußeren Schließmuskel – aus glatter Muskulatur besteht, ist er nicht willentlich steuerbar.

Die **Analsäulen** bilden Längsfalten in der Schleimhaut des Analkanals. Sie schwellen an, wenn die darunterliegenden Gefäßgeflechte viel Blut enthalten, und tragen so zum Verschluss des Analkanals bei.

Auch die Beckenbodenmuskulatur (Kap. 29) ist für die Stuhlkontinenz von Bedeutung, da sie das Rektum leicht abknickt.

Das gibt's zu tun

Was möchte dir wohl dieses Bild sagen? Genau: Zeit für eine Pause! Hol dir einen Kaffee, nimm einen Stift in die Hand und greife zum Telefon. Durch Kritzeleien beim Telefonieren sind schon wahre Meisterwerke entstanden – mal schauen, in was sich die Dünndarmzotten wie von Geisterhand verwandeln.

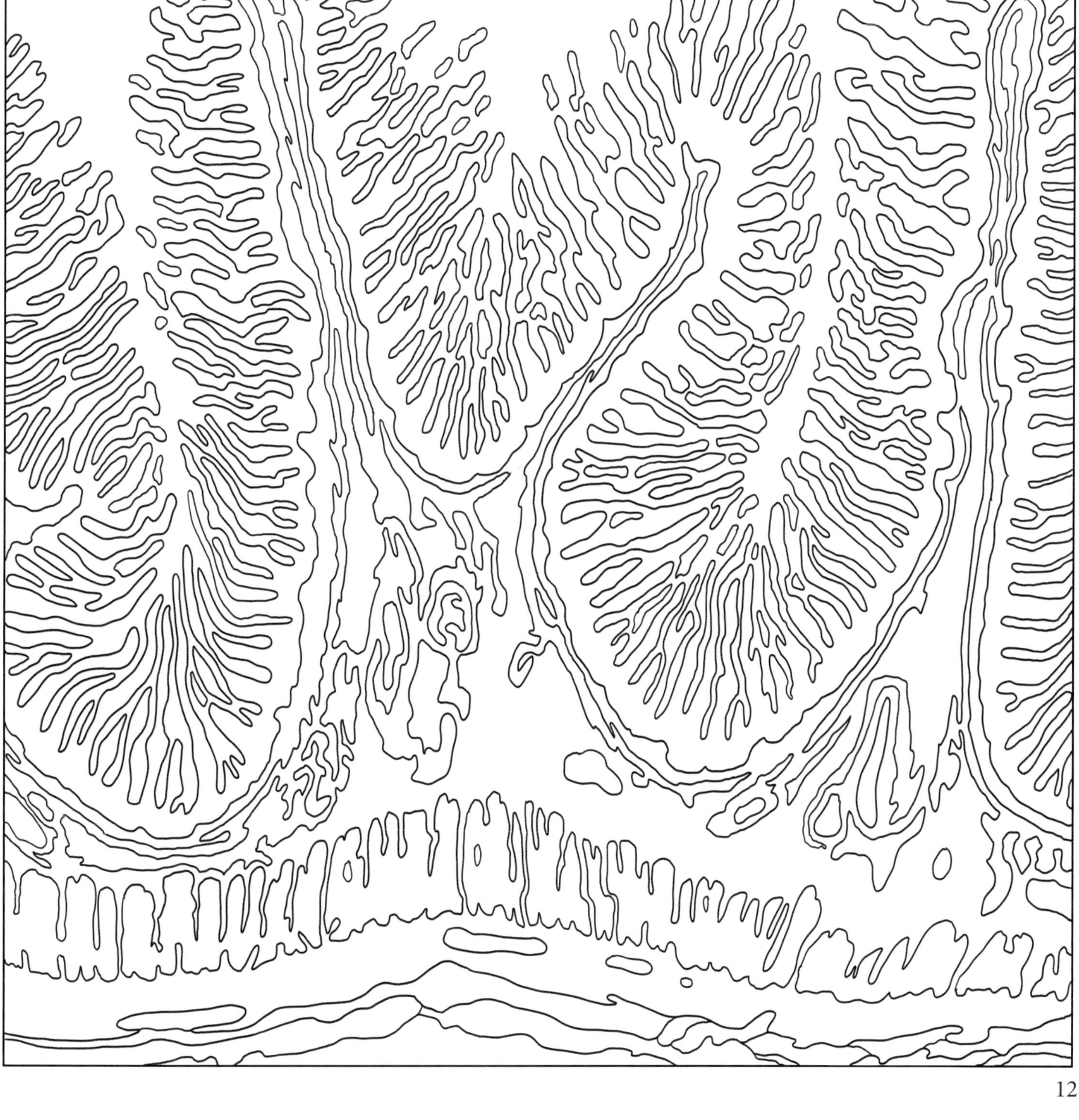

Leber und Gallenblase

Die **Leber** (**Hepar**) liegt größtenteils im rechten Oberbauch direkt unter dem Zwerchfell. Sie besteht aus einem rechten und einem linken **Leberlappen**, zwischen denen zwei weitere, kleinere Leberlappen (Lobus caudatus und Lobus quadratus) liegen. An der Unterseite der Leber liegt die **Leberpforte**. Hier treten die Leberarterien, die Pfortader und die Gallengänge in die Leber ein bzw. aus der Leber aus. Nur die Lebervenen verlaufen außerhalb der Leberpforte.

Die Leberzellen (**Hepatozyten**) sind zu 11,5 Mio. kleinen **Leberläppchen** angeordnet. Sie stellen die funktionelle Einteilung des Lebergewebes dar.

Im Gegensatz zu den meisten anderen Geweben besitzt das Lebergewebe eine hohe Fähigkeit zur **Regeneration**. Nach einer Teilentfernung kann sich das Gewebe neu bilden, sodass die Leber ihre ursprüngliche Gewebemasse wieder erreicht. Dies gilt allerdings nur für gesundes Restgewebe. Werden, wie beispielsweise bei chronischen Erkrankungen, zu viele Leberzellen zugleich geschädigt, kann das Gewebe nicht wiederhergestellt werden. Es kommt zur Bildung narbigen, nicht funktionellen Ersatzgewebes.

Ähnlich wie das Blutgefäßsystem der Lunge ist auch das **Blutgefäßsystem** der Leber fein verzweigt. Dabei gibt es eine Besonderheit: Die Leber erhält nicht, wie andere Organe, nur arterielles Blut über ihre zuführende Arterie, sondern über die **Pfortader** auch venöses Blut. Das arterielle Blut versorgt sie hauptsächlich mit Sauerstoff, das venöse mit den Nährstoffen, die sie für ihre Stoffwechseltätigkeit braucht. Erst in den Leberläppchen fließt das Blut zu einem arteriovenösen Mischblut zusammen. Hier findet auch der Gas- und Stoffaustausch statt. Von dort gelangt das jetzt rein venöse und nährstoffarme Blut in die venösen Gefäße der Leber, die es über die Lebervenen zur unteren Hohlvene leiten.

Neben dem Blutgefäßsystem durchzieht das **Gallengangsystem** das Lebergewebe. Es beginnt in den Leberläppchen und endet mit dem gemeinsamen **Gallengang**. Dieser führt zum Duodenum und gibt unterwegs eine Abzweigung zur Gallenblase ab.

Die **Gallenblase** liegt an der Unterseite der Leber. Sie ist annähernd birnenförmig und kann rund 50 ml Galle fassen. Täglich werden etwa 850 ml Galle von den Leberzellen gebildet. Die Hälfte davon wird direkt ins Duodenum abgegeben, der Rest in der Gallenblase gespeichert. Dies ist möglich, weil die Gallenblase die Lebergalle durch Entzug von Wasser und Natrium zur sog. **Blasengalle** eindickt. 50 ml Blasengalle entsprechen rund 1 l Lebergalle. Wird bei besonders fettreichem Darminhalt viel Galle für die Verdauung benötigt, zieht sich die Gallenblase zusammen und ihr Inhalt gelangt ebenfalls ins Duodenum. Für die grüne Farbe der Galle und für die braune Farbe des Stuhls sind Abbauprodukte des roten Blutfarbstoffs (Bilirubin bzw. Sterkobilin) verantwortlich.

Das gibt's zu tun

Das Bild zeigt die Unterseite der Leber. Zeichne die Gallenblase und den Gallengang grün nach, die Arterien rot und die Venen blau. Gib auch jedem Leberlappen eine eigene Farbe! Oder du spitzt wieder deinen Bleistift und übst noch einmal die Technik des Schraffierens. Die beiden kleinen Leberlappen siehst du übrigens nur, wenn du – wie hier – die Leberunterseite betrachtest.

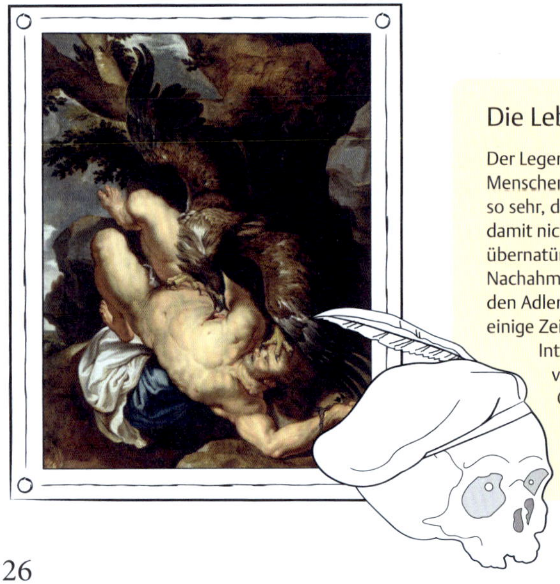

Die Leber des Prometheus

Der Legende nach hat der Titan **Prometheus** den Zorn des Göttervaters **Zeus** auf sich gezogen, denn um den Menschen das Feuer zu bringen, hat er Funken, Glut und Flamme der Sonne gestohlen. Dieser Frevel erboste Zeus so sehr, dass er Prometheus zur Strafe im **Kaukasus** mit skythischen Ketten an einen Felsen fesseln ließ. Doch damit nicht genug: Ein **Adler** sollte jeden Tag zu ihm kommen und von seiner Leber fressen. Wegen Prometheus' übernatürlicher Kräfte regenerierte sich das Organ allerdings nachts. „Der gefesselte Prometheus" von einem Nachahmer Peter Paul Rubens' stellt die grausige Szene dar. Erst der Held **Herakles**, einer der Söhne Zeus', tötet den Adler und setzt so der Folter ein Ende. Die Ketten jedoch wird der Titan zunächst nicht los – es soll noch einige Zeit vergehen, bis Zeus Prometheus begnadigt.

Interessanterweise verfügt die Leber tatsächlich über regenerative Eigenschaften. Zwar kann eine Leber verlorenes Gewebe nicht binnen Stunden ersetzen, lässt man ihr aber ausreichend Zeit, kann sich das Organ erholen. Dies funktioniert allerdings nicht uneingeschränkt: Die Leber filtert alle Giftstoffe, die über Nahrung und Umwelt in unseren Körper gelangen. Nimmt die Zufuhr dieser Giftstoffe überhand (z. B. bei anhaltendem Akoholkonsum), stößt die Regenerationsfähigkeit der Leber an ihre Grenzen und es droht die **Leberzirrhose**. *© bpk/RMN – Grand Palais/Hervé Lewandowski*

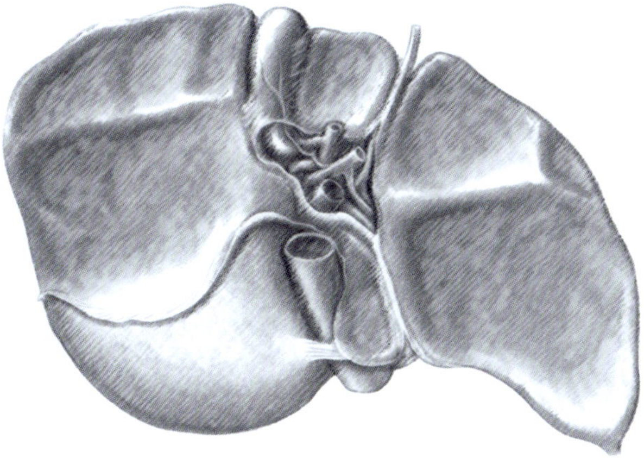

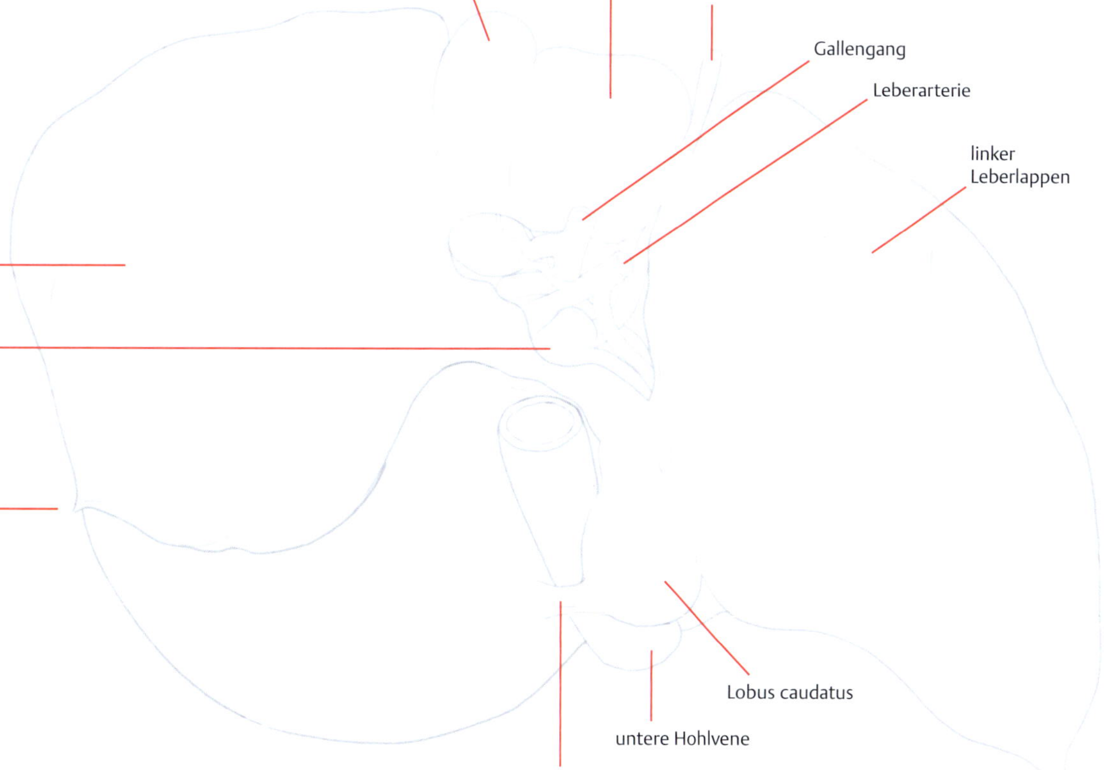
Gallenblase
Lobus quadratus
Bandstruktur
Gallengang
Leberarterie
linker
Leberlappen
rechter Leberlappen
Pfortader
Bandstruktur
Lobus caudatus
untere Hohlvene
Bandstruktur

Aufgaben der Leber

Die Leber ist das zentrale Organ des **Kohlenhydrat-, Protein-** und **Fettstoffwechsels.** Die Stoffe, die aus der Nahrung aufgenommen werden, erreichen als Erstes die Leber. Eine Ausnahme bilden die langkettigen Fettsäuren. Sie werden zunächst über die Lymphe abtransportiert und erreichen dann über das arterielle Gefäßsystem die Leber. Je nachdem, welche Stoffwechsellage gerade herrscht, verarbeitet die Leber die Stoffe weiter, speichert sie oder baut sie ab.

Eine der wichtigsten Aufgaben der Leber ist die **Glukoneogenese**. Bei **Energiemangel** – z.B. zwischen den Mahlzeiten – bildet die Leber neue Glukosemoleküle und gibt sie ans Blut ab. Dies ist notwendig, weil einige Organe, wie z.B. das Gehirn und das Nierenmark, auf eine ständige Glukosezufuhr angewiesen sind. Ausgangsstoffe für die Glukoneogenese sind Aminosäuren aus der Nahrung oder dem Proteinabbau, Laktat (Milchsäure aus dem Muskelstoffwechsel) oder Glyzerin aus dem Fettabbau.

Herrscht dagegen ein Überangebot an Glukose, also ein **Energieüberschuss**, kann die Leber einen kleinen Teil der Glukose in Form von Glykogen speichern und bei Energiemangel wieder freisetzen. Im Gegensatz zur Muskulatur ist der Glykogenspeicher der Leber allerdings recht klein. Deshalb wandelt die Leber die überschüssige Glukose größtenteils in Fettsäuren um. Diese Neubildung von Fettsäuren heißt **Lipogenese**. Fette sind allerdings wasserunlöslich. Deshalb werden sie noch in der Leber von einer Proteinhülle umschlossen, die ihre Wasserlöslichkeit erhöht. So können sie mit dem Blut zu anderen Organen (z.B. Fettgewebe oder Muskulatur) transportiert werden. Hülle und umhüllte Fette werden gemeinsam als **Lipoproteine** bezeichnet.

Aus den Aminosäuren der Nahrung bildet die Leber Proteine: Die **Albumine** und die **Globuline** zählen zu den Plasmaproteinen und dienen im Blut als Transportproteine für andere Stoffe. Die Albumine sind außerdem für den kolloidosmotischen Druck verantwortlich, der die Flüssigkeit in den Gefäßen hält. Einige Globuline und die **Faktoren des Komplementsystems**, die ebenfalls von der Leber gebildet werden, spielen eine Rolle in der Immunabwehr. Bei den **Gerinnungsfaktoren** des Blutes handelt es sich ebenfalls um Proteine, die von der Leber hergestellt werden. Überschüssige Aminosäuren baut die Leber ab, wobei Ammoniak entsteht.

Ammoniak ist ein Zellgift und muss möglichst schnell unschädlich gemacht werden. Auch diese Aufgabe übernimmt die Leber, sie wird als **Entgiftung** bezeichnet. Die Leber wandelt dabei schädliche Stoffe so um, dass sie über die Galle oder die Niere ausgeschieden werden können. Die schädlichen Stoffe können, wie eben z.B. Ammoniak, im Stoffwechsel entstehen oder eingenommen werden, wie z.B. Inhaltsstoffe von Medikamenten.

Außerdem bildet die Leber die **Galle** und dient als Speicherort u.a. für Eisen, Kupfer und einige Vitamine.

Das gibt's zu tun

Was entsteht im Leberstoffwechsel aus was? Verbinde Ausgangsstoffe und Endprodukte über Pfeile miteinander! Beachte die Pfeilrichtung bei Energiemangel und -überschuss: Wann nimmt die Leber Glukose auf und wann setzt sie Glukose frei? Ergänze außerdem, woher das Laktat und die Aminosäuren stammen, und finde Beispiele für die von der Leber hergestellten Proteine. Die Anfangsbuchstaben haben wir bereits vorgeschlagen.

Fettleber

Die Ursache für eine Fettleber ist häufig ein **hoher Alkoholkonsum**. Denn was viele nicht wissen: Alkohol ist sehr kalorienreich! Um den Energieüberschuss zu beseitigen, wandelt die Leber den Alkohol in Fettsäuren um, die sie in den Leberzellen speichert. Zusätzlich wirkt Alkohol hepatotoxisch, schädigt also die Leberzellen. Beide Effekte zusammen können im weiteren Verlauf zu einer Leberentzündung (Fettleberhepatitis) und letztlich zu einer Leberzirrhose (Kap. 39) führen. Deshalb ist eine Fettleber – auch wenn sie fast immer symptomlos ist und sich bei Abstinenz sogar wieder zurückbilden kann – ein durchaus ernst zu nehmender Befund. Als **Grenze für den Alkoholkonsum** gilt für Männer übrigens ca. 60 g/Tag, was ungefähr 1 l Bier entspricht. Frauen sollte mit 20 g Alkohol/Tag noch enthaltsamer leben. Weiter Ursachen für eine Fettleber sind u.a. eine anhaltende Überernährung und die Einnahme lebertoxischer Medikamente.

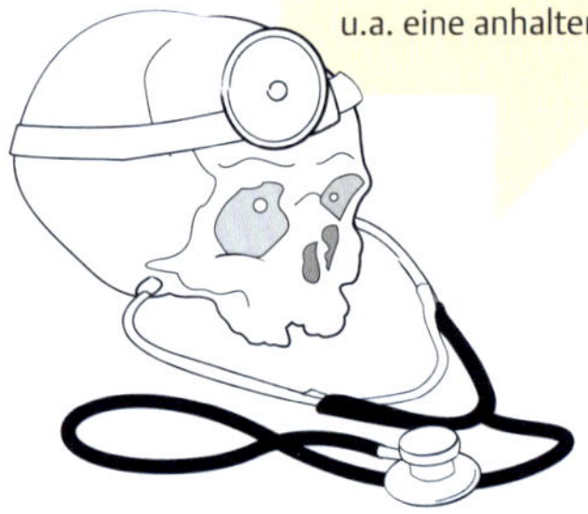

Energiemangel

Energieüberschuss

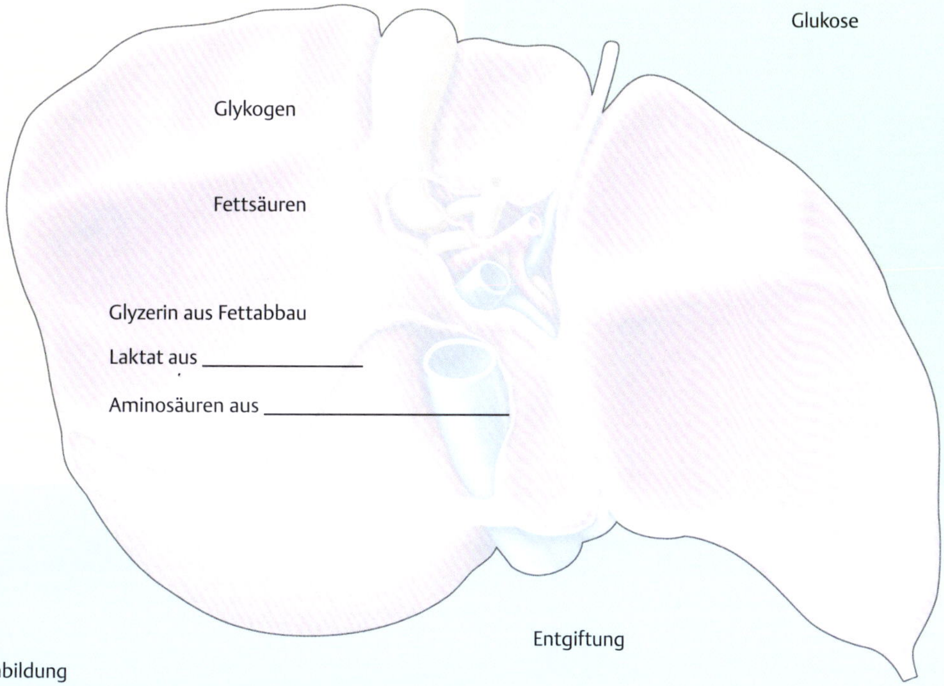

sonstige Funktionen

Harnsystem

Das **Harnsystem** besteht aus Niere, Harnleiter, Harnblase und Harnröhre. In der Niere wird der Harn gebildet, der dann über das Nierenbecken und den Harnleiter in die Harnblase gelangt. Dort wird er so lange gespeichert, bis es zur Entleerung der Blase kommt und der Harn über die Harnröhre nach außen abfließt.

Der **Harnleiter** (Ureter) verbindet die Niere mit der Harnblase. Er ist ca. 25 cm lang und hat einen Durchmesser von rund 5 mm. Seine Wand besteht aus Urothel (Kap. 7) und einer darunterliegenden Muskelschicht. In seinem Verlauf liegen **3 Engstellen**. Sie sind bei Harnleitersteinen von Bedeutung, da sich größere Steine dort festsetzen. Der Harnleiter versucht dann, die Steine weiterzubefördern, indem er sich wellenförmig zusammenzieht, was sehr schmerzhaft ist („Nierenkolik").

Die **Harnblase** (Vesica urinaria) liegt hinter der Schambeinfuge (Abb. Kap. 62). Ihre Wand besteht aus Muskulatur. Ihr Urothel besitzt zahlreiche Falten, damit sich die Blase bei steigendem Füllungsgrad ausdehnen kann. Ist sie stark gefüllt, ragt sie über die Schambeinfuge hinaus, was beim Legen von suprapubischen Kathetern genutzt wird. Hierbei wird etwa 2 cm oberhalb der Symphyse ein Katheter direkt durch die Bauchdecke in die Harnblase gelegt. Voraussetzung für den Eingriff ist eine gut gefüllte Blase. Der Übergang von der Harnblase in die Harnröhre wird als **Blasenhals** bezeichnet. Hier liegt der **innere Harnröhrenschließmuskel**.

Die **Harnröhre** (Urethra) ist bei der Frau etwa 4 cm lang und endet hinter der Klitoris. Beim Mann endet sie nach rund 20 cm an der Penisspitze (Abb. Kap. 63). Auf ihrem Weg dorthin beschreibt die männliche Harnröhre 2 Krümmungen und besitzt 3 Engstellen. Wegen dieses Verlaufs ist das Katheterisieren von Männern schwieriger als das von Frauen. Bei beiden Geschlechtern liegt dort, wo die Harnröhre durch den Beckenboden tritt, der **äußere Harnröhrenschließmuskel**. Er ist im Gegensatz zum inneren bis zu einem gewissen Grad willentlich steuerbar.

Das gibt's zu tun

Suche in der großen Abbildung die beiden Nieren, die beiden Harnleiter und die Harnblase. Wenn du nicht sicher bist, schaue auf dem kleinen Bild nach. Gib jedem dieser Organe eine andere Farbe! Welche anatomischen Strukturen kannst du noch erkennen? Wenn du Zeit und Lust hast, färbe auch diese entsprechend ein. Ein Tipp, bevor du lange suchst: Die Harnröhre ist auf dem Bild nicht zu sehen.

Blasenentleerung (Miktion)

Zur **Miktion** kommt es, wenn sich die Muskelschicht der Harnblase zusammenzieht. Bis zu einem Alter von ca. 3 Jahren steuert der **Miktionsreflex** die Entleerung der Blase: Eine starke Blasenfüllung wird von Dehnungsrezeptoren in der Blasenwand ans Rückenmark gemeldet. Das Rückenmark veranlasst daraufhin die Erschlaffung des inneren und des äußeren Harnröhrenschließmuskels und die Kontraktion der Blasenmuskulatur. Unterstützt wird es dabei von dem Blasenfüllungs- und dem Blasenentleerungszentrum des Gehirns. Später übernehmen übergeordnete Hirnzentren die Kontrolle über die Miktion, sodass diese willentlich gesteuert werden kann.

Wusstest du, dass ...

... der größte jemals einem Menschen entfernte **Blasenstein einen Durchmesser von** 17 cm hatte und 1,1 kg wog? Er wurde 2009 einem Ungarn entnommen.

... man die Unfähigkeit, auf öffentlichen Toiletten zu pinkeln, **„Paruresis"** oder „schüchterne Blase" nennt?

... dass Elefantenblasen ein Fassungsvermögen von **18 Litern** haben?

... man im Mittelalter dachte, dass Gefühle, auch die Angst, ihren Ursprung in den Nieren hätten? Wenn einem etwas emotional zusetzt, sagt man auch heute noch: **„Das geht mir an die Nieren."**

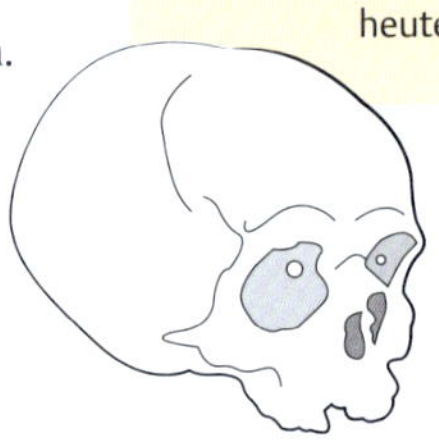

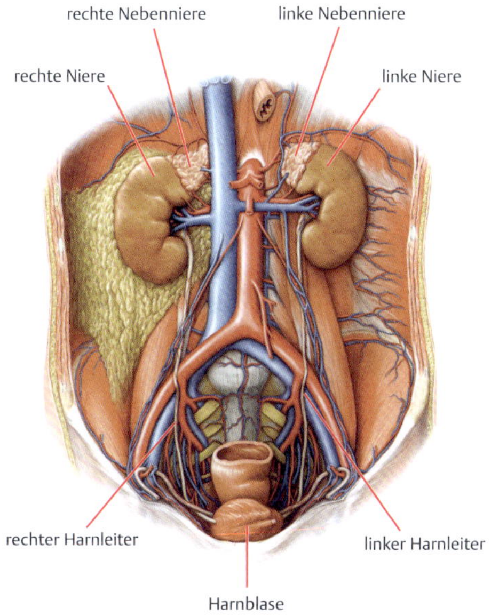
rechte Nebenniere
linke Nebenniere
rechte Niere
linke Niere
rechter Harnleiter
linker Harnleiter
Harnblase

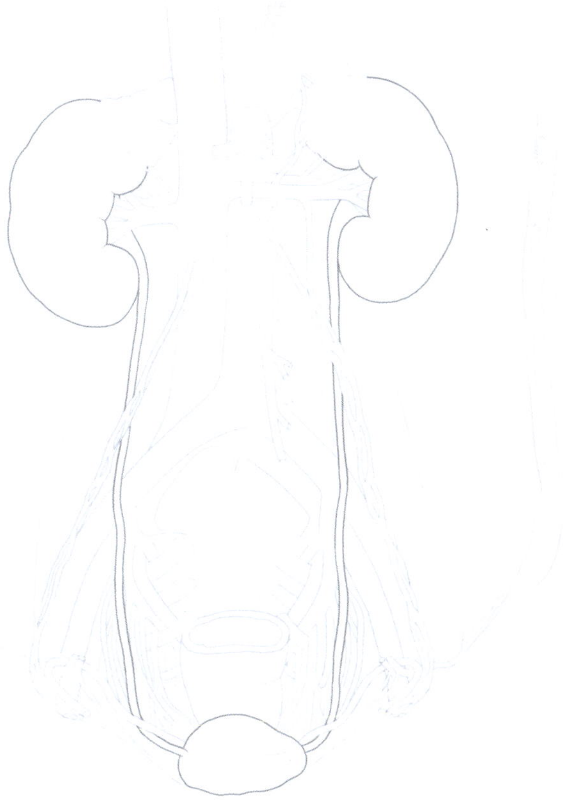

Aufgabe und Aufbau der Niere

Die **Niere** (Ren) ist dafür verantwortlich, dass der Wasser- und Elektrolythaushalt und der Säure-Basen-Haushalt des Körpers ausgewogen bleiben. Ein solches ausgewogenes Verhältnis von Wasser und Elektrolyten bezeichnet man als **Homöostase**.

Die Homöostase hält die Niere aufrecht, indem sie die **Harnbildung** und auch die Konzentration und die Zusammensetzung des Harns steuert. Zusammen mit der Leber sorgt sie außerdem für die **Entgiftung**. Eine weitere Aufgabe der Niere ist die Bildung von 3 **Hormonen**: Renin, das an der Blutdruckregulation beteiligt ist, Erythropoetin für die Bildung der Erythrozyten und das Vitamin-D-Hormon, das im Kalziumstoffwechsel eine Rolle spielt.

Die beiden Nieren liegen rechts bzw. links der Wirbelsäule, ihr oberer Rand etwa auf Höhe des letzten Brustwirbels. Sie sind etwa 12 cm lang. Das **Nierenhilum** liegt an der Seite, die der Wirbelsäule zugewandt ist. Hier treten die Gefäße und die Harnleiter ein bzw. aus. Im Inneren der Niere liegt das **Nierenbecken**, durch das der Harn in den Harnleiter fließt.

Am Nierengewebe unterscheidet man die äußere **Nierenrinde** und das darunter liegende **Nierenmark**.

Das gibt's zu tun

Zeichne die Schnittfläche der Niere fertig. Achte dabei darauf, Nierenrinde und Nierenmark farblich voneinander abzusetzen! Du kannst auch verschiedene Farben benutzen. Am Nierenbecken kannst du mit verschiedenen Brauntönen eine räumliche Tiefe erzielen. Orientiere dich dabei am kleinen Bild links oben, und probiere es einfach mal aus!

Harnproduktion

Die Harnproduktion läuft in **2 Schritten** ab: Zuerst wird eine noch unkonzentrierte Vorstufe des Harns gebildet, der **Primärharn**. Er entsteht, indem das Blutplasma in der Nierenrinde durch die Poren zahlreicher kleiner Kapillarknäuel (**Glomeruli**) gepresst wird. Das Filtrat des Blutplasmas, das dadurch gebildet wird, ist der Primärharn. Die tägliche Menge an Primärharn liegt bei ca. 180 l, umgerechnet etwa 120 ml/min. Diese **glomeruläre Filtrationsrate (GFR)** wird als Maß für die Nierenfunktion verwendet.

Die Glomeruli sind von der **Bowman-Kapsel** umgeben, die den Primärharn auffängt. Glomeruli und Kapsel bildet zusammen die **Nierenkörperchen**. An die Nierenkörperchen schließen sich die **Nierenkanälchen** an, die sowohl die Nierenrinde als auch das Nierenmark durchziehen. Nierenkörperchen und Nierenkanälchen bilden zusammen das **Nephron**. Beide Nieren zusammen enthalten 2–3 Mio. Nephrone.

In den Nierenkanälchen läuft der 2. Schritt der Harnbildung ab: die Konzentration des Primärharns zum **Sekundärharn**. Dabei werden in komplexen Abläufen Elektrolyte, Wasser und andere Stoffe zwischen Nierenkanälchen, Nierengewebe und einem 2. Kapillarnetz der Niere ausgetauscht. Wichtig sind dabei v.a. Natrium-, Chlorid- und Kalziumionen und Harnstoff. Motor der Austauschvorgänge ist die unterschiedliche Osmolalität bzw. Konzentration der Stoffe in Nierenkanälchen und Nierengewebe. Als Ergebnis entsteht der konzentrierte Sekundärharn, der aus den Kanälchen ins **Nierenbecken** gelangt. Täglich sind es, je nach Trinkmenge, rund 1,5 l. Es wird letztlich also nur rund 1 % des Primärharns ausgeschieden. Die restliche Flüssigkeit wird während der Austauschvorgänge in den Nierenkanälchen wieder aufgenommen.

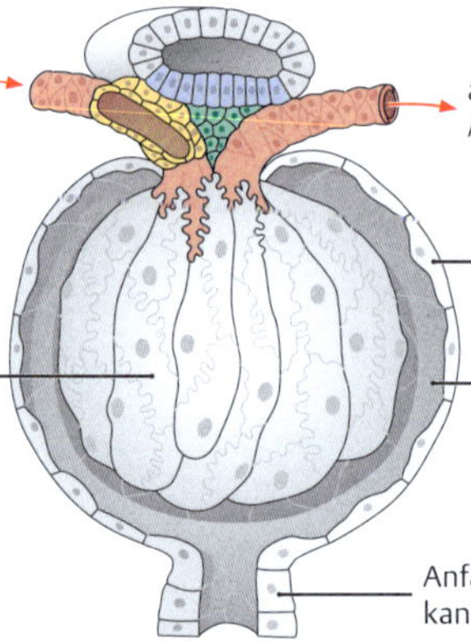

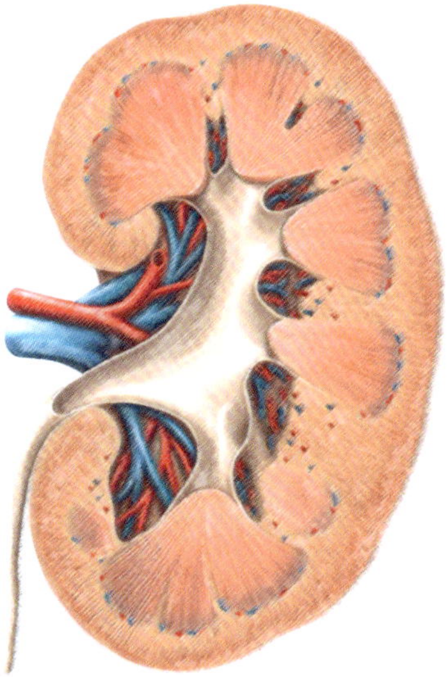

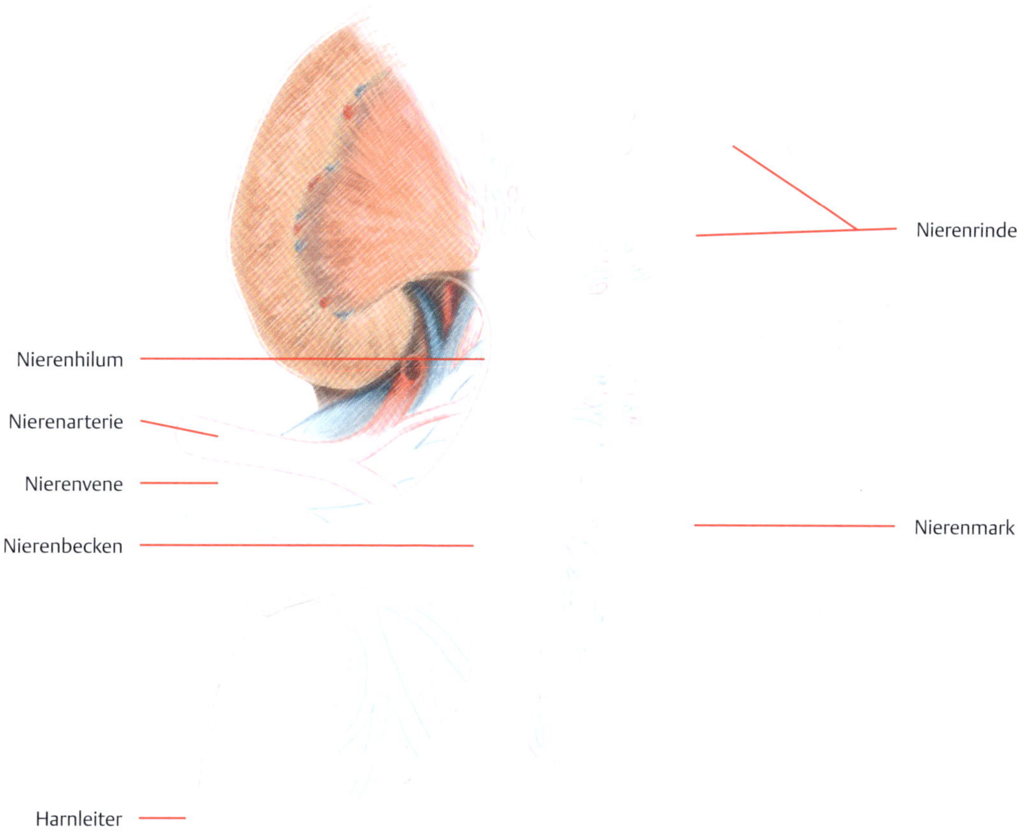
Nierenrinde
Nierenhilum
Nierenarterie
Nierenvene
Nierenbecken
Nierenmark
Harnleiter

Lymphatische Organe

Die **primären lymphatischen Organe** (Knochenmark und Thymus) sind Bildungs- und Reifungsort der Lymphozyten. In den **sekundären lymphatischen Organen** treffen die Lymphozyten auf ihre Antigene. Hier laufen die eigentlichen Immunreaktionen ab. Zu den sekundären lymphatischen Organen zählen die Lymphknoten, die Milz und das lymphatische Gewebe der Schleimhäute, das MALT (mucosa-associated lymphoid tissue).

Als **Antigene** werden Strukturen bezeichnet, die vom Immunsystem als „fremd" eingestuft werden und deshalb bekämpft und unschädlich gemacht werden sollen.

Im **roten Knochenmark** werden sowohl die B- als auch die T-Lymphozyten gebildet. Während die B-Lymphozyten zunächst im Knochenmark bleiben, wandern die T-Lymphozyten weiter in den **Thymus**. In beiden Organen durchlaufen die Lymphozyten einen Reifungsprozess. Dessen Ziel ist es, diejenigen Lymphozyten auszusortieren, die **körpereigene** Strukturen fälschlich als „fremd" einstufen und angreifen wollen. Die Lymphozyten, die dieses Auswahlverfahren überstanden haben, gelangen mit dem Blut als sog. **naive B- bzw. T-Lymphozyten** in die sekundären lymphatischen Organe.

Die **Lymphknoten** liegen zwischen den Organen bzw. Körperregionen und den Lymphstämmen (Kap. 34). Einige der Lymphknoten, wie z. B. die Hals- oder die Leistenlymphknoten, liegen oberflächlich und können unter der Haut getastet werden. Die Lymphknoten kontrollieren die Lymphe, die durch sie hindurchfließt, auf Antigene und filtern diese aus der Lymphe heraus. Kommen die Lymphozyten in den Lymphknoten in Kontakt mit einem Antigen, das auf ihre Antigen-Rezeptoren passt, werden sie aktiviert und die Immunreaktion setzt ein (Kap. 60).

Das **MALT** verteilt sich auf die Schleimhäute des Rachens und des Darms. Im Rachen bildet das lymphatische Gewebe den **Waldeyer-Rachenring**, der sich aus den Gaumen-, Rachen-, Zungen- und Tubenmandeln und den Seitensträngen zusammensetzt. Er fängt v.a. Antigene ab, die über die Nahrung und die Atemluft aufgenommen werden. In der Darmschleimhaut finden sich ebenfalls Ansammlungen von Lymphozyten, und zwar als **Peyer-Plaques** im Dünndarm und als **Darmtonsille** im Wurmfortsatz des Blinddarms. Sie fangen solche Antigene ab, die über die Nahrung in den Darm gelangt sind.

Die **Milz** (Lien, Splen) liegt im linken Oberbauch direkt unter dem Zwerchfell. Ihre Nachbarorgane sind Magen, Kolon und die linke Niere. Sie ist etwa 12 cm lang und 8 cm breit. Die Milz besteht aus einem sehr weichen Gewebe (Pulpa), das von einer Kapsel umschlossen wird. In die Pulpa sind zahlreiche blutgefüllte Hohlräume eingelagert. Hier wird das Blut nicht nur auf Antigene, sondern auch auf überalterte Erythrozyten untersucht, die in der Milz abgebaut werden. Im Unterschied zu Lymphknoten und MALT besitzt die Milz keine zuführenden, sondern nur ableitende Lymphgefäße. Die Antigene, die in der Milz auftauchen, stammen deshalb aus dem Blut. Weitere Aufgaben der Milz sind die Speicherung von Monozyten und die Vermehrung der Lymphozyten.

Das gibt's zu tun

Wo liegen die primären lymphatischen Organe? Färbe sie rot ein! Für die sekundären lymphatischen Organe wähle einen Grünton. Welche gehören zum MALT? Welche Lymphknoten sind unter der Haut tastbar? Fühle einmal bei dir selber am Hals und in der Leiste! Zeichne außerdem die Lymphgefäße grün nach. Wo fließt die Lymphe in das venöse Blutsystem?

Wächterlymphknoten

Wenn sich bei bösartigen Tumorerkrankungen Krebszellen vom Tumor lösen und in die Lymphe gelangen, werden sie als Erstes in die nächstgelegenen Lymphknoten geschwemmt. Siedeln sie sich dort an und vermehren sich, spricht man von einer **lymphogenen Metastasierung**. Die Lymphknoten, die von der Lymphe des von dem Tumor betroffenen Organs zuerst erreicht werden, bezeichnet man als Wächterlymphknoten oder Sentinel-Lymphknoten. Sie spielen z. B. bei Brust- und Prostata-Krebs eine Rolle und werden noch während der OP auf Krebszellen hin untersucht. Sind sie frei von Tumorzellen, hat der Tumor (mit hoher Wahrscheinlichkeit) noch nicht lymphogen gestreut, und die nachgelagerten Lymphknoten können erhalten bleiben.

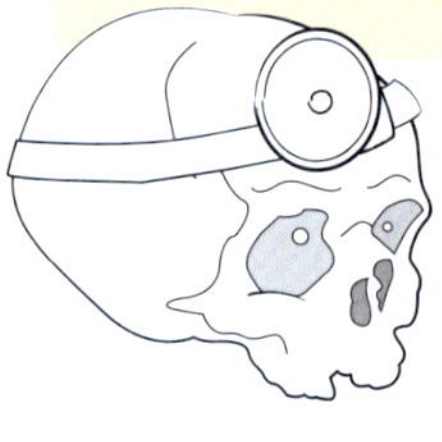

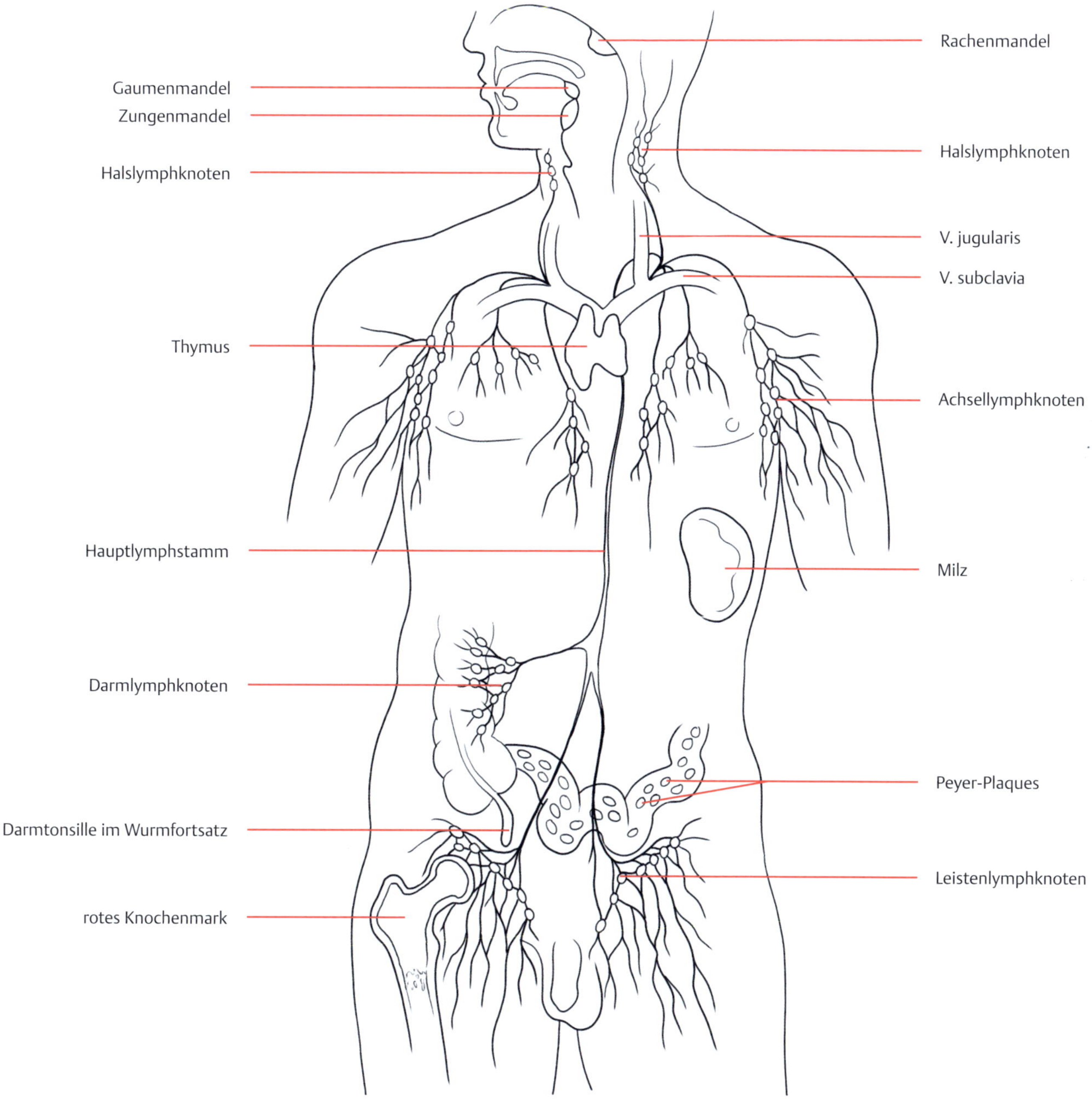
Rachenmandel
Gaumenmandel
Zungenmandel
Halslymphknoten
Halslymphknoten
V. jugularis
V. subclavia
Thymus
Achsellymphknoten
Hauptlymphstamm
Milz
Darmlymphknoten
Peyer-Plaques
Darmtonsille im Wurmfortsatz
Leistenlymphknoten
rotes Knochenmark

Aufgaben und Bestandteile des Immunsystems

In unserer Umwelt lauern viele Gefahren: Bakterien und Viren, Pilze und Parasiten, Chemikalien, Rußpartikel und unzählige andere schädliche Stoffe. Unser **Immunsystem** versucht zu verhindern, dass die Erreger und Substanzen in unseren Körper gelangen. Gelingt dies trotzdem, sorgt es dafür, dass der Schaden möglichst gering bleibt.

Damit es keine gesunden körpereigenen Strukturen angreift, kann das Immunsystem zwischen „körperfremd" und „körpereigen" unterscheiden. Hierfür tragen alle gesunden Körperzellen die sog. **MHC-I-Moleküle** (MHC: major histocompatibility complex) an ihrer Oberfläche. Diese werden in der Zelle gebildet und nehmen auf ihrem Weg an die Zelloberfläche ein zelleigenes Peptidbruchstück mit, das die Zelle als körpereigen ausweist. Bei entarteten Zellen, z. B. Tumorzellen, oder Zellen, die mit einem Virus infiziert sind, sinkt die Zahl der MHC-I-Komplexe oder sie fehlen ganz. Diese Zellen werden dann als „körperfremd" eingestuft.

Das Immunsystem besitzt 2 Anteile, die eng miteinander verbunden sind:

- **unspezifische Abwehr:** Sie funktioniert sofort und von Geburt an. Sie reagiert immer gleich, unabhängig davon, welches Antigen bekämpft werden muss. Sie wird auch als angeborene oder natürliche Abwehr bezeichnet.
- **spezifische Abwehr:** Sie entwickelt für jedes Antigen eine maßgeschneiderte Abwehr. Deshalb braucht sie mehrere Tage Anlaufzeit. Sie wird auch als erworbene oder adaptive Abwehr bezeichnet.

An beiden Abwehrsystemen wirken sowohl Leukozyten als auch lösliche Stoffe mit. Bei Letzteren handelt es sich um Proteine, Enzyme oder Antikörper, die unter dem Begriff „**humorale Bestandteile**" zusammengefasst werden. Sie geben Informationen zwischen den Abwehrzellen weiter oder bekämpfen die Antigene direkt. Zu ihnen gehören u.a. die Zytokine, die Akute-Phase-Proteine und das Komplementsystem (Kap. 59).

Die **Zytokine** steuern den Ablauf der Immunreaktion. Sie werden von Makrophagen und T-Lymphozyten freigesetzt. Sie erleichtern u.a. den Übertritt der Leukozyten aus der Blutbahn ins Gewebe, aktivieren die Lymphozyten und regen die dendritischen Zellen an, in die Lymphknoten zu wandern. Zu den Zytokinen zählen auch die **Interleukine**. Sie übermitteln Botschaften zwischen den Leukozyten. Es sind inzwischen zahlreiche Interleukine bekannt (IL-1 bis IL-32).

Im Rahmen der unspezifischen Abwehr setzen die Zytokine in der Leber die Bildung der **Akute-Phase-Proteine** in Gang. Zu dieser Gruppe gehören die Gerinnungsfaktoren, Bestandteile des Komplementsystems und verschiedene Enzyme. Klinisch von Interesse ist dabei vor allem das C-reaktive Protein (**CRP**), dessen Konzentration im Blut einen Hinweis auf den Verlauf einer Entzündung geben kann.

Die **Antikörper** sind humoraler Bestandteil der spezifischen Abwehr.

Das gibt's zu tun

Kreise die Bestandteile des unspezifischen Immunsystems orange und die des spezifischen Abwehrsystems blau ein. Die Bestandteile, die an beiden Systemen beteiligt sind, erhalten 2 Kreise. Vielleicht kannst du diese Aufgabe jetzt noch nicht komplett lösen. Nimm deshalb auch die Informationen aus den beiden folgenden Kapiteln zuhilfe.

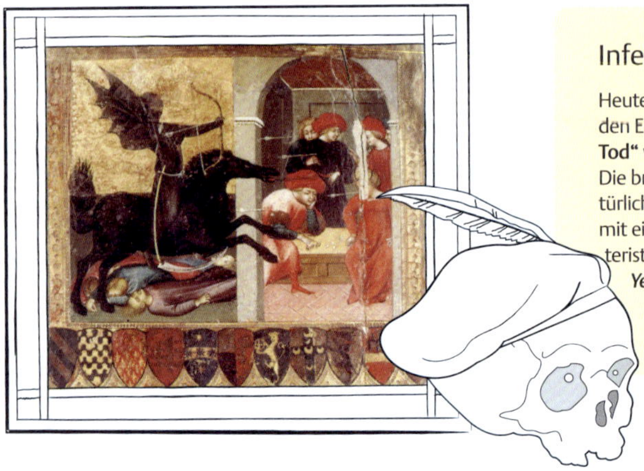

Infektion mit Pfeil und Bogen?

Heute verstehen wir, was Krankheiten auslöst und wie sie übertragen werden, denn wir können per Mikroskop den Erreger sichtbar machen und die Übertragungswege beobachten. Doch im Mittelalter, als der „**Schwarze Tod**" wütete und innerhalb von 4 Jahren 25 Millionen Todesopfer forderte, war nichts von alledem bekannt. Die breite Bevölkerung stellte sich die Pest wegen ihres enormen, zerstörerischen Ausmaßes als übernatürliche Macht vor: Für sie war diese Krankheit ein mysthischer Reiter, der Menschen durch den Abschuss mit einem **unsichtbaren Pfeil** infizierte. Dort, wo der Pfeil traf, entstand eine der für die Krankheit charakteristischen Pestbeulen. Heute weiß man: Die Pest wird von einem hochansteckenden Bakterium namens ***Yersinia pestis*** ausgelöst, das von Nagetieren – genauer durch Bisse von deren Flöhen – auf den Menschen übertragen werden kann. Dort, wo sie zubeißen, entstehen entlang des Lymphabflusses die Pestbeulen.

Allegorie der Pest auf dem Biccherna-Buchdeckel © bpk/Kunstgewerbemuseum, SMB/Saturia Linke

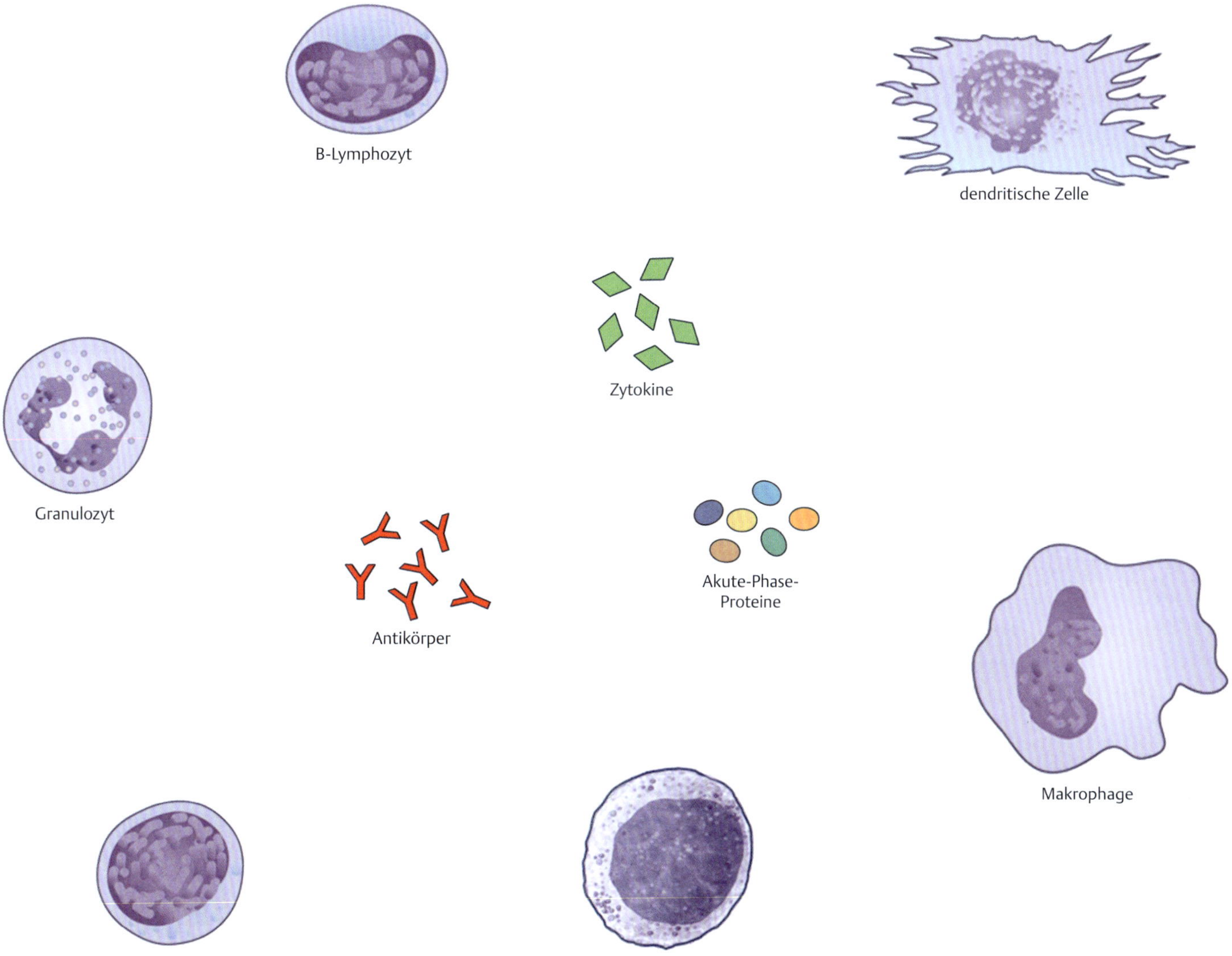
B-Lymphozyt
dendritische Zelle
Zytokine
Granulozyt
Antikörper
Akute-Phase-
Proteine
Makrophage
T-Lymphozyt
NK-Zelle

Unspezifische Immunabwehr

Die **unspezifische Abwehr** erkennt lediglich, ob ein Stoff körpereigen oder körperfremd ist. Die einzelnen Erreger oder Schadstoffe kann sie nicht oder nur grob differenzieren. Aus diesem Grund behandelt sie alle Eindringlinge mehr oder weniger gleich. Dies allerdings mit großem Erfolg: Rund 90% aller Infektionen werden erfolgreich vom unspezifischen Immunsystem bekämpft.

Die erste „Waffe" des unspezifischen Immunsystems ist die **äußere Abwehr**. Darunter versteht man alle physikalischen und chemischen Schutzmechanismen, die es den Antigenen entgegensetzt. Hierzu gehören beispielsweise die intakte Haut als mechanische Barriere, die Flimmerhärchen der Atemwege, der Spüleffekt bei der Urinausscheidung, die Magensäure oder das antimikrobiell wirkende Enzym Lysozym, das u.a. auf Schleimhäuten vorkommt.

Ist es dem Antigen gelungen, diese erste Hürde zu nehmen, trifft es als Nächstes auf die **phagozytierenden Zellen** der unspezifischen Abwehr: die Granulozyten, die Makrophagen und die dendritischen Zellen (Kap. 16). Die Phagozyten sind mit unspezifischen Rezeptoren ausgestattet, die auf eine Vielzahl von Antigenen passen. Damit erkennen sie das Antigen als körperfremd, binden und phagozytieren es. Zusätzlich schütten sie sog. **Chemokine** aus, die weitere Phagozyten anlocken.

In ihrer Antigenerkennung werden die Phagozyten durch das **Komplementsystem** unterstützt. Es besteht aus verschiedenen Plasmaproteinen (Faktoren), die sich untereinander aktivieren. Der Faktor 3b beispielsweise bindet an Antigene. Durch diese sog. **Opsonierung** werden diese für die Phagozyten leichter erkennbar. Andere Faktoren können weitere Leukozyten anlocken oder wirken bakterienabtötend (bakterizid).

Die **Makrophagen** und die **dendritischen Zellen** haben neben der Phagozytose noch eine weitere wichtige Aufgabe: Sie verbinden die unspezifische mit der spezifischen Abwehr. Dies geschieht mit Hilfe der **MHC-II-Moleküle**, die sie auf ihrer Oberfläche tragen. Im Gegensatz zu den MHC-I-Molekülen enthalten diese nicht ein körpereigenes Zellbruchstück, sondern ein Bruchstück des Erregers, den die Zelle zuvor phagozytiert hat. Durch diese sog. **Antigenpräsentation** informieren die Makrophagen und die dendritischen Zellen die Lymphozyten der spezifischen Immunabwehr darüber, welches Antigen in den Körper gelangt ist. Dabei bleiben die Makrophagen im Gewebe, während die dendritischen Zellen in die Lymphknoten wandern.

Eine besondere Rolle in der Immunreaktion spielen die **NK-Zellen** (Kap. 16). Sie werden nicht durch direkten Antigen-Kontakt aktiviert, sondern über eine fehlende oder verminderte Ausprägung der MHC-I-Komplexe auf der Zelloberfläche. Finden sie eine derart veränderte Zelle, schütten sie Zytotoxine aus und die Zelle stirbt ab. Diese Strategie ist vor allem für die Bekämpfung von entarteten oder virusinfizierten Zellen wichtig.

Das gibt's zu tun

Welche Abwehrzelle ist welche? Solltest du dich nur noch dunkel erinnern, schau noch einmal in Kap. 16 und 17 nach. Wovon wird welche Zelle aktiviert und wie reagiert sie? Zeichne die Zusammenhänge durch Pfeile in das Bild ein! Für die Neutrophilen haben wir es bereits vorgemacht. Benutze für die bessere Übersicht am besten für jede Zellart eine eigene Farbe.

HIV und AIDS

Dieses Thema gehört zur spezifischen Immunabwehr (du findest es nur hier, weil auf S. 140 kein Platz mehr dafür war): Ziel des **HIV** (humanes Immundefizienz-Virus) sind die **T-Helferzellen** der spezifischen Immunabwehr. Das Virus bindet zunächst an deren CD4-Rezeptoren und dringt dann in die Zelle ein. Es veranlasst die T-Helferzelle, weitere HI-Viren zu bilden, wobei die Zelle zugrunde geht. Eine zeitlang gelingt es dem Körper, die zerstörten T-Helferzellen zu ersetzen. In diesem Stadium ist der Betroffene zwar HIV-infiziert, zeigt aber noch keine Symptome. Da aber der Verlust der T-Helferzellen durch die ständige Virusvermehrung immer größer wird, wird das Immunsystem nach und nach geschwächt. Irgendwann ist es nicht mehr in der Lage, seine Abwehrfunktion ausreichend zu erfüllen. Selbst Erreger, die für Gesunde relativ harmlos sind, können dann beim HIV-Infizierten schwerwiegende Erkrankungen auslösen. Ist dieses Stadium erreicht, spricht man von **AIDS** (acquired immune deficiency syndrome, erworbenes Immunschwäche-Syndrom).

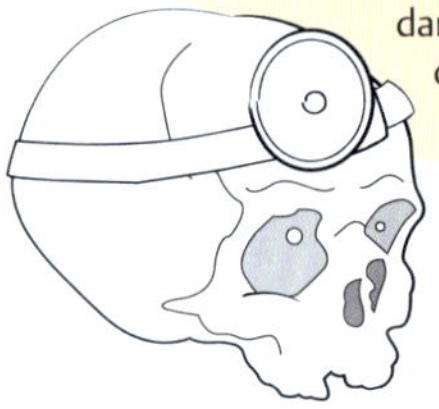

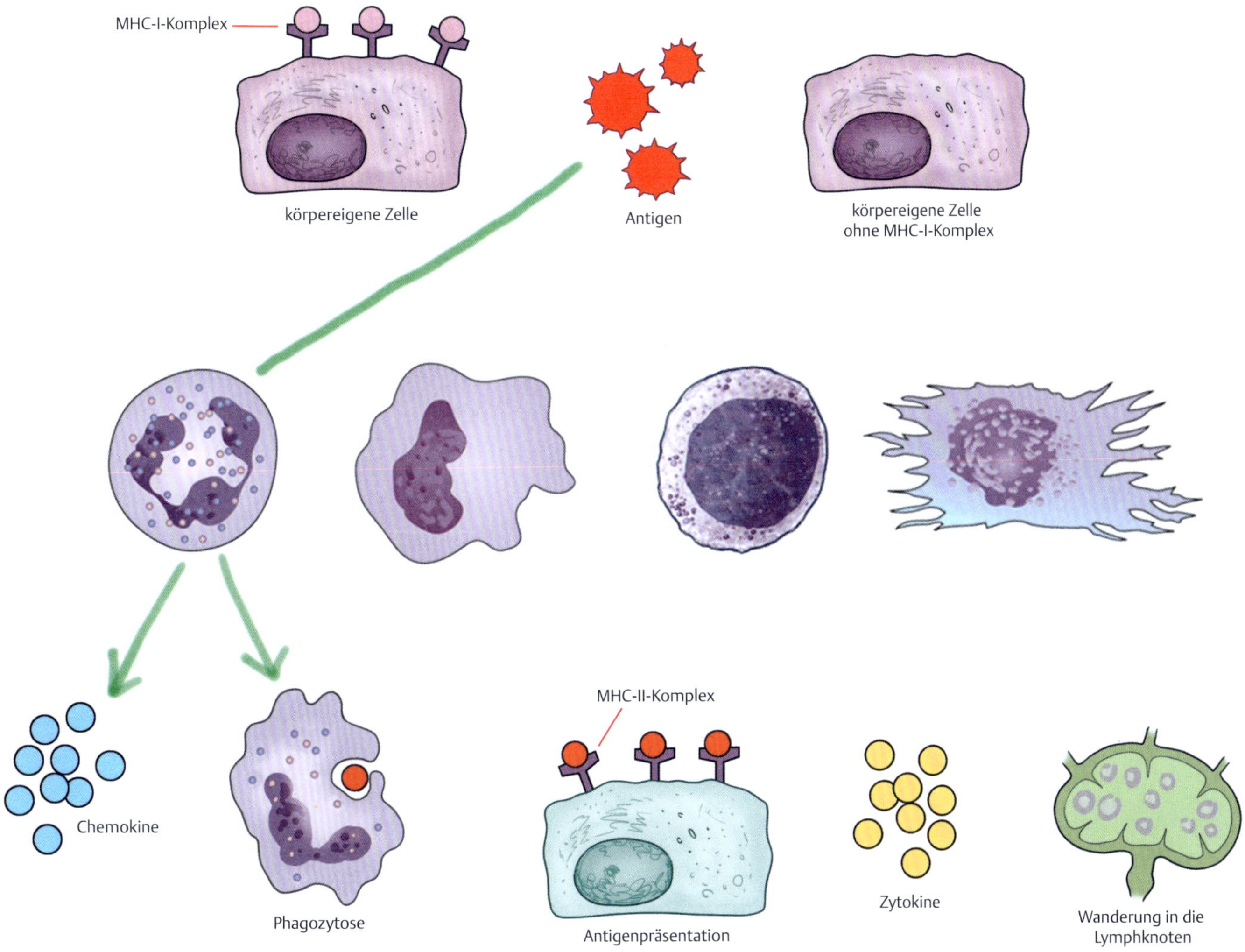
MHC-I-Komplex
körpereigene Zelle
Antigen
körpereigene Zelle
ohne MHC-I-Komplex
Chemokine
Phagozytose
MHC-II-Komplex
Antigenpräsentation
Zytokine
Wanderung in die
Lymphknoten

Spezifische Immunabwehr

Die Zellen der spezifischen Abwehr sind die **B-** und die **T-Lymphozyten**. Im Gegensatz zu den Phagozyten der unspezifischen Abwehr können sie erkennen, um welches Antigen es sich genau handelt. Das eröffnet ihnen die Möglichkeit, für jede Erregerart eine eigene, maßgeschneiderte „Waffe" zu entwickeln: die **Antikörper**. Dieser Prozess kann bei Erstkontakt mit einem Antigen allerdings bis zu 7 Tagen dauern. Dringt dagegen eine Erregerart zum wiederholten Mal in den Körper ein, reagiert die spezifische Abwehr wesentlich schneller. Grund hierfür ist ihr **immunologisches Gedächtnis**.

Ein weiterer Unterschied zum unspezifischen Immunsystem ist, dass die Abwehrzellen nicht direkt am Ort der Infektion, sondern in den **sekundären lymphatischen Organen** aktiviert werden. Diese Aktivierung übernehmen die **dendritischen Zellen**, die nach Phagozytose des Antigens in die Lymphknoten wandern. Dort treffen sie auf zahlreiche naive **T-Lymphozyten**, denen sie Bruchstücke des phagozytierten Antigens über ihre MHC-II-Moleküle präsentieren. Dies ist notwendig, weil die T-Lymphozyten – im Gegensatz zu den B-Lymphozyten – keine freien Antigene erkennen können.

Jeder T-Lymphozyt wird bei seiner Bildung im Knochenmark mit einem nahezu **einzigartigen Antigen-Rezeptor** ausgestattet. Mit diesem Rezeptor tastet er die präsentierten Antigene ab. Findet er kein passendes, wandert er weiter in andere Lymphknoten oder lymphatische Organe. Passt sein Rezeptor auf eines der angebotenen Antigene, wird – unter Mithilfe weiterer Zellrezeptoren (Corezeptoren) – die T-Zelle **aktiviert**. Dies hat zur Folge, dass sie sich stark vermehrt. Nach mehreren Tagen sind zahlreiche T-Zellen mit dem gleichen Antigen-Rezeptor entstanden. Klinisch fällt diese Vermehrungsphase als Lymphknotenschwellung auf.

Gegen Ende der Vermehrungsphase haben sich die aktivierten T-Zellen zu **T-Effektorzellen** entwickelt, die über die Lymph- und die Blutbahn zum Infektionsort wandern. Sie besitzen nun die notwendigen Fähigkeiten, den Erreger zu bekämpfen. Dabei lassen sie sich in 2 Gruppen einteilen:

- **T-Helferzellen:** Sie bekämpfen die Antigene nicht selbst, sondern unterstützen die B-Lymphozyten und die Makrophagen dabei. Sie bringen B-Lymphozyten dazu, sich zu vermehren. Außerdem veranlassen sie Makrophagen, die das passende Antigen präsentieren, dazu, zytotoxische und entzündungsfördernde Substanzen zu bilden. Zusätzlich zu ihrem T-Zell-Rezeptor tragen sie als Corezeptor den sog. CD4-Rezeptor (CD: cluster of differentiation). Er ist an der Erkennung der MHC-II-Moleküle beteiligt. Die T-Helferzellen werden deshalb auch als **$CD4^+$-Zellen** bezeichnet. Der CD4-Rezeptor ist übrigens der Angriffspunkt des HI-Virus (s. Exkurs HIV und AIDS in Kap. 59).
- **zytoxische T-Zellen:** Sie werden auch als **T-Killerzellen** bezeichnet und vernichten mit Hilfe von Enzymen Körperzellen, die Erreger enthalten und deshalb Antigene über ihre MHC-I-Komplexe präsentieren. Daher spielen sie vor allem bei Virusinfektionen eine Rolle. Sie tragen als Corezeptor ein CD8-Molekül, das bei der Erkennung der MCH-I-Komplexe eine Rolle spielt. Sie heißen deshalb auch **$CD8^+$-Zellen**.

Die **regulatorischen T-Zellen** (**T-Suppressorzellen**) können die T-Effektorzellen in ihrer Wirkung hemmen und regulieren so die T-Zell-Antwort des spezifischen Immunsystems.

Nun kann es vorkommen, dass es Antigenen gelingt, sich an der unspezifischen Abwehr vorbeizuschmuggeln und damit auch den T-Lymphozyten zu entkommen. Hier treten nun die **B-Lymphozyten** auf den Plan. Auch sie warten in den sekundären lymphatischen Organen auf ein Antigen, auf das ihr Rezeptor passt. Findet ein naiver B-Lymphozyt ein solches, verhält er sich wie Phagozyt: Er frisst es auf und präsentiert dessen Bruchstücke über seine MHC-II-Moleküle.

Nun muss dieser B-Lymphozyt nur noch auf eine **T-Helferzelle** treffen, deren Rezeptor zu dem von ihm präsentierten Antigenbruchstück passt. Ist das der Fall, bindet die T-Helferzelle an den B-Lymphozyten und schüttet Zytokine aus. Diese bewirken, dass sich der B-Lymphozyt stark vermehrt. Die dadurch entstandenen B-Lymphozyten reifen zu **Plasmazellen**, die dann die **Antikörper** gegen das betreffende Antigen bilden und freisetzen.

Einige der B-Lymphozyten schlagen allerdings einen anderen Weg ein und entwickeln sich zu **B-Gedächtniszellen** weiter. Sie bilden zusammen mit **T-Gedächtniszellen** das immunologische Gedächtnis. Dringt der gleiche Erreger erneut in den Körper ein, erkennen die Gedächtniszellen das Antigen. Sie vermitteln sofort die Bildung passender T-Helferzellen, zytotoxischer T-Zellen und passender Antikörper, ohne dass zunächst naive Lymphozyten aktiviert werden müssen. Sie sorgen so dafür, dass die Immunantwort bei wiederholtem Erregerkontakt wesentlich schneller abläuft als bei einem Erstkontakt. Das immunologische Gedächtnis macht man sich bei Impfungen zunutze.

Das gibt's zu tun

Ergänze die Beschriftungen und notiere unter den einzelnen T-Effektorzellen stichwortartig ihre Funktion!

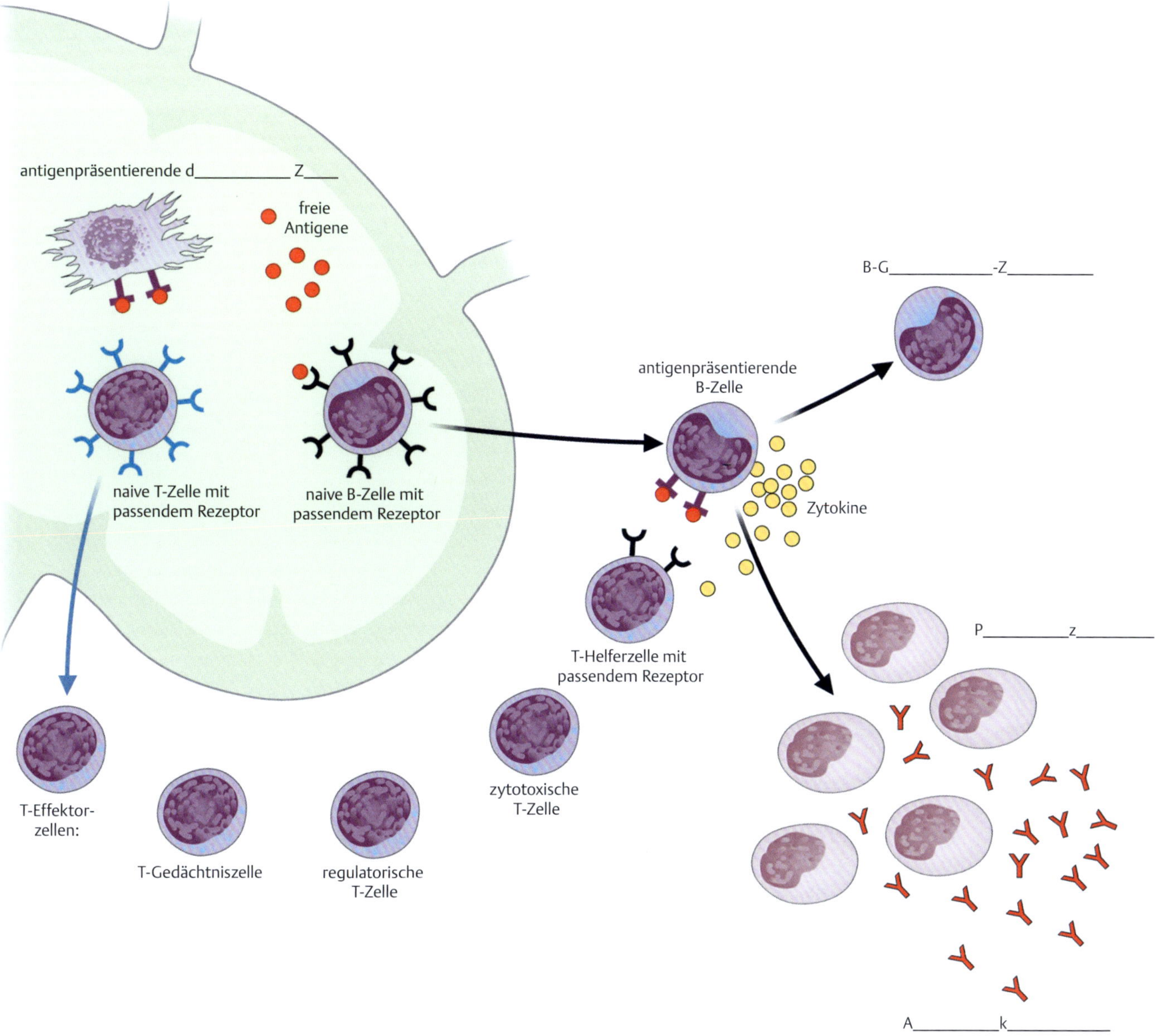

antigenpräsentierende d__________ Z____
freie Antigene
naive T-Zelle mit passendem Rezeptor
naive B-Zelle mit passendem Rezeptor
antigenpräsentierende B-Zelle
B-G___________-Z_________
Zytokine
T-Helferzelle mit passendem Rezeptor
P_________z_________
T-Effektor-zellen:
T-Gedächtniszelle
regulatorische T-Zelle
zytotoxische T-Zelle
A_________k___________

Funktion und Aufbau der Antikörper

Antikörper zählen zu den Plasmaproteinen und werden auch als **Immunglobuline** (Ig) oder γ-Globuline bezeichnet. Sie werden von den Plasmazellen nach dem Schlüssel-Schloss-Prinzip für ein bestimmtes Antigen maßgeschneidert und freigesetzt.

Antikörper kommen im Blut, in der Lymphe und auf Schleimhäuten vor. Binden sie an das Antigen, machen sie es über 3 Effekte unschädlich:

- **Opsonierung:** Mit einem Antikörper markierte Antigene können von Phagozyten besser erkannt und damit schneller vernichtet werden.
- **Aktivierung des Komplementsystems:** Auch die Faktoren des Komplementsystems bewirken eine Opsonierung. Außerdem wirken sie chemotaktisch oder haben bakterizide Eigenschaften (Kap. 59).
- **Neutralisierung des Antigens:** Der Antikörper blockiert die Stellen des Antigens, mit denen dieses an die Zielzelle binden will. Dadurch neutralisiert der Antikörper beispielsweise Toxine oder verhindert, dass ein Antigen Schleimhäute durchdringt.

Antikörper besitzen die Form eines Y. Der „Stiel" des Y (**Fc**, kristallisierbares Fragment) kann an andere Abwehrzellen binden und ist für die Wirkung des Antikörpers verantwortlich. Sein Aufbau bestimmt, zu welcher Klasse der Antikörper gehört. Die „Arme" des Y (**Fab**, antigenbindendes Fragment) binden das Antigen, also pro Antikörpermolekül 2 Antigene.

Etwa 80% aller Antikörper zählen zur Klasse **IgG**. Sie erscheinen erst nach etwa 3 Wochen im Blut und bleiben dort lange nachweisbar. Da sie gewebegängig sind, können sie direkt am Infektionsort wirken. IgG sind außerdem verantwortlich für den Schutz des Kindes während der Schwangerschaft und in den ersten Lebenswochen.

IgE spielen bei parasitären Infektionen eine Rolle. Sie binden an Eosinophile und Mastzellen und bewirken eine Freisetzung von Histamin.

IgA findet man vorwiegend auf Schleimhäuten zur lokalen Erregerabwehr und in der Muttermilch zum Schutz des Neugeborenen.

IgM sind die 1. Antikörper, die bei einer Immunreaktion gebildet werden. Ihr Nachweis ist deshalb als Zeichen einer akuten Infektion zu werten. Sie befinden sich auf der Oberfläche der B-Lymphozyten.

Die Rolle der **IgD** in der Immunantwort ist noch unbekannt.

Das gibt's zu tun

Verschaffe dir einen Überblick über den Aufbau eines Antikörpers, indem du die Bindungsstellen für das Antigen und diejenigen für andere Abwehrzellen unterschiedlich einfärbst. Zeichne außerdem die Fab- und die Fc-Fragmente in verschiedenen Farben nach. Wenn du dir den Aufbau der Immunglobuline anschauen willst, findest du rechts im Bild eine Zeichnung dazu.

Lokale Entzündung

Örtlich begrenzte Entzündungsreaktionen sind Folge vor allem der unspezifischen Abwehrreaktion. Ziel der Entzündung ist es, eingedrungene Erreger bzw. Antigene unschädlich zu machen, Fremdkörper zu beseitigen bzw. geschädigtes Gewebe abzubauen.

Verantwortlich für die Entzündung sind in erster Linie **Entzündungsmediatoren**, die von Makrophagen und Neutrophilen während der Phagozytose freigesetzt werden, und das **Komplementsystem**. Die Entzündungsmediatoren zählen zu den Zytokinen. Zusammen mit den Faktoren des Komplementsystems bewirken sie:

- eine **arterielle Gefäßerweiterung**: Sie führt zu einer verstärkten Durchblutung bei verlangsamtem Blutfluss. Dies erleichtert den Abwehrzellen den Übertritt aus dem Blut ins Gewebe.
- eine **erhöhte Durchlässigkeit der Gefäßwand** kleiner Venolen: Dadurch können Abwehrzellen, Antikörper und Komplementfaktoren, aber auch Flüssigkeit leichter ins Gewebe übertreten.
- eine **Anlockung weiterer Neutrophiler**: Durch Chemotaxis gelangen zahlreiche Neutrophile an den Infektionsort. Zerfallen diese, entsteht Eiter und fieberauslösende Stoffe (Pyrogene) werden freigesetzt.

Diese Reaktionen führen zu den 5 klassischen Entzündungszeichen: Schwellung, Erwärmung, Rötung, Schmerz und Funktionseinschränkung.

Eine **Allgemeininfektion** entsteht dann, wenn es dem Erreger gelingt, sich trotz der Abwehrreaktionen zu vermehren und über das Lymph- oder Blutgefäßsystem zu den Organen zu gelangen.

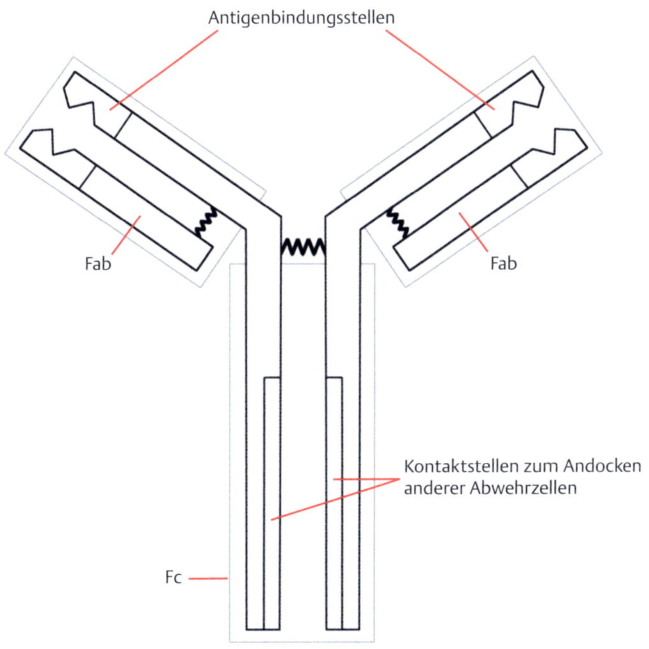
Antigenbindungsstellen
Fab
Fab
Kontaktstellen zum Andocken
anderer Abwehrzellen
Fc

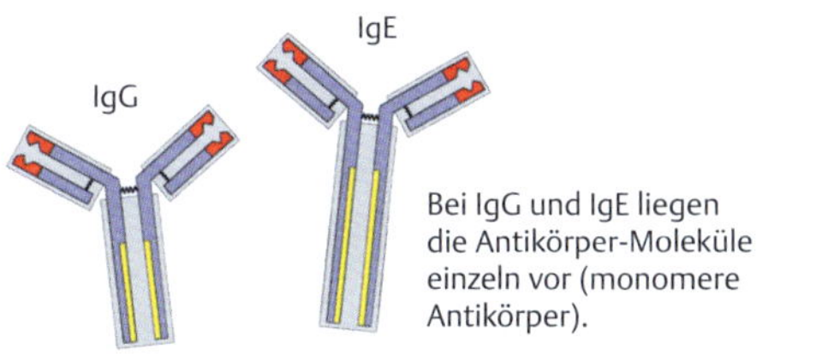
IgE
IgG
Bei IgG und IgE liegen
die Antikörper-Moleküle
einzeln vor (monomere
Antikörper).

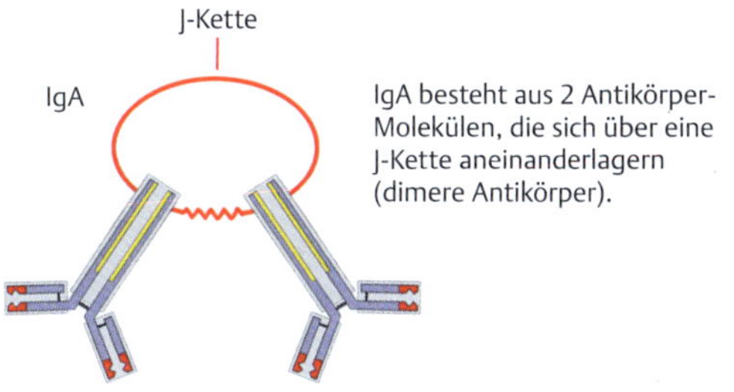
J-Kette
IgA
IgA besteht aus 2 Antikörper-
Molekülen, die sich über eine
J-Kette aneinanderlagern
(dimere Antikörper).

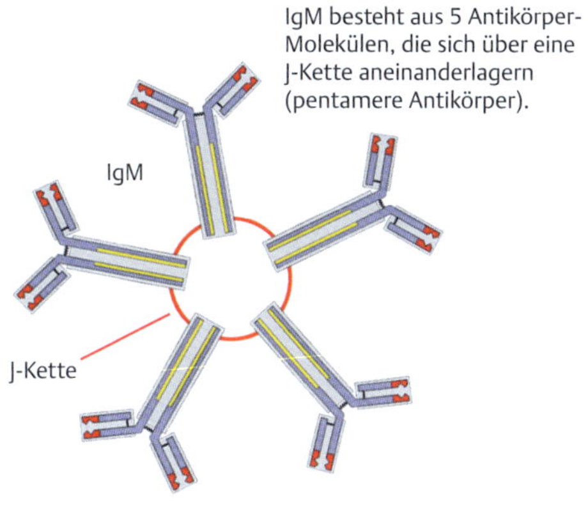
IgM besteht aus 5 Antikörper-
Molekülen, die sich über eine
J-Kette aneinanderlagern
(pentamere Antikörper).
IgM
J-Kette

Weibliche Geschlechtsorgane

Der Begriff **Vulva** umfasst die äußeren weiblichen Geschlechtsorgane. Hierzu zählen der Schamhügel, die Klitoris (Kitzler) und die großen und kleinen Schamlippen (Labien). Die Schamlippen umgeben den Scheideneingang. Der Bereich zwischen Scheideneingang und Jungfernhäutchen (Hymen) wird als Scheidenvorhof bezeichnet. Hier mündet die Harnröhre. Das Jungfernhäutchen bildet die Grenze zwischen äußeren und inneren Geschlechtsorganen.

Die **Scheide (Vagina)** ist 6–8 cm lang und zieht als Muskelschlauch durch den Beckenboden und zwischen Harnblase und Rektum in die Beckenhöhle. Sie endet am Gebärmutterhals und wird durch das Vaginalsekret feucht gehalten. Der pH-Wert in der Scheide ist mit 4–4,5 sauer, wofür bestimmte Bakterien (**Döderlein-Flora**) verantwortlich sind.

Die **Gebärmutter (Uterus)** liegt bei Nichtschwangeren normalerweise nach vorn geneigt der Harnblase auf. Sie unterteilt sich in den **Gebärmutterhals (Zervix)** mit der Portio und dem äußeren Muttermund und den **Uteruskörper**, in dem die Uterushöhle liegt. Verschiedene Bänder befestigen die Gebärmutter an der Beckenwand. Die Gebärmutterschleimhaut (**Endometrium**) ist zweischichtig: Die obere Schicht (Funktionalis) wird während der Menstruationsblutung abgestoßen, die darunterliegende Basalis bleibt erhalten. Die Fasern der Muskelschicht (**Myometrium**) verlaufen so, dass ihre Kontraktionen (Wehen) das Kind während der Geburt in Richtung Muttermund schieben.

Die beiden **Eierstöcke (Ovarien)** liegen rechts bzw. links des Uterus. Sie enthalten die Follikel. Jeder **Follikel** besteht aus einer Eizelle und – je nach Reifegrad – einer oder mehreren Zellschichten, die die Eizelle umgeben. Zum Zeitpunkt der Geburt befinden sich rund eine halbe Million Follikel in den beiden Eierstöcken. Während des Menstruationszyklus reift unter dem Einfluss verschiedener Hormone jeweils ein Follikel zum sprungreifen Follikel heran. Beim Eisprung verlässt die Eizelle den Follikel und gelangt in den benachbarten Eileiter. Ab diesem Zeitpunkt ist sie für die nächsten 12–24 h befruchtungsfähig. Die Reste des Follikels bilden sich nach dem Eisprung zum Gelbkörper (Corpus luteum) um.

Der **Eileiter** (Salpinx oder Tuba uterina) transportiert die Eizelle zum Uterus. In ihm findet ggf. auch die Befruchtung statt. Das eine Ende des 10–16 cm langen Eileiters liegt in unmittelbarer Nähe zum Ovar. Es ist trichterförmig erweitert und mit Fransen (Fimbrien) besetzt, um die Eizelle nach dem Eisprung auffangen zu können. Das andere Ende mündet in die Uterushöhle.

Die **Brust** (Mamma) zählt ebenfalls zu den weiblichen Geschlechtsorganen. Sie bildet in ihrem Drüsengewebe Milch, beim Mann ist sie funktionslos. Die Brust liegt dem großen Brustmuskel auf. Ihr Drüsengewebe unterteilt sich in mehrere Drüsenläppchen, die aus zahlreichen Einzeldrüsen bestehen. Zwischen den Läppchen liegen Binde- und Fettgewebe. Die Drüsen selbst werden von einer dünnen Schicht aus Glattmuskelzellen umgeben. Zieht diese sich zusammen, wird die Milch aus den Drüsen in die Ausführungsgänge gepresst, die auf der Brustwarze enden. Wichtig für die Milchbildung und -abgabe sind die Hormone Prolaktin und Oxytocin (Kap. 79), die auf den Saugreiz hin freigesetzt werden.

Das gibt's zu tun

Suche im Sagittalschnitt (großes Bild) die weiblichen Geschlechtsorgane – möglichst ohne vorher die Beschriftung zu lesen! Gib Vulva, Vagina, Uterus, Ovar und Eileiter jeweils eine eigene Farbe. Welche Organe der Beckenhöhle erkennst du außerdem? Wiederhole die Farbgebung in der Uterusaufsicht (kleines Bild) oder übe hier noch einmal das Schraffieren mit Farbstiften!

Menstruationszyklus

Unter Menstruationszyklus versteht man den Zeitraum vom 1. Tag der Regelblutung bis zum letzten Tag vor der nächsten Regelblutung. Die Dauer beträgt durchschnittlich 28 Tage. Die erste Regelblutung tritt meist zwischen dem 12. und dem 15. Lebensjahr ein, die letzte (Menopause) um das 55. Lebensjahr. Der Zeitraum vor der Menopause, in dem die Funktionsfähigkeit der Eierstöcke langsam nachlässt, wird als Klimakterium (Wechseljahre) bezeichnet.

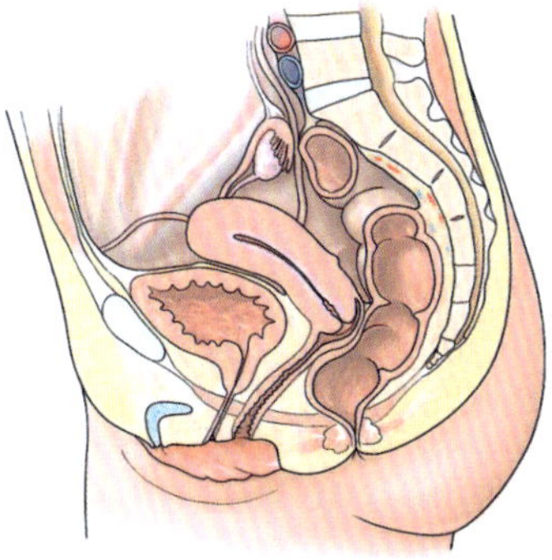

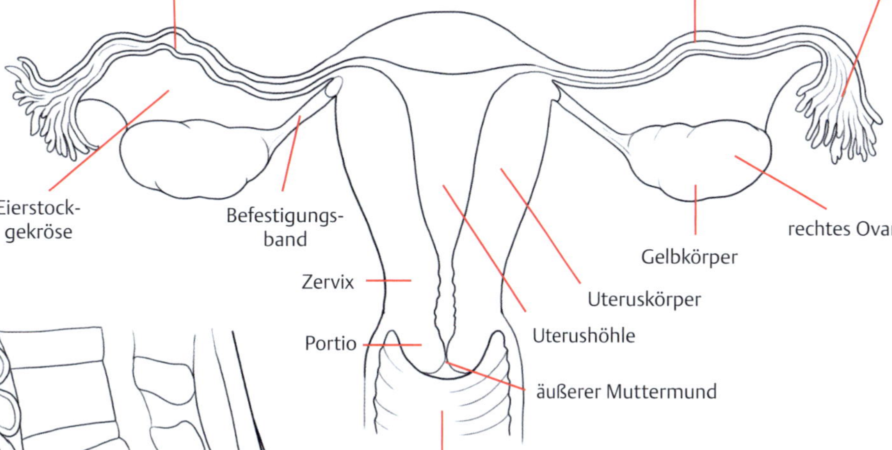

linker Eileiter
rechter Eileiter
Eileitertrichter mit Fimbrien
Eierstock-gekröse
Befestigungs-band
rechtes Ovar
Gelbkörper
Zervix
Uteruskörper
Uterushöhle
Portio
äußerer Muttermund
Vagina

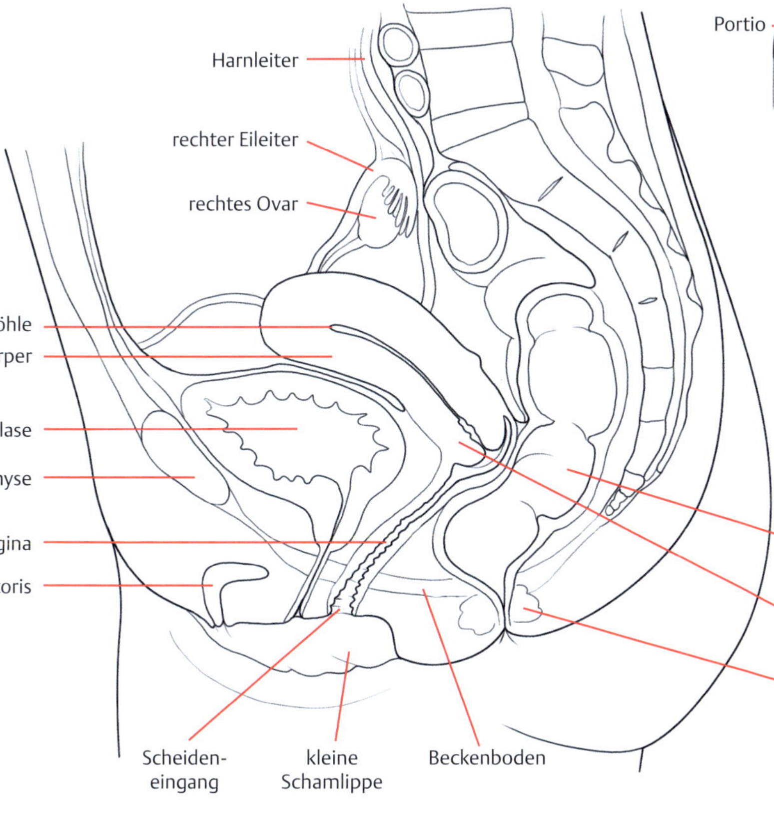

Harnleiter
rechter Eileiter
rechtes Ovar
Uterushöhle
Uteruskörper
Harnblase
Symphyse
Vagina
Klitoris
Rektum
Gebärmutterhals (Zervix)
Afterschließmuskel
Scheiden-eingang
kleine Schamlippe
Beckenboden

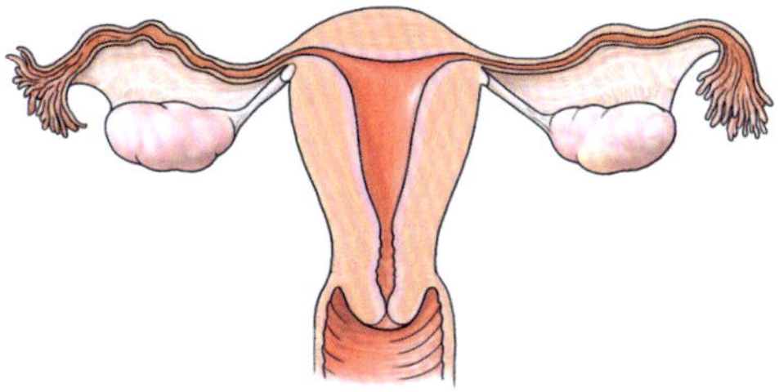

Männliche Geschlechtsorgane

Das **Glied** (**Penis**) dient der Abgabe von Harn und Sperma. Der Penisschaft endet vorn an der **Eichel** (Glans penis). Sofern der Mann nicht beschnitten ist, wird die Eichel bei erschlafftem Glied von der **Vorhaut** (Präputium) bedeckt. Der von außen nicht sichtbare Anteil des Penis ist die Peniswurzel. Sie befestigt den Penis an Symphyse, Schambein und Bauchwand. Über die gesamte Länge des Penis verlaufen 2 Schwellkörper. Füllen sie sich mit Blut, schwellen sie an und versteifen den Penis (**Erektion**). Die durchschnittliche Länge eines erigierten Penis liegt bei 14 cm.

Hinter dem Penisschaft hängt der **Hodensack** (Skrotum). Eine bindegewebige Trennwand teilt ihn in 2 Kammern, in denen je ein **Hoden** (Testis) liegt. Im Hodengewebe entstehen die **Samenzellen** (**Spermien**) und die **Hormone** Testosteron und Inhibin. Die Hoden sind von einem Netz aus feinen Kanälchen durchzogen, das die Spermien in den Nebenhoden leitet.

Der **Nebenhoden** (Epididymis) liegt dem Hoden auf. Hier erlangen die Spermien nach insgesamt ca. 70 Tagen ihre Befruchtungsreife. Der Nebenhoden besteht aus einem stark geschlängelten Gang, in dem die reifen Spermien bis zur Ejakulation gespeichert werden können. Er geht in den Samenleiter über.

Der **Samenleiter** (Ductus deferens) zieht vom Nebenhoden durch den Leistenkanal (Kap. 30) und die Prostata zur Harnröhre. In ihn münden die Ausführungsgänge der Bläschendrüsen, die zu den **akzessorischen Geschlechtsdrüsen** zählen. Deren Sekrete vermischen sich mit den Spermien, wodurch das **Sperma** (**Ejakulat**) entsteht. Dabei hat jede Drüse ihre eigene Aufgabe: Das Sekret der Bläschendrüsen enthält Fruchtzucker, der den Spermien als Energiequelle dient. Es macht rund 70 % des Spermas aus. Die **Prostata** (Vorsteherdrüse) gibt Substanzen ab, die die Beweglichkeit der Spermien fördert, und das Sekret der kleinen Cowper-Drüsen erhöht die Gleitfähigkeit der Harnröhre, damit das Sperma ungehindert vorankommt. Prostata und Cowper-Drüsen münden direkt in die Harnröhre. Weil die männliche Harnröhre Harn und Sperma transportiert, wird sie auch als Harnsamenröhre bezeichnet.

Das gibt's zu tun

Färbe die männlichen Geschlechtsorgane ein! Wenn du für die Schwellkörper Blau-, für Hoden, Nebenhoden und Samenleiter Grün- und für die akzessorischen Geschlechtsdrüsen Orangetöne nimmst, erhältst du einen guten Überblick, welche Anteile für was zuständig sind. Färbe außerdem die Harnblase gelb ein und die Harnröhre rot. Welche anatomischen Strukturen gehören zu den Geschlechtsorganen, welche zum Harnsystem? Welche Organe der Beckenhöhle erkennst du außerdem?

Erektion und Ejakulation

Erektion und Ejakulation (Samenerguss) werden von bestimmten Nervenzellgebieten im Rückenmark gesteuert. Bei Berührung gewisser Körperstellen (erogene Zonen) veranlasst das Erektionszentrum die Versteifung des Penis. Hält der Reiz an, wird das Ejakulationszentrum aktiviert, das Signale an die Geschlechtsdrüsen und Nebenhoden sendet. Spermien und Drüsensekrete werden freigesetzt und mischen sich in der Harnröhre zum Sperma. Die Harnröhre zieht sich rhythmisch zusammen, es kommt zum Samenerguss. Dabei werden rund 4 ml Sperma mit 20–100 Mio Spermien pro Milliliter freigesetzt. Ab diesem Zeitpunkt sind die Spermien noch ca. 5 Tage befruchtungsfähig.

Unanständige Graffiti und Fascinatio

Graffiti sind keine junge Kunstform, denn spätestens die Wandkunst der Römer muss man als Ursprung der heutigen Sprayerkultur anerkennen. Zur Blütezeit des alten Roms, ca. 50 v. Chr., zierten allerhand geritzte oder aufgepinselte Bilder Hausecken und Pflastersteine. Besonders häufig waren **Penisgraffiti** oder Darstellungen vom Liebesakt, die als Leitsystem zum nächsten Freudenhaus dienten.Tatsächlich waren Darstellungen des männlichen Genitales überhaupt nicht verpönt und auch zentraler Bestandteil religiöser Praktik: Das sogenannten **Fascinatio** war ein Amulett und Talisman in Penisform (auch mit Flügeln und Menschen- oder Tierbeinen versehen), das nach antikem Glauben gegen Verhexungen wie den Bösen Blick schützen sollte. © *bpk | Museumslandschaft Hessen Kassel*

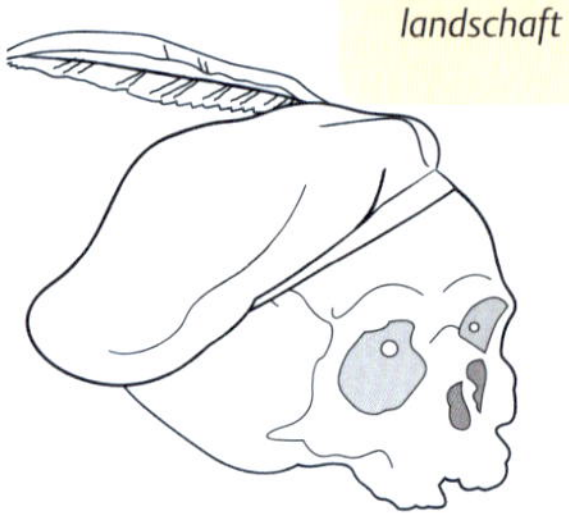

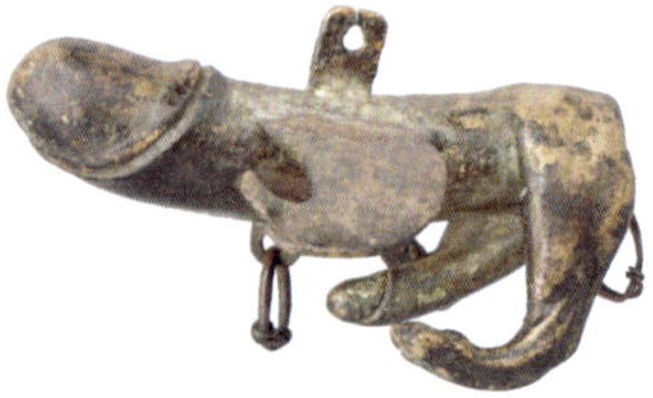

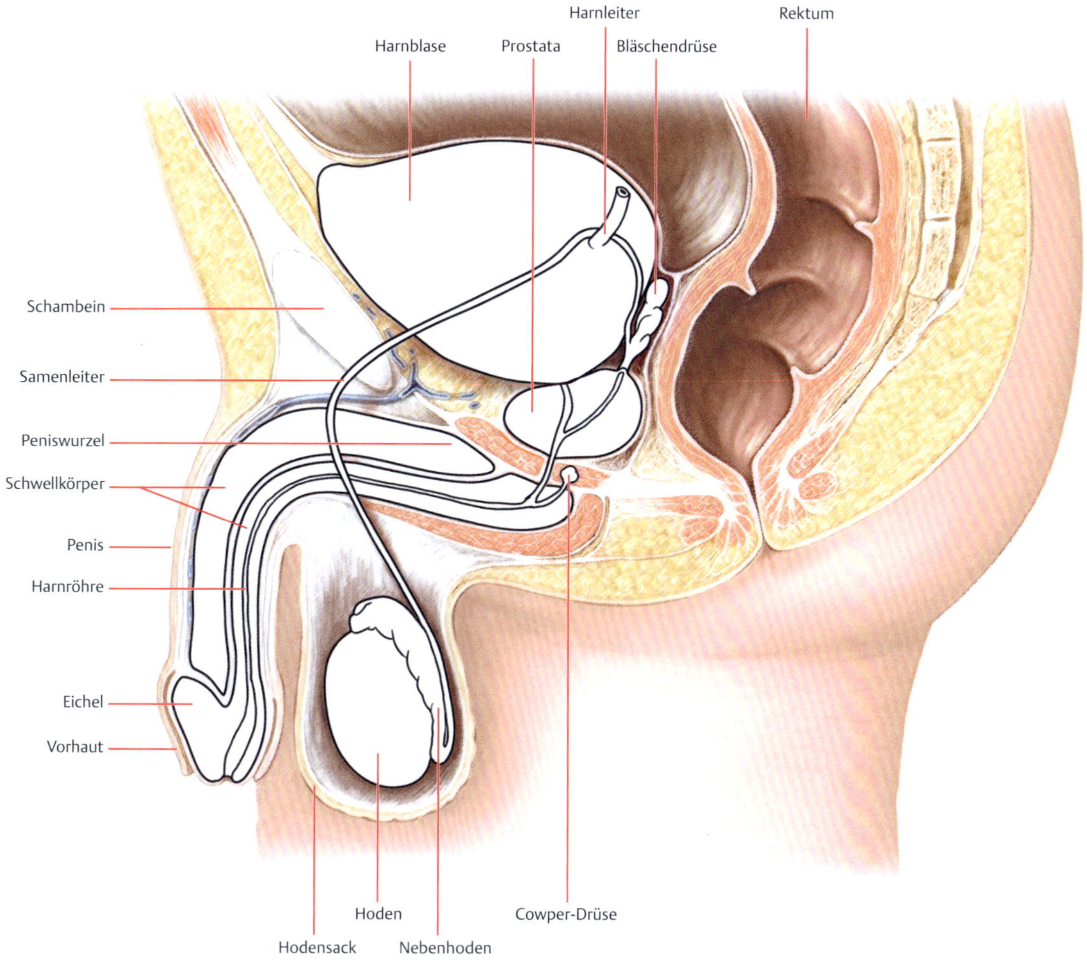
Harnleiter
Rektum
Harnblase
Prostata
Bläschendrüse
Schambein
Samenleiter
Peniswurzel
Schwellkörper
Penis
Harnröhre
Eichel
Vorhaut
Hoden
Cowper-Drüse
Hodensack
Nebenhoden

Haut

Die **Haut** ist das größte Organ des Körpers, ihre Gesamtfläche beträgt beim Erwachsenen knapp 2 m². Sie schützt vor äußeren Einflüssen, nimmt Berührungen, Druck und Temperatur wahr und steuert über ihre Durchblutung und die Schweißproduktion die Wärmeabgabe des Körpers. Die Haut ist dreischichtig aufgebaut:

Die **Oberhaut (Epidermis)** besteht aus einem mehrschichtigen, verhornenden Plattenepithel. Ihre Zellen heißen Keratinozyten. Sterben sie ab, bilden sie die **Hornhaut** und damit die Schutzschicht der Haut. An stark beanspruchten Stellen, wie z. B. den Fersen, ist die Hornhaut bis zu mehrere Millimeter dick, an anderen Stellen, wie z. B. an den Ohrläppchen, nur einige Mikrometer dünn. Die Oberhaut enthält auch die Melanozyten, die für die Hautfarbe verantwortlich sind.

Die **Lederhaut (Dermis, Corium)** ist aus Bindegewebe aufgebaut. Sie ist für die Festigkeit der Haut verantwortlich, da sie viel Wasser binden kann. Diese Fähigkeit lässt allerdings im Alter nach, und die Faltenbildung nimmt immer mehr zu. In der Lederhaut liegen die Schweiß-, Talg- und Duftdrüsen.

Weißes Fettgewebe bildet die Grundlage der **Unterhaut (Subkutis)**. An einigen Stellen dient es als Polster, wie z. B. an der Fußsohle, an anderen als Vorratsspeicher für Energie. Diese Vorratsspeicher findet man bei Männern hauptsächlich unter der Bauchhaut, bei Frauen eher an Hüften und Oberschenkeln.

In allen 3 Hautschichten findet man spezialisierte Zellen, die uns helfen, die Form und Struktur berührter Gegenstände einzuschätzen. Es gibt verschiedene Arten dieser **Mechanorezeptoren**:

- Die **Merkel-Zellen** messen die Druckstärke. Sie liegen vorwiegend in der Oberhaut.
- Die **Ruffini-Körperchen** nehmen die Dehnung des Gewebes wahr. Man findet sie überwiegend in der Lederhaut.
- Die **Meissner-Tastkörperchen** messen die Veränderung eines bestehenden Drucks. Auch sie liegen in der Lederhaut.
- Die **Vater-Pacini-Körperchen** nehmen Vibrationen war. Sie liegen in der Unterhaut.

Auch **freie Nervenendigungen** sind an der Sinneswahrnehmung beteiligt. Sie nehmen Kälte-, Wärme- und Schmerzreize auf.

Das gibt's zu tun

Vervollständig die Zeichnung! Fällt dir auf, wie viele Blutgefäße direkt unter der Oberhaut in der Lederhaut verlaufen? Dadurch, dass sie sich eng oder weit stellen, helfen sie mit, den Wärmehaushalt des Körpers zu regulieren.

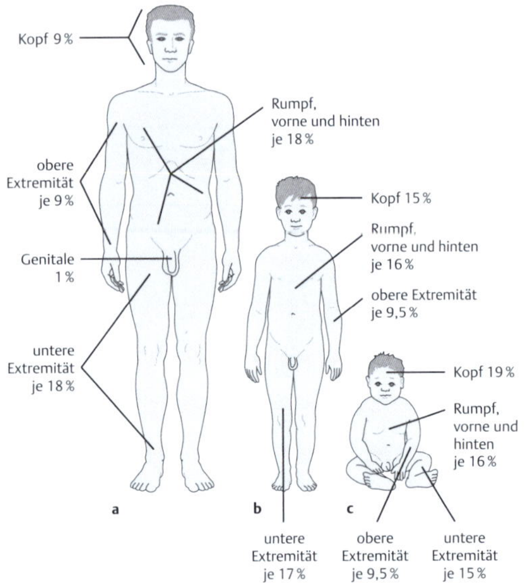

Neunerregel

Werden Patienten mit **großflächigen Verbrennungen** eingeliefert, muss schnell abgeschätzt werden, wie groß der Anteil der geschädigten Haut ist. Beim Erwachsenen nimmt man dafür die **Neunerregel** zuhilfe. Sie teilt die Körperoberfläche eines Erwachsenen in ein Vielfaches von 9 ein: Jeweils 18 % entfallen auf die Vorder- und auf die Rückseite des Rumpfes sowie auf jedes Bein, jeweils 9 % auf jeden Arm und den Kopf (a). Für Kinder (b) und Kleinkinder (c) ist die Neunerregel aufgrund der abweichenden Körperproportionen allerdings nicht gültig. Hier gelten andere Werte.

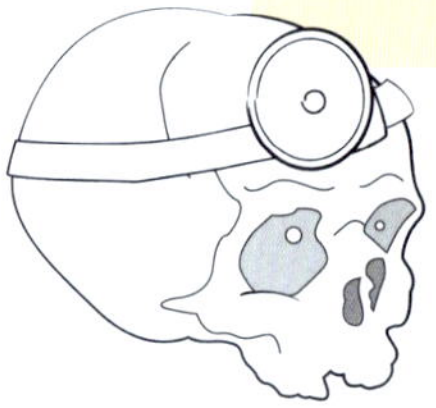

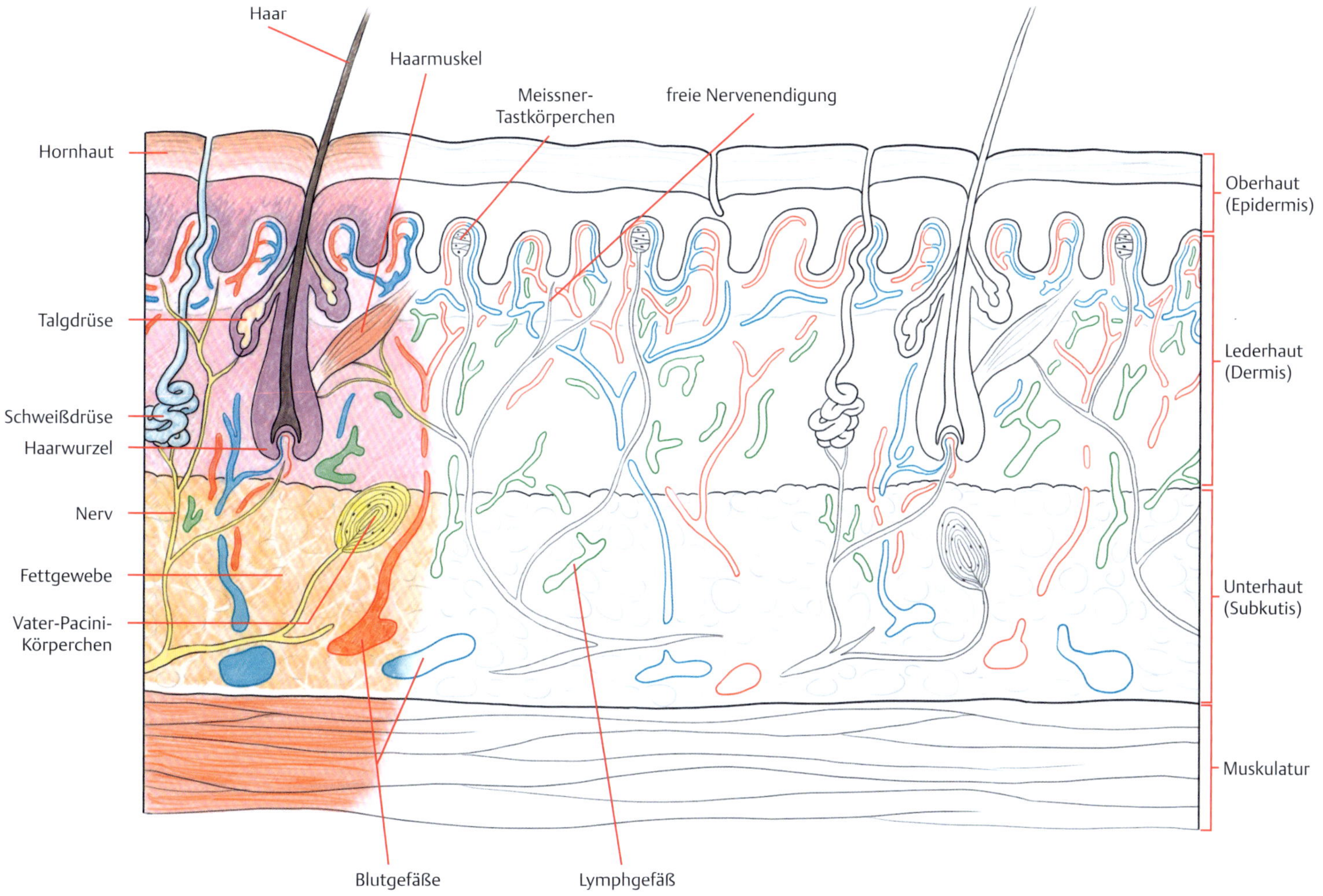
Haar
Haarmuskel
Meissner-
Tastkörperchen
freie Nervenendigung
Hornhaut
Talgdrüse
Schweißdrüse
Haarwurzel
Nerv
Fettgewebe
Vater-Pacini-
Körperchen
Oberhaut
(Epidermis)
Lederhaut
(Dermis)
Unterhaut
(Subkutis)
Muskulatur
Blutgefäße
Lymphgefäß

Sinnesorgane & Nervensystem

Malkurs: Gesichter

Es kommt nicht von ungefähr, dass wir unseren Kopf oben tragen. Fast alle Sinne, mit denen wir unsere Umwelt erfassen – Sehen, Hören, Riechen, Schmecken, Gleichgewicht – sind hier angesiedelt. Die genauen Abstände der „Sensoren" – Nase, Ohren, Augen – zueinander sind interindividuell allerdings höchst variabel. Das macht uns Menschen unverwechselbar und gleichzeitig das Gesichterzeichnen zu einer Herausforderung, die niemals langweilig wird. Denn schließlich gibt es weltweit mehr als 7 Milliarden verschiedene Motive.

Gesichter zeichnen

Das freie Zeichnen von Gesichtern erfordert viel Beobachtungsgabe und Übung. Deswegen gibt es Tricks, die dir helfen, die richtigen Proportionen zu konstruieren. Da sich im Laufe des Wachstums viel an unserem Körperbau ändert, folgt das Zeichnen von Kindergesichtern speziellen Regeln. In diesem Kurs wenden wir den Kanon zum Zeichnen von erwachsenen Gesichtern an.

Beachte allerdings: Wie der Rest des menschlichen Körpers, können auch der menschliche Schädel und das Gesicht viele unterschiedliche Formen haben. Die Proportionsregeln können deswegen nur Orientierungspunkte liefern. Wenn du das Konstruieren der standardisierten Gesichtsform beherrschst, kannst du mit Abweichungen experimentieren.

Den Kopf frontal zeichnen

In der Frontalansicht entspricht die Kopfform in etwa der eines auf dem Kopf stehenden Eies. Um die proportionalen Abstände zwischen den Sinnesorganen zu bestimmen, teilen wir den Kopf zwischen Scheitel und Kinn zunächst in 7 gleichgroße Teile.

Da unsere Züge weitestgehend symmetrisch sind, orientieren wir uns bei der Ausrichtung der Gesichtsmerkmale zusätzlich an der senkrechten und der waagrechten Mittelachse.

- Der Haaransatz beginnt auf Höhe des 1. Striches der Siebenteilung.
- Die Augenbrauen liegt auf Höhe des 3. Siebtels direkt oberhalb der Augen.
- Die Augen liegen genau auf der waagrechten Mittelachse, auf halber Höhe des Kopfes. Der Abstand zwischen den beiden Augen beträgt eine weitere Augenbreite, auch der Abstand vom Augenwinkel zur jeweiligen Schläfe beträgt je eine Augenbreite.
- Die Nasenspitze liegt auf der senkrechten Mittelachse, etwa auf dem 5. Strich unserer Siebenteilung. Die Nasenflügel sind so breit wie ein Auge.
- Die Unterlippe befindet sich mittig auf der 6. Linie der Siebenteilung.
- Wenn du von jedem Augenwinkel eine Linie über den Nasenflügel der jeweiligen Seite zeichnest, treffen sich diese beiden Linien im Armorbogen der Oberlippe.
- Die Ohren erstrecken sich über das 4. und 5. Siebtel.
- Die Breite eines durchschnittlichen Kinns entspricht etwa einer Augenbreite. Natürlich ist dieser Wert sehr variabel. Allgemein gilt aber, dass das Kinn einer Frau durchschnittlich schmaler ist als bei einem Mann.

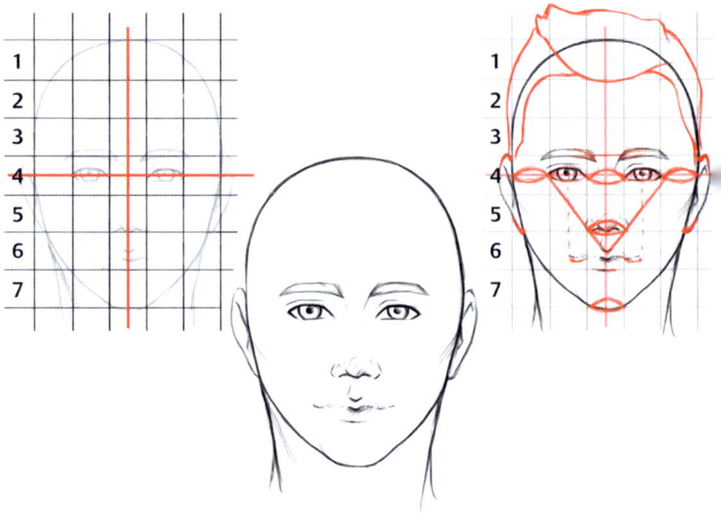

Den Kopf seitlich zeichnen

Zeichnet man den Kopf von der Seite, kann man denselben Kanon anwenden. Der seitliche Kopf lässt sich in einen quadratischen Rahmen einpassen. Sowohl die Höhe als auch die Breite dieser Quadratur lassen sich in 7 Abschnitte aufteilen. Innerhalb der ersten zwei längs liegenden Siebtel spielt sich hierbei fast alles Wichtige ab. Diese beiden Bereiche betrachtest du beim Konstruieren am besten zusammengefügt und dreiteilst sie dann, um ein genaueres Raster für das Profil zu erhalten.

- Das 1. Drittel beinhaltet die Nasenspitze und endet auf Höhe des Augenbraunwulstes und der Lippen. Bei den meisten Menschen befinden sich die ausladendsten Punkte der Lippe und des Kinns leicht hinter der Abschlusslinie des 1. Drittels.
- Die Nase erstreckt sich hier, ebenso zwischen dem 4. und 5. horizontalen Siebtel.
- Auf Höhe des 3. Drittels liegen die Pupille und die Mundwinkel. Die Höhe der Augen gibt wieder die Mittellinie vor, die wir konstruiert haben, ebenso wie die der Nasenwurzel.
- Auf Breite des 5. Siebtels liegen die Ohren und der Kiefer. Vertikal erstrecken sich die Ohren über das 4. und 5. Siebtel.
- Die Unterseite der Unterlippe liegt auf der Grundlinie des 6. Siebtels.
- Unterteilt man das 6. Siebtel in Drittel, liegt die Mundöffnung auf dem unteren Drittel.
- Das letzte Siebtel bildet den Hinterkopf.

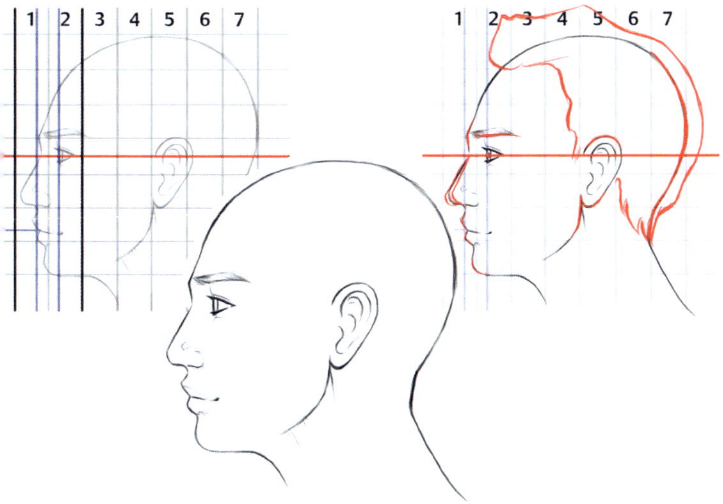

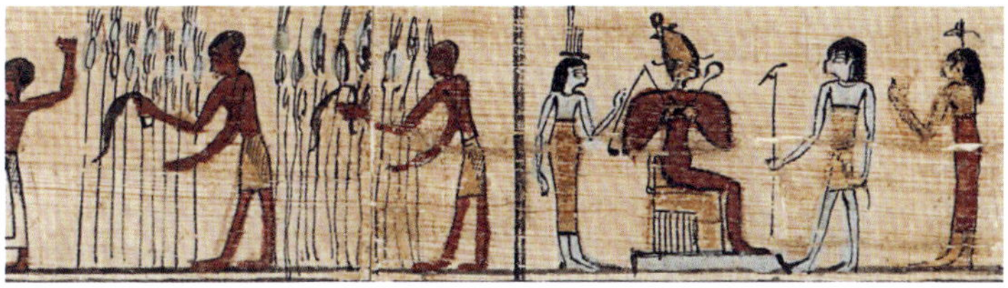

Ägyptische Kunst

Ägyptische Maler verzierten Wände in Tempeln und Gräbern mit detailgetreuen und naturalistischen Darstellungen, die einem **strengen Kanon** folgten und oft religiöse Inhalte verbildlichten. Götter, Würdenträger und Berufsgruppen wurden nach strengen Regeln mit immer wiederkehrenden Charakteristika gemalt: der Kopf im Profil, der Oberkörper frontal. Die Körperhaltung ist sitzend und stehend immer steif. Wir nehmen heute an, dass ägyptische Künstler kein realistisches Porträt eines Menschen schaffen wollten, sondern der Meinung waren, dass die Darstellung des Menschen im Gemälde seine Funktionsfähigkeit im Jenseits mitbestimmt. Da sein jenseitiger Körper alle wichtigen Elemente mitbringen muss, ist die Darstellungsform praktisch eine „Rundumsicht". *© bpk/Ägyptisches Museum und Papyrussammlung, SMB/Sandra Steiß*

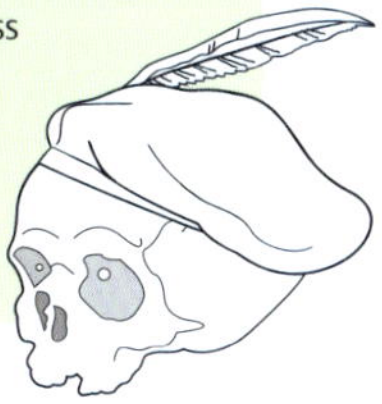

Tipp zu den Augen

Findest du es generell schwierig, Augen zu zeichnen? Dann hilft dir vielleicht dieser kleine Tipp: Denk immer daran, dass der Augapfel selbst eine Kugel ist, die einfach nur in der Augenhöhle liegt. Die Augenlider spannen sich über diese Kugel, daher siehst du immer nur einen Teil des Augenrunds und es erscheint dir mandelförmig. Wenn du das Auge skizzierst, beginne daher immer mit einer Kugel und lege die Lider bogenförmig darüber. An der Innenseite des Auges treffen die Lider nicht spitz, sondern rund auf einander. Dort sieht man die Bindehaut und dort befinden sich auch die Tränenkanäle.

Die Iris ist von der Seite betrachtet leicht oval, frontal wirkt sie wie ein perfektes Rund. Auch die Iris ist teilweise von den Lidern verdeckt. Die Pupille kann natürlich in ihrer Größe variieren, sitzt aber immer mittig in der Iris.

Möchtest du ein Auge besonders lebendig erscheinen lassen, setze auf die Iris noch einen oder zwei kleine Lichtreflexe. Sofort erscheint das Auge leuchtender. Schau dir mal die Gesichter in Manga-Comics an. Deren Zeichner verzichten auf diesen Reflex eigentlich nie um die großen Augen besonders ausdrucksstark zu machen.

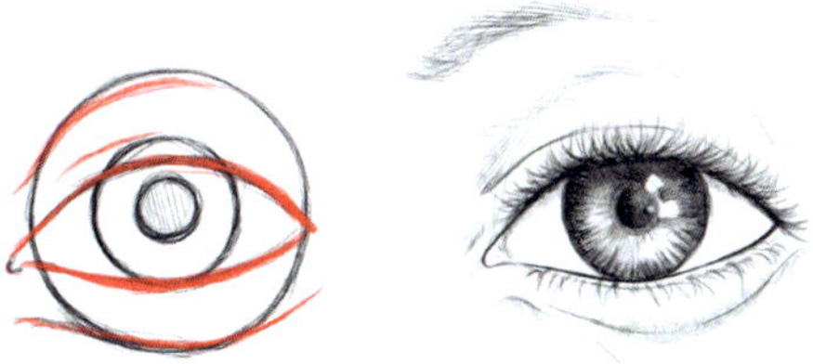

Gesicht

Als **Gesicht** wird die Vorderseite des Kopfes bezeichnet, wobei die Ohren von einigen Autoren dazugezählt werden, von anderen nicht. Im Gesicht sitzen die meisten der Sinnesorgane, mit denen wir unsere Umwelt wahrnehmen. Dabei ist das Gesicht des Menschen stark frontal ausgerichtet.

Wie der gesamte Körper folgt auch der Aufbau des Gesichts bestimmten **Proportionen**: Jeweils 1 Drittel reicht vom Scheitel bis zu den Augenbrauen, von dort bis zur Unterseite der Nase und von dort bis zum Kinn. Die Augen liegen etwa auf der Gesichtshalbierenden – und damit niedriger, als die meisten denken. Der Abstand zwischen den beiden Augen beträgt etwa eine Augenbreite, auf Höhe der Augen beträgt die Breite des Kopfes rund fünf Augenbreiten.

Auch für das Gesicht gilt: Die Proportionen ähneln sich zwar stark, die einzelnen Ausprägungen können aber von Mensch zu Mensch sehr unterschiedlich sein. Tief liegende Augen, ein fliehendes Kinn, hohe Wangenknochen, schmale Lippen – aus solchen Merkmalen schließen wir unbewusst auf bestimmte Charaktereigenschaften. Damit hat das Gesicht auch großen Einfluss darauf, wie unser Gegenüber uns einschätzt. Als „schön" empfundene Menschen kommen dabei meist besser weg: Ihnen werden vorteilhaftere Eigenschaften zugesprochen als Menschen, die wir weniger attraktiv finden. Aus diesem Grund verzichten mittlerweile viele Firmen zunächst auf ein Bewerbungsfoto.

Das Gesicht dient auch der **Wiedererkennbarkeit**. Schon wenige Tage alte Säuglinge können das Gesicht ihrer Hauptbezugsperson zwischen anderen Gesichtern herausfinden. Dabei kann man sich asymmetrische Gesichter besser merken als symmetrische. Dies ist auch deshalb sinnvoll, weil die beiden Gesichtshälften bei keinem Menschen gleich sind.

Das gibt's zu tun

Hier können sich die zeichnerisch Ambitionierten unter euch richtig austoben. Vervollständige mit einem weichen Bleistift die jeweils andere Gesichtshälfte! Aber auch wenn du dich für komplexe Schraffuren nicht erwärmen kannst, blättere nicht gleich weiter! Unser Grafiker hat die beiden Gesichter symmetrisch angelegt. Probiere aus, wie die Gesichter wirken, wenn du z. B. das andere Auge näher an die Nase oder schräg, den Mund leicht schief oder das Ohr etwas abstehend zeichnest!

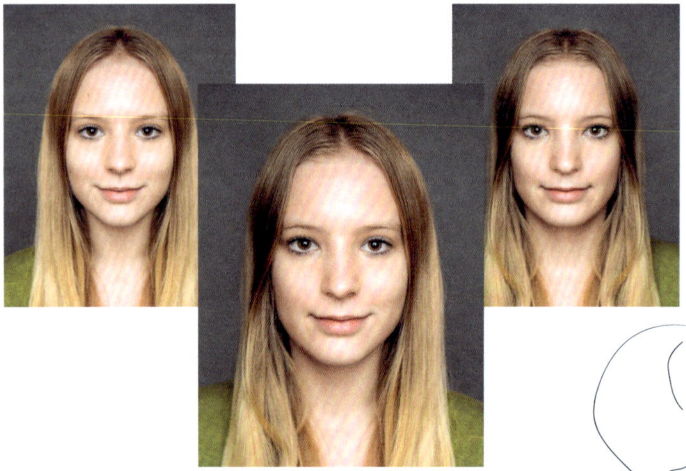

Unheimliche Symmetrie

Seit langem hält sich hartnäckig der Glaube, je symmetrischer ein Gesicht ist, desto attraktiver ist es auch. Angeblich wird auch Jugendlichkeit und Gesundheit erst bei **symmetrischen Gesichtszügen** wirklich wahrnehmbar, und genauso angeblich wirken wir dann – ganz unabhängig vom eigentlichen Charakter – auch sympathischer und vertrauenswürdiger. Doch so einfach ist die Sache nicht: Perfekte Symmetrie wirkt gar nicht so positiv auf uns. Vielmehr empfinden wir sie, basierend auf unseren Erfahrungswerten mit menschlichen Gesichtern, eher als **unnatürlich und verunsichernd**, fast schon besorgniserregend künstlich. Auch die Fotografen Alex John Beck und Eray Eren haben sich, ähnlich wie unsere Künstlerin hier, schon mehrfach mit ihren Werken dem gängigen Glauben entgegengestellt und gezeigt, dass das Unperfekte manchmal einfach perfekter ist.

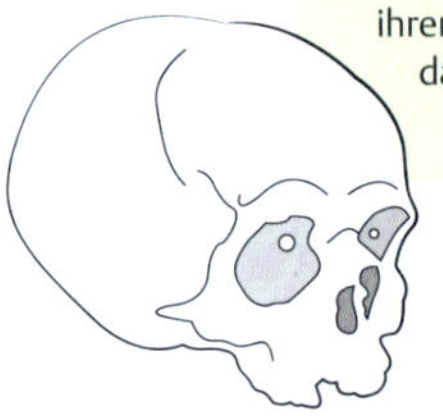

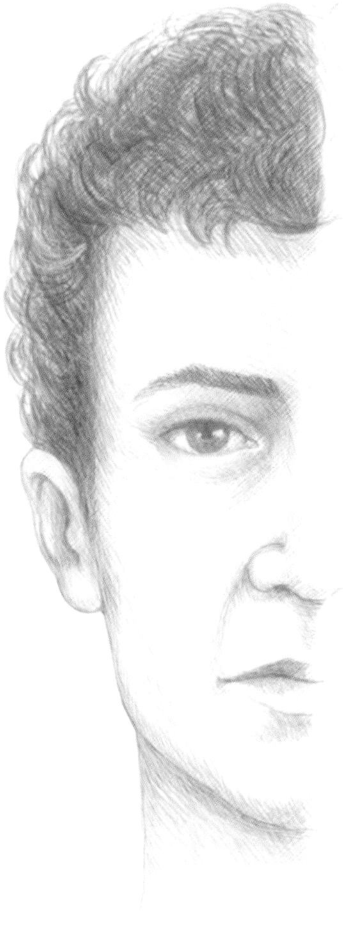

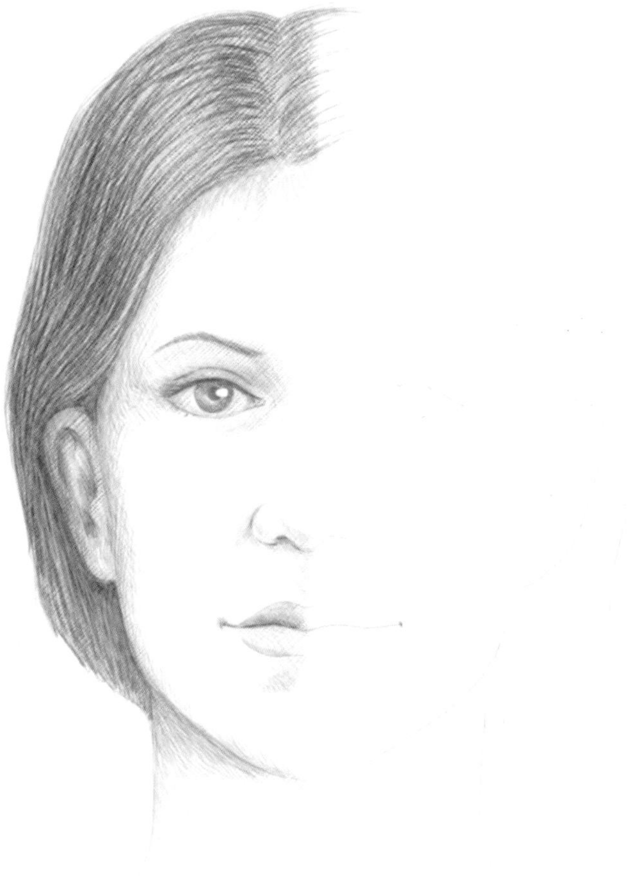

Auge

Einen Großteil der Informationen aus unserer Umgebung nehmen wir über die **Augen** auf. Das Auge wandelt die visuellen Reize in elektrische Impulse um und leitet sie über den **Sehnerv** an das Gehirn weiter. Das eigentliche Sinnesorgan ist der **Augapfel** (Bulbus oculi). Er liegt in der knöchernen Augenhöhle (Orbita), gut geschützt von einem Fettpolster. Der Augapfel hat einen Durchmesser von ca. 2,5 cm. Für die Bewegungen des Augapfels sind **6 Augenmuskeln** zuständig, die am Augapfel ansetzen.

Weil die beiden Augenhöhlen an der Vorderseite des Schädels liegen, beträgt das Gesichtsfeld des Menschen rund 180°. Als **Gesichtsfeld** wird der Bereich bezeichnet, den man überblicken kann, ohne den Kopf zu drehen.

Mit den Augen können wir auch kommunizieren. Mit einem offenen Blick beispielsweise signalisieren wir unserem Gesprächspartner Aufmerksamkeit und Interesse; starren wir ihn dagegen lange an, wird er dies als unangenehm und bedrohlich empfinden.

Die **Augenbrauen** verhindern, dass Schweiß von der Stirn ins Auge läuft. Die **Augenlider** schützen den Augapfel vor äußeren Einflüssen, indem sie sich bei drohender Gefahr – z. B. kleinen Fliegen oder einem plötzlichen starken Lichteinfall – reflexartig schließen. Am Lidrand wachsen die **Wimpern**, außerdem liegen hier verschiedene Drüsen. Während die Zeis- und die Meibom-Drüsen Talg bilden, zählen die Moll-Drüsen zu den Schweißdrüsen. Die Innenfläche der Lider ist von der **Bindehaut** (**Konjunktiva**) überzogen, die im Bindehautsack auf den Augapfel umschlägt und dessen Vorderseite bedeckt.

Die **Tränendrüsen** liegen am oberen Rand der Augenhöhle. Sie sondern die Tränenflüssigkeit ab, die das Auge vor dem Austrocknen schützt. Die Tränenflüssigkeit fließt über das **Tränenpünktchen** im inneren Augenwinkel und das Tränenkanälchen in den **Tränensack**. Von dort gelangt sie über den **Tränen-Nasen-Gang** in die Nasenhöhle. Deshalb läuft einem beim Weinen die Nase.

Das gibt's zu tun

Augen sind gar nicht so einfach zu zeichnen! Hier hast du die Gelegenheit, es zu üben. Als kleine Hilfestellung sind die Linien von Augenbrauen und Augenlidern ganz zart vorgegeben. Wenn du nicht zum Stift greifen möchtest: Schau dir die Beschriftung an und blättere weiter zu Augapfel und Sehbahn.

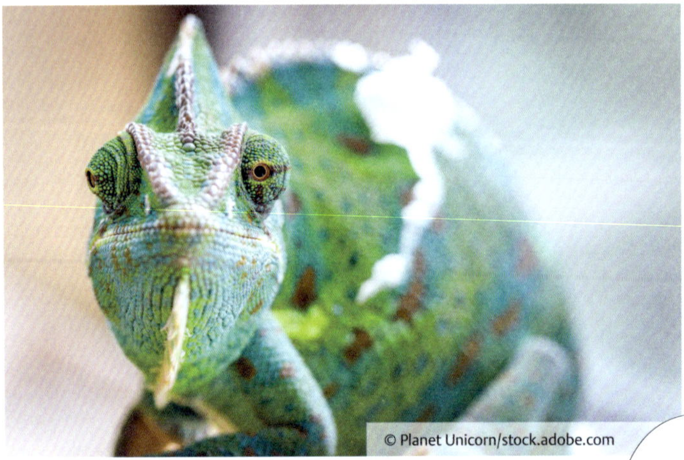

© Planet Unicorn/stock.adobe.com

Wusstest du, dass ...

... Pferde im Gegensatz zum Menschen ca. **340 ° überblicken können**? Das liegt daran, dass ihre Augen eher seitlich am Kopf sitzen. Dafür verfügen sie nur über ein geringes Feld mit dreidimensionalem scharfem Sehen.

... Chamäleons **unabhängig voneinander** drehbare Augen haben? Sie können so gleichzeitig z. B. nach vorn und zur Seite schauen und haben dadurch ihre gesamte Umgebung gut im Blick.

... eine schmerzhafte, entzündliche Schwellung der Lidranddrüsen als **Gerstenkorn** bezeichnet wird?

... eine schmerzlose Schwellung der Meibom-Drüsen **Hagelkorn** heißt und durch einen Sekretstau zustande kommt?

© Planet Unicorn/stock.adobe.com

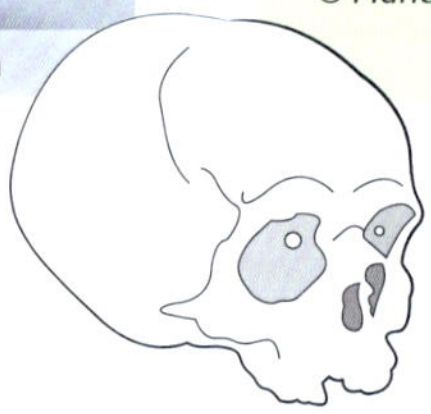

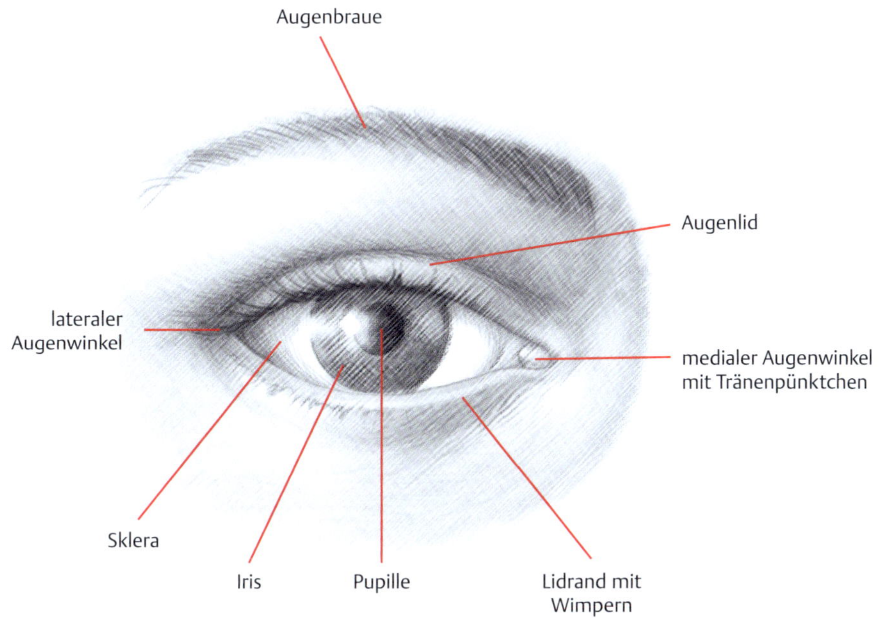
Augenbraue
Augenlid
lateraler Augenwinkel
medialer Augenwinkel mit Tränenpünktchen
Sklera
Iris
Pupille
Lidrand mit Wimpern

Augapfel

Die Wand des Augapfels ist mehrschichtig aufgebaut. Die weiße, gefäßreiche **Sklera** (Lederhaut) hüllt den größten Teil des Bulbus ein. Nur in dem Bereich, der vor der Pupille liegt, wird sie durch die durchsichtige **Kornea** (Hornhaut) ersetzt. Im Gegensatz zur Sklera ist die Kornea nicht von Bindehaut bedeckt.

Unter der Sklera liegt die mittlere **Augenhaut** (Uvea). Zu ihr gehört die **Iris** (Regenbogenhaut), die den farbigen Ring um die Pupille bildet. Sie enthält Muskelfasern, mit deren Hilfe die Pupillenweite und damit der Lichteinfall gesteuert werden können. Der **Ziliarkörper** (Strahlenkörper) liegt unter dem äußeren Irisrand. Er verändert über kleine Muskelfasern die Wölbung der Linse, die über sog. Zonularfasern am Ziliarkörper befestigt ist. Zudem produziert er das Kammerwasser. Zur Uvea gehört außerdem die **Aderhaut**, die der Sklera innen anliegt und zahlreiche Gefäße enthält.

Die **Netzhaut** (Retina) kleidet den Augapfel als innere Schicht überall dort aus, wohin durch die Pupille Licht fällt. Sie besteht aus 2 Arten von Sinneszellen (Photorezeptoren): den **Stäbchen** für das Dämmerungssehen und den **Zapfen** für das Farbsehen.

Im Inneren des Augapfels liegt der **Glaskörper**. Er füllt den Augapfel nahezu vollständig aus und ist mit einer gallertigen, durchsichtigen Flüssigkeit gefüllt.

Die **Linse** (Lens) liegt hinter der Pupille, ihr Durchmesser beträgt etwa 10 mm. Sie sorgt dafür, dass das Gesehene scharf auf der Netzhaut abgebildet wird. Für das Sehen in der Ferne flacht sie sich ab, für das Sehen in der Nähe nimmt ihre Krümmung zu. Diese Anpassung der Brechkraft wird als Akkommodation bezeichnet. Die Linse trennt außerdem die vordere von der hinteren **Augenkammer**: Die vordere Augenkammer liegt zwischen Kornea und Linse, die hintere zwischen Linse und Glaskörper. Die Augenkammern enthalten je Auge ca. 0,3 ml **Kammerwasser**, dessen Menge für den Augeninnendruck verantwortlich ist. Das Kammerwasser wird über den sog. Schlemm-Kanal an der Grenze zwischen Sklera und Kornea in die Venen der Augenbindehaut abgeleitet.

Das gibt's zu tun

Zeichne die einzelnen Bestandteile des Augapfels farbig nach! Wähle dabei Farben, die den natürlichen Gegebenheiten nahe kommen: ein zartes Grau für Linse und Kornea (sie sind durchsichtig), einen rötlichen Ton für die Augenmuskeln und den Ziliarkörper (enthält Muskelfasern), eine Augenfarbe deiner Wahl für die Iris und einen Gelbton für Sehnerv und Netzhaut (besteht aus Nervenzellen). Für den Glaskörper eignet sich ein zartes Blau, die Sklera kannst du weiß lassen.

Die Sehbahn

Die **Sehbahn** leitet die über die Augen aufgenommenen Reize zum Gehirn. Sie besteht aus 4 hintereinandergeschalteten Nervenzellen. Die 1. ist ein **Stäbchen** oder ein **Zapfen**. Diese Sinneszelle ist über eine zwischengeschaltete 2. Nervenzelle mit einer 3. Nervenzelle verbunden. Die Axone dieser 3. Nervenzellen bündeln sich am blinden Fleck der Netzhaut zum **Sehnerv** (N. opticus), der an der **Sehnervenkreuzung** (Chiasma opticum) auf den Sehnerv des anderen Auges trifft. Beide Nerven tauschen Fasern aus, sodass dann nicht mehr die Fasern des linken und des rechten Auges in einem Strang (**Tractus opticus**) verlaufen, sondern die der rechten und der linken Gesichtsfeldhälften. Nach Umschaltung auf das 4. Neuron erreichen die Informationen das **Sehzentrum** der Großhirnrinde.

Kommt es zu einer Schädigung der Sehbahn, beispielsweise durch einen Tumor, kann die Art des Gesichtsfeldausfalls einen Hinweis auf den geschädigten Abschnitt geben: Fällt das komplette Gesichtsfeld eines Auges aus, liegt die Schädigung vermutlich im Auge selbst oder vor der Sehnervenkreuzung. Fallen dagegen die beiden rechten oder die beiden linken Gesichtsfeldhälften aus, ist die Schädigung hinter der Sehnervenkreuzung zu suchen.

Das gibt's zu tun

Verfolge die Fasern der Sehbahn, indem du sie wie vorgegeben einfärbst. Was geschieht an der Sehnervenkreuzung?

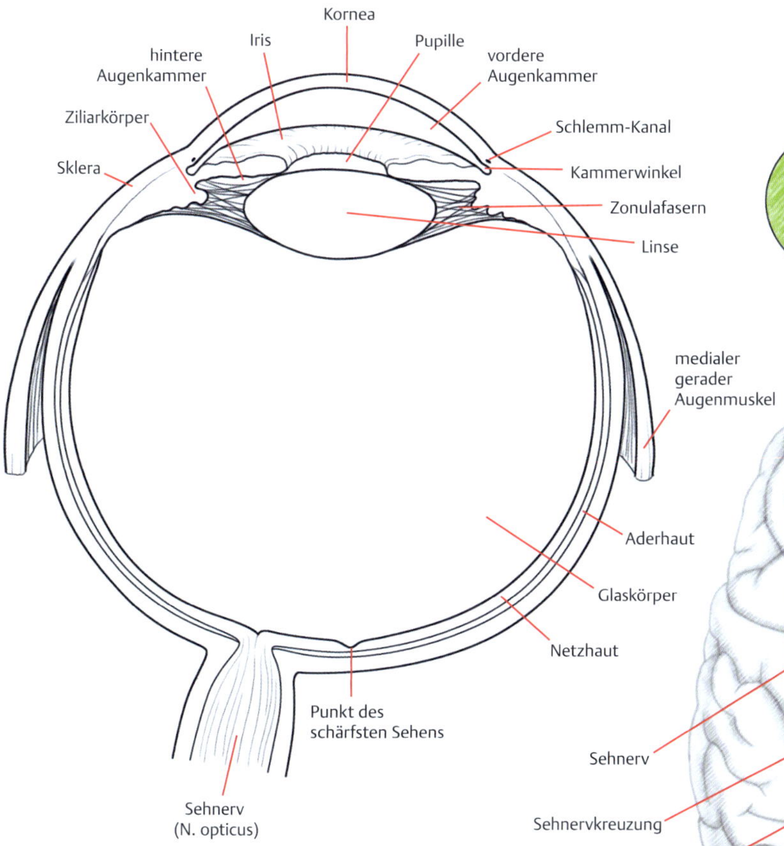

Kornea
Iris
Pupille
hintere
Augenkammer
vordere
Augenkammer
Ziliarkörper
Schlemm-Kanal
Sklera
Kammerwinkel
Zonulafasern
Linse
medialer
gerader
Augenmuskel
Aderhaut
Glaskörper
Netzhaut
Punkt des
schärfsten Sehens
Sehnerv
(N. opticus)

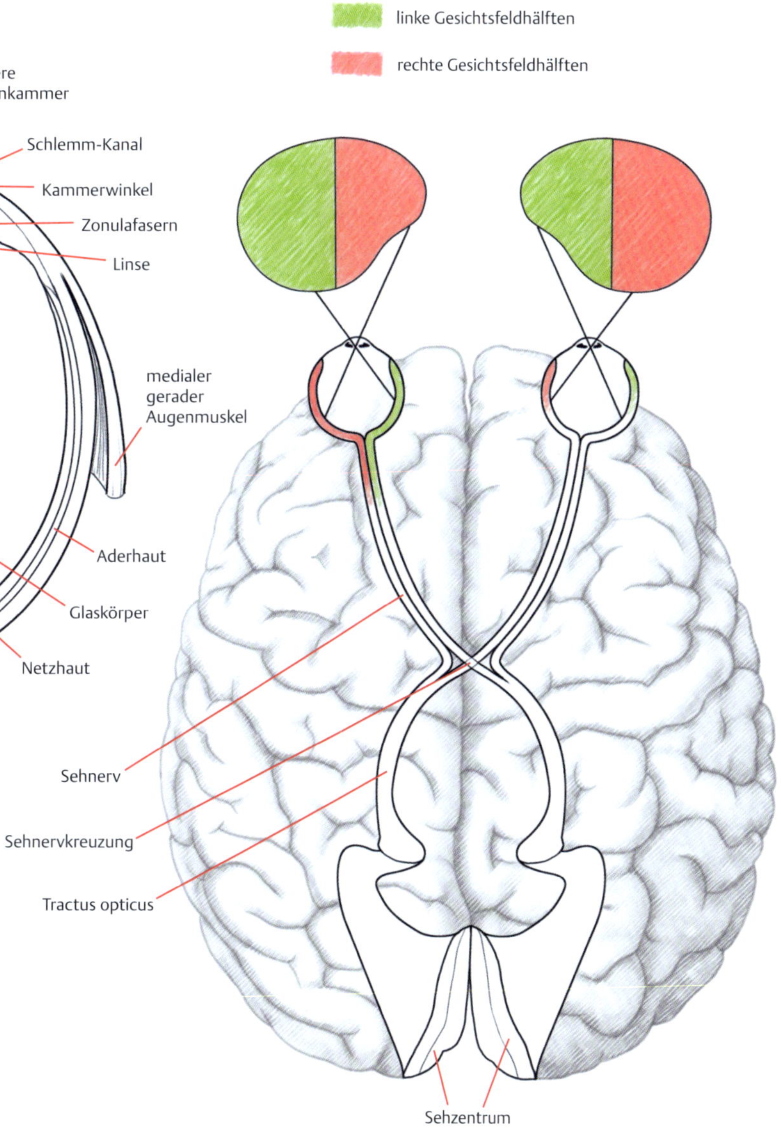

linke Gesichtsfeldhälften
rechte Gesichtsfeldhälften
Sehnerv
Sehnervkreuzung
Tractus opticus
Sehzentrum

Aufgaben des Ohrs

Das **Ohr** (Auris) gliedert sich in Außen-, Mittel- und Innenohr. Während Außen- und Mittelohr den ankommenden Schall weiterleiten, erfüllt das Innenohr gleich 2 Aufgaben: In der Hörschnecke wandelt es den Schall in elektrische Signale um und dient damit als **Hörorgan**. Mit dem **Gleichgewichtsorgan** registriert es Lageveränderungen und sorgt dafür, dass wir das Gleichgewicht halten.

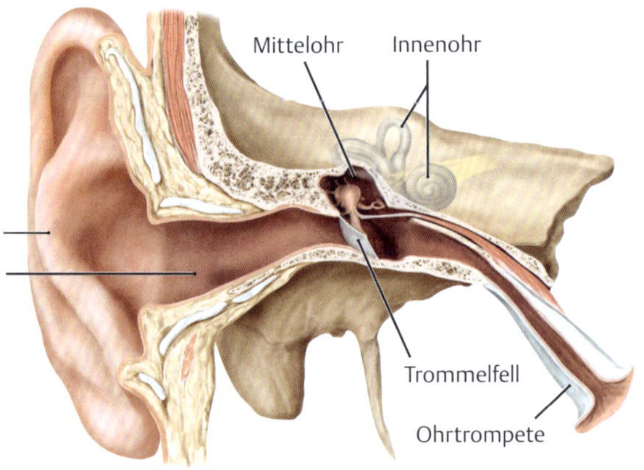

Außenohr und Trommelfell

Das **Außenohr** setzt sich aus der Ohrmuschel und dem äußeren Gehörgang zusammen. Die **Ohrmuschel** ist beim Menschen relativ unbeweglich nach seitlich-vorn ausgerichtet – im Gegensatz zu vielen Tieren, die sie drehen und so Geräusche, die von hinten kommen, besser wahrnehmen können. Für die Form der Ohrmuschel ist ein Knorpelgerüst verantwortlich. Es bildet verschiedene Wülste aus, die mit Helix, Anthelix, Tragus und Antitragus benannt sind.

Der **äußere Gehörgang** leitet die Schallwellen zum Trommelfell. Er hat seinen Eingang oberhalb des Ohrläppchens. Die Talgdrüsen, die in der Haut des äußeren Gehörgangs liegen, bilden das Ohrenschmalz (Cerumen).

Das **Trommelfell** (Membrana tympanica) ist ca. 0,1 mm dick, sein Durchmesser beträgt rund 9 mm. Es ist über einen Knorpelring am Knochen befestigt. Treffen Schallwellen auf das Trommelfell, beginnt es zu schwingen. Diese Schwingungen überträgt es auf das Innenohr, genauer gesagt auf die Gehörknöchelchen. Die Spannung des Trommelfells wird vom Mittelohrmuskel (M. tensor tympani) reguliert.

Das gibt's zu tun

Mit dem Ohr verhält es sich zeichnerisch wie mit dem Auge. Wenn du deine Leidenschaft fürs Zeichnen entdeckt hast: Nichts wie los! Falls nicht: Beschriftung studieren und weiter geht's mit dem Innenohr.

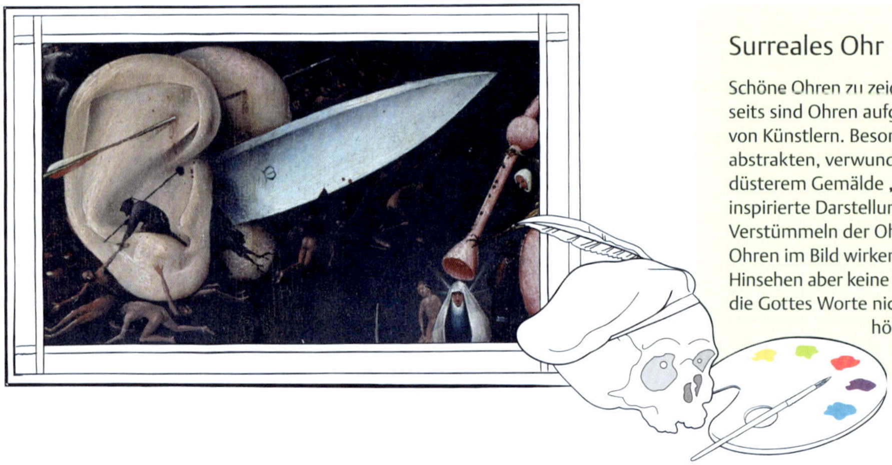

Surreales Ohr

Schöne Ohren zu zeichnen ist für Anfänger eine Herausforderung. Andererseits sind Ohren aufgrund ihrer Vielgestaltigkeit ein beliebtes Spielmittel von Künstlern. Besonders die Surrealisten fühlen sich von der an sich schon abstrakten, verwundenen Form des Ohrs angezogen. In Hieronymus Boschs düsterem Gemälde **„Der Garten der Lüste"** findet sich diese finstere, religiös inspirierte Darstellung zweier durchbohrter Ohren. Das Abschneiden oder Verstümmeln der Ohren war im Mittelalter eine gängige Strafpraktik. Die Ohren im Bild wirken auf den ersten Blick zwar intakt, haben bei genauem Hinsehen aber keine Ohröffnung. Ist das ein Symbol für die Ohren derjenigen, die Gottes Worte nicht hören wollen – oder können? „Wer Ohren hat, der höre!" steht in der Bibel. Mit diesen Ohren ein Problem …

© bpk/Alinari Archives/Raffaello Bencini

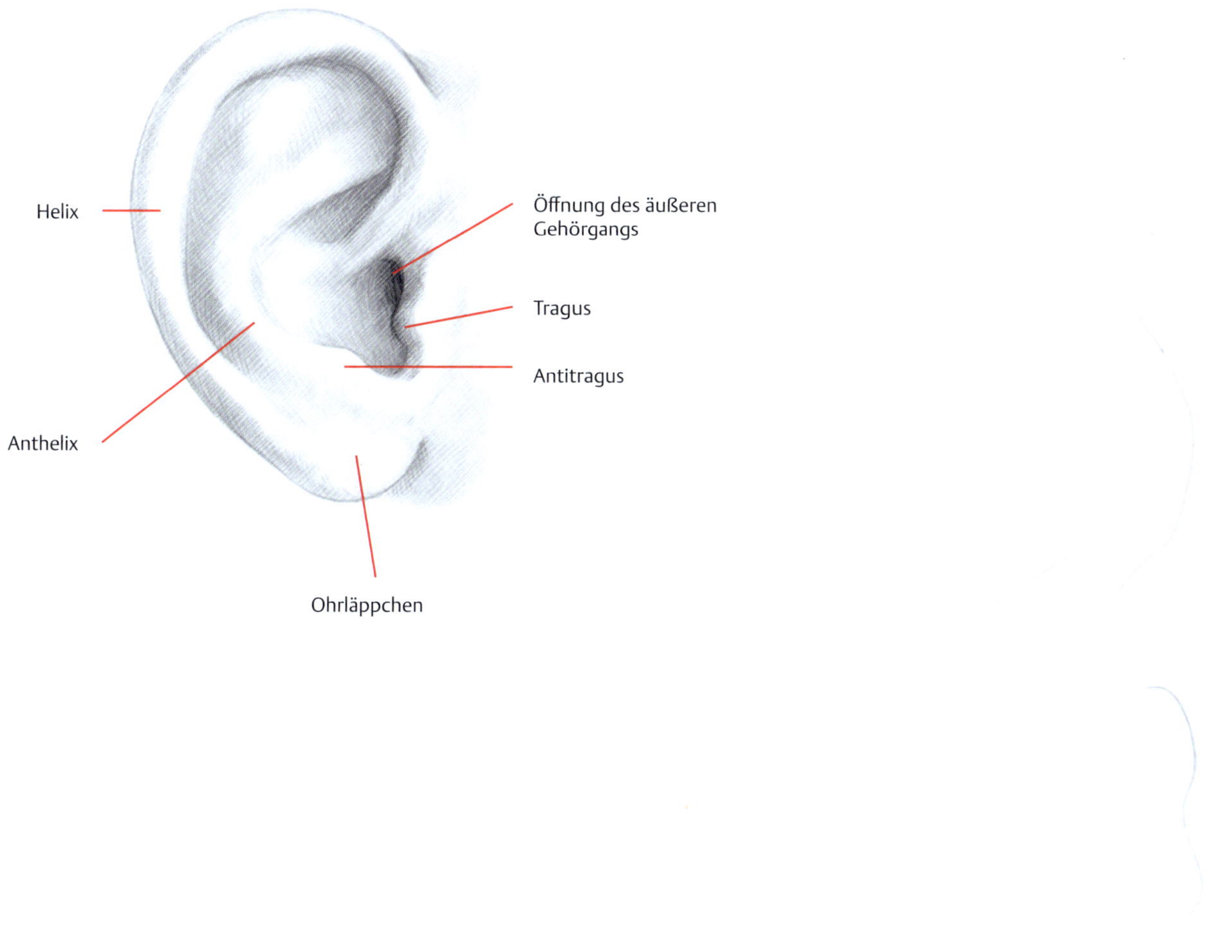
Helix
Öffnung des äußeren Gehörgangs
Tragus
Antitragus
Anthelix
Ohrläppchen

Mittelohr

Das **Mittelohr** liegt in der Paukenhöhle des Felsenbeins und dient der Weiterleitung des Schalls. Hier befinden sich die **3 Gehörknöchelchen**. Sie sind nach ihrer Form benannt: Der **Hammer** (Malleus) überträgt die Schwingungen des Trommelfells auf den **Amboss** (Incus), der sie an den **Steigbügel** (Stapes) weitergibt. Dieser wiederum leitet sie an eine Membran weiter, die ein Loch in der Wand der Paukenhöhle verschließt (ovales Fenster). Hinter dieser Membran liegt die Hörschnecke des Innenohrs.

Über die **Ohrtrompete** (Eustachio-Röhre, Tuba auditiva) steht das Mittelohr mit der Rachenhöhle in Verbindung. Ändert sich der Luftdruck, findet über das Öffnen der Ohrtrompete ein Druckausgleich statt. Meist bemerkt man dies nur in der Höhe, wenn es z.B. beim Landeanflug im Ohr knackt. Über die Ohrtrompete können auch Keime aus dem Rachen ins Mittelohr aufsteigen. Dies passiert häufig bei Kleinkindern im Rahmen von Erkältungen. Durch Vermehrung der Keime kann dann eine Mittelohrentzündung entstehen.

Innenohr

Das **Innenohr** beherbergt das Hörorgan mit der Hörschnecke und das Gleichgewichtsorgan.

Die **Hörschnecke** (Cochlea) erhielt ihren Namen von ihrer Form: Sie ist ein knöcherner Kanal im Felsenbein, der wie ein Schneckenhaus gewunden ist. Zwei Membranen unterteilen diesen Kanal in 3 Etagen, die mit Flüssigkeit gefüllt sind. Auf einer der beiden Membranen, der Basilarmembran, sitzt das sog. **Corti-Organ** mit den Sinneszellen für das Hören. Treffen nun Schallwellen über die Gehörknöchelchen auf das ovale Fenster, gerät dessen Membran in Schwingungen. Diese Schwingungen übertragen sich auf die Flüssigkeit in der Hörschnecke, was dazu führt, dass auch die Membranen der Hörschnecke schwingen. Die Sinneszellen des Corti-Organs nehmen diese Bewegungen wahr und wandeln sie in elektrische Signale um, die über den Hörnerv (N. cochlearis) und die Hörbahn zum Hörzentrum der Großhirnrinde geleitet werden.

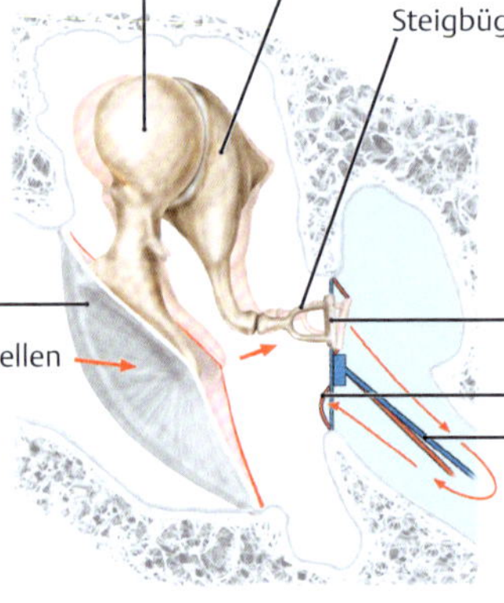

Nach einem ähnlichen Prinzip arbeitet das **Gleichgewichtsorgan** (Vestibularorgan). Auch dessen Gänge sind mit Flüssigkeit gefüllt. Wird nun der Kopf oder der gesamte Körper bewegt oder beschleunigt, verschiebt sich die Flüssigkeit gegenüber den Sinneszellen.

Damit das Gleichgewichtsorgan alle Arten von Beschleunigung wahrnehmen kann, besteht es aus verschiedenen Anteilen: Die Sinneszellen in den **3 Bogengängen** messen Dreh- und Winkelbeschleunigung, während die Sinneszellen der beiden kugeligen Hohlräume (**Utriculus** und **Sacculus**) für geradlinige Beschleunigungen zuständig sind. Die gewonnenen Informationen leitet der Gleichgewichtsnerv (N. vestibularis) an das Gehirn weiter. Sie allein reichen aber nicht aus, um die Lage, Haltung und Bewegung des Körpers ausreichend beurteilen zu können. Deshalb werden sie mit Informationen gemischt, die von der Muskulatur (Tiefensensibilität) und den Augen eintreffen. Erst so kann das Gehirn entscheiden, welche Bewegungen nötig sind, um die Balance zu halten.

Das gibt's zu tun

Färbe im Mittelohr das Trommelfell und jedes der 3 Gehörknöchelchen unterschiedlich ein! Verfahre genauso beim Innenohr: Gib der Hörschnecke und den einzelnen Bestandteilen des Gleichgewichtsorgans (Bogengänge, Utriculus und Sacculus) jeweils eine eigene Farbe! Wähle dabei für die Anteile des Gleichgewichtsorgans verwandte Farbtöne. Noch ein Tipp: Falls du dir die Reihenfolge der Gehörknöchelchen nicht gut merken kannst, zeichne dir eine Kette aus einem Hammer, einem Amboss und einem Steigbügel – dieses Bild prägt sich meist besser ein.

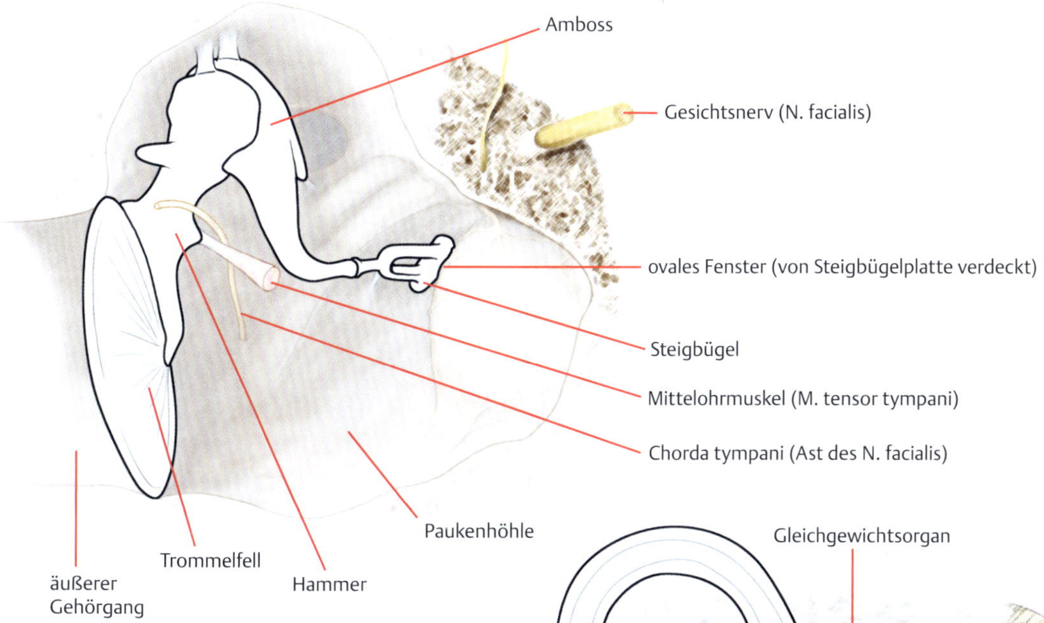
Amboss
Gesichtsnerv (N. facialis)
ovales Fenster (von Steigbügelplatte verdeckt)
Steigbügel
Mittelohrmuskel (M. tensor tympani)
Chorda tympani (Ast des N. facialis)
Paukenhöhle
Trommelfell
Hammer
äußerer
Gehörgang

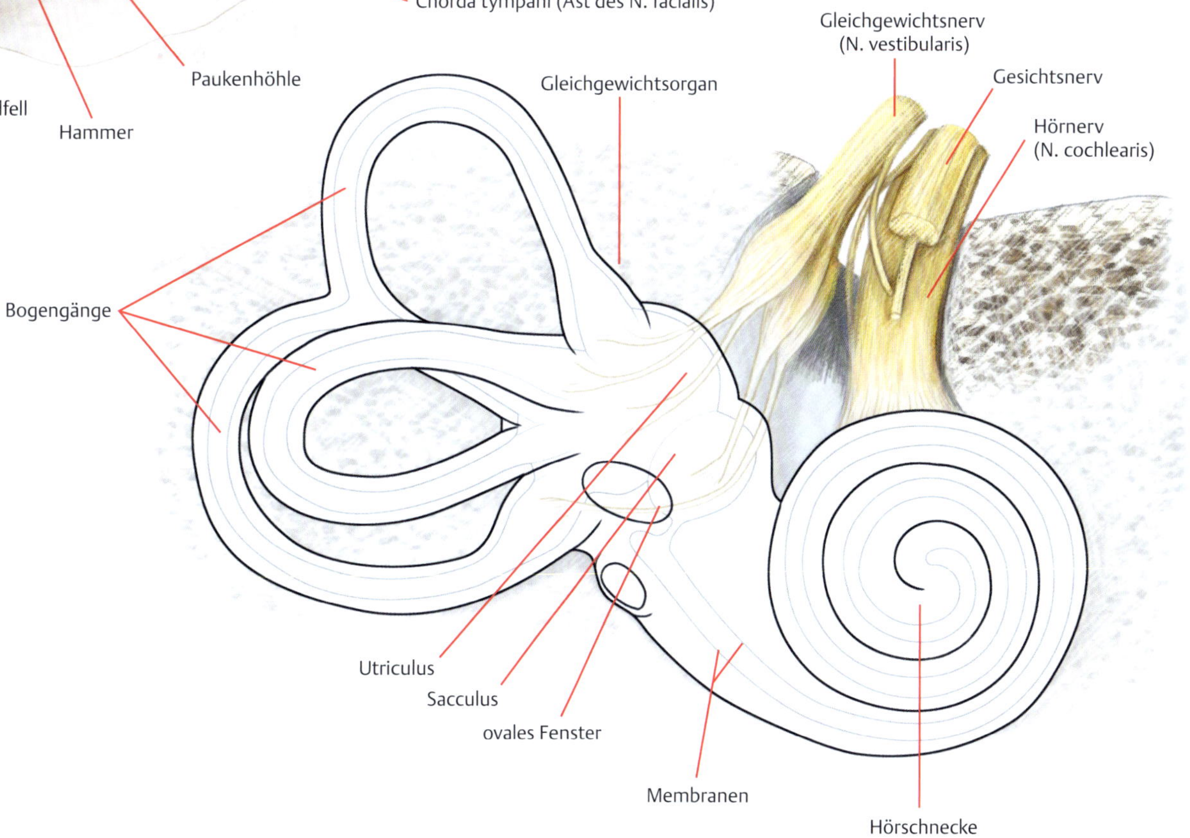
Gleichgewichtsnerv
(N. vestibularis)
Gleichgewichtsorgan
Gesichtsnerv
Hörnerv
(N. cochlearis)
Bogengänge
Utriculus
Sacculus
ovales Fenster
Membranen
Hörschnecke

Aufgaben und Gliederung des Nervensystems

Das Nervensystem steuert die Bewegungen, reguliert die Organfunktionen und erbringt höhere Leistungen. Es kann nach 2 Gesichtspunkten eingeteilt werden. Die **topografische Gliederung** berücksichtigt, **wo** die Struktur liegt. Sie gliedert das Nervensystem in:

- das **zentrale Nervensystem** (ZNS), bestehend aus Gehirn und Rückenmark, und
- das **periphere Nervensystem** (PNS), bestehend aus allen anderen Nervenstrukturen.

Bei der **funktionellen Einteilung** wird betrachtet, welche **Aufgabe** die Struktur hat:

- Das **somatische Nervensystem** ist für motorische Reflexe und bewusste Reaktionen verantwortlich.
- Das **autonome Nervensystem** steuert über unbewusste Reaktionen die Organfunktionen.

Gehirn

In jeder Sekunde entstehen im Körper unzählige Informationen. Die meisten davon werden vom **Gehirn** bewertet. Es veranlasst anschließend eine entsprechend Reaktion, z.B. eine Bewegung. Das Gehirn kann aber noch mehr: Es ist u.a. Sitz des Gedächtnisses, des Denkens und der Lernfähigkeit, es ermöglicht die Sprache und das Empfinden – Fähigkeiten, die unter dem Begriff „höhere Leistungen" zusammengefasst werden.

Betrachtet man das Gehirn, fällt der Blick zunächst auf das **Großhirn** (Cerebrum, Telencephalon). Eine mittig verlaufende Furche teilt es in 2 Hälften, die beiden **Großhirnhemisphären**. Sie stehen über den sog. Balken (Corpus callosum) miteinander in Verbindung. Auf der Oberfläche erkennt man zahlreiche Windungen (Gyri). Einigen Windungen kann man bestimmte Hirnfunktionen zuordnen. Die Anzahl der Gyri nimmt übrigens zu, je höher ein Tier entwickelt ist. Tiefere Furchen (Sulci) gliedern jede Großhirnhälfte in einen Stirn-, einen Scheitel-, einen Schläfen- und einen Hinterhauptslappen. Obwohl beide Hemisphären gleich aussehen, ist nicht jede Funktion in jeder Hemisphäre zu finden.

Unter dem Balken liegt das **Zwischenhirn** (Diencephalon), an das sich der Hirnstamm anschließt. Zum Zwischenhirn gehören Thalamus, Hypothalamus und Hypophyse. Der **Thalamus** dient als Informationsfilter, während **Hypothalamus** und **Hypophyse** u.a. an der Steuerung des Hormonsystems beteiligt sind (Kap. 79). Die Hypophyse besteht aus dem Hypophysenvorderlappen (Adenohypophyse), der als Drüse Hormone bildet und freisetzt, und dem Hypophysenhinterlappen (Neurohypophyse), der aus den Nervenfasern der hypothalamischen Nervenzellen besteht.

Der **Hirnstamm** (Truncus encephali) stellt die Verbindung von Zwischenhirn und Rückenmark dar. Er unterteilt sich in Mittelhirn, Brücke und

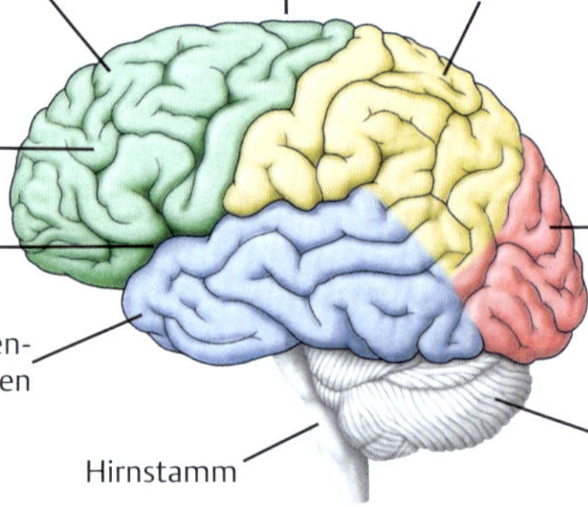

verlängertes Mark. Der Hirnstamm ist Durchgangsstrecke für viele Nervenbahnen, wie z.B. Seh- und Hörbahn. Außerdem liegen im Hirnstamm das Atem- und das Kreislaufzentrum. Am Hirnstamm entspringen die meisten der 12 Hirnnerven.

Auf dem Hirnstamm sitzt das **Kleinhirn** (Cerebellum), das ebenfalls aus 2 Hemisphären besteht. Das Kleinhirn arbeitet mit dem Großhirn zur Feinabstimmung der Bewegungen zusammen und mit dem Innenohr zum Erhalt des Gleichgewichts.

Das gibt's zu tun

Färbe die verschiedenen Gehirnanteile (Großhirn, Zwischenhirn usw.) unterschiedlich ein und verschaffe dir so einen Überblick über dessen Aufbau! Wähle dabei für die Anteile des Zwischenhirns und des Hirnstamms jeweils verwandte Farben. Die Abbildung zeigt einen Medianschnitt, das Gehirn wurde also mittig in Längsrichtung geteilt.

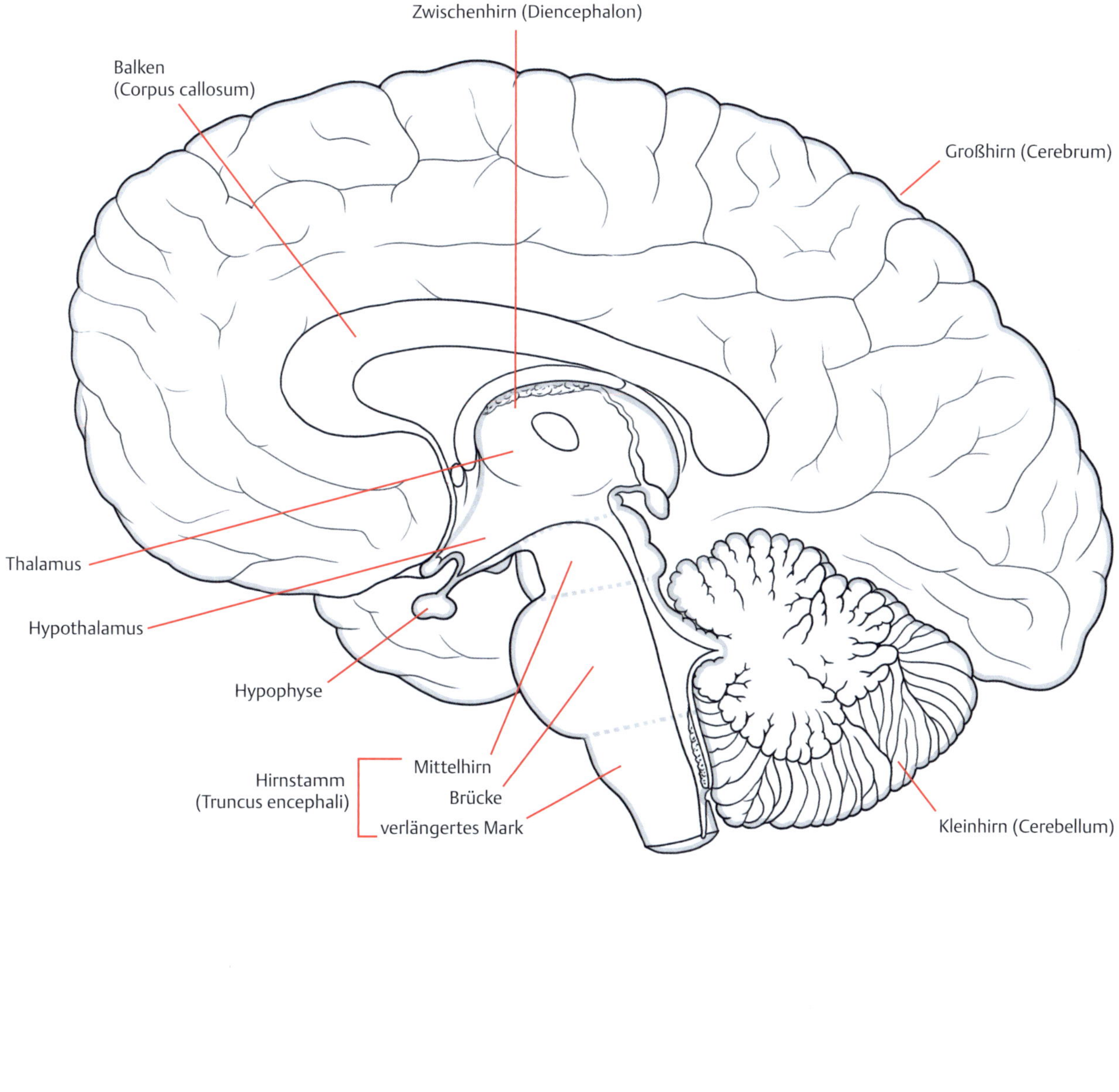

Zwischenhirn (Diencephalon)
Balken
(Corpus callosum)
Großhirn (Cerebrum)
Thalamus
Hypothalamus
Hypophyse
Hirnstamm
(Truncus encephali)
Mittelhirn
Brücke
verlängertes Mark
Kleinhirn (Cerebellum)

Graue und weiße Substanz, Rindenfelder und Homunkulus

An einer Schnittfläche von Gehirn oder Rückenmark lassen sich schon mit bloßem Auge dunklere und hellere Bereiche unterscheiden: Die dunkleren Bereiche (**graue Substanz**) bestehen aus den Nervenzellkörpern, die helleren Bereiche (**weiße Substanz**) hauptsächlich aus Nervenfasern.

Am Gehirn findet sich die graue Substanz vorwiegend an der Oberfläche und bildet dort die **Hirnrinde** (Kortex). Aber auch in der weißen Substanz, die sich unter der Hirnrinde befindet, kommen Ansammlungen von Nervenzellkörpern und damit graue Substanz vor. Sie werden als **Hirnkerne** bezeichnet.

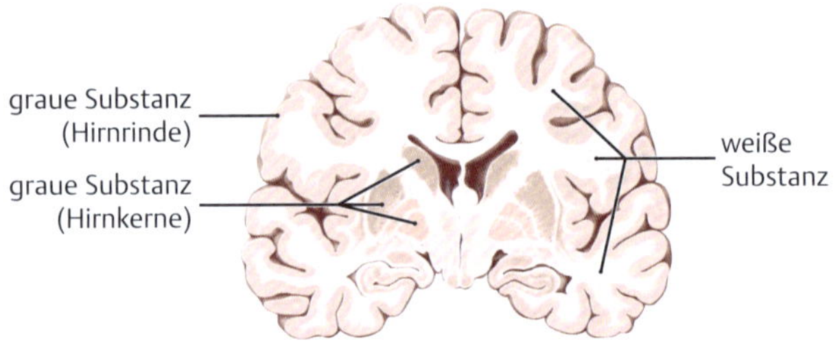

Frontalschnitt des Gehirns

Nervenzellen mit ähnlicher Funktion liegen in der Hirnrinde meist räumlich beieinander. Solche Gebiete funktionell verwandter Nervenzellen werden als **Rindenfelder** bezeichnet. Im Stirnlappen des Gehirns liegen z.B. **motorische Rindenfelder**. Sie bestehen hauptsächlich aus Nervenzellen, die Bewegungen steuern. Dabei ist die Größe des Rindenfeldes abhängig von den feinmotorischen Fähigkeiten des jeweiligen Körperteils. Gleiches gilt für die **sensiblen Rindenfelder** im Scheitellappen: Je empfindlicher der Körperteil die Umwelt wahrnehmen kann, desto größer ist sein Rindenfeld. Zu den sensiblen Rindenfeldern zählen auch das Seh- und das Hörzentrum.

Die Größenverhältnisse der Rindenfelder werden deutlich, wenn man sich den sog. **Homunkulus** betrachtet. Bei diesem „Menschlein" entsprechen die Proportionen der einzelnen Körperteile nicht ihrem tatsächlichen Größenverhältnis, sondern dem Größenverhältnis ihrer Rindenfelder.

Neben den rein motorischen oder sensiblen Rindenfeldern gibt es auch gemischte Abschnitte: Das **Sprachzentrum** z.B. hat einen motorischen Anteil (Broca-Zentrum) für die Lautbildung und einen sensorischen Anteil (Wernicke-Zentrum) für das Sprachverständnis. Es liegt bei den meisten Menschen in der linken Großhirnhälfte.

Die Rindenfelder machen nur ca. 20 % der Hirnrinde aus. Die zwischen ihnen liegende graue Substanz vernetzt die Informationen der einzelnen Felder und dient so z.B. dem Gedächtnis und der Kreativität.

Auch die Hirnkerne erfüllen bestimmte Aufgaben. Die **Basalkerne** des Großhirns z.B. steuern gemeinsam mit Zwischenhirn und Hirnstamm die Bewegungsabläufe. Der **Mandelkern** im Schläfenlappen ist Teil des **limbischen Systems**, das für Emotionen, Lernprozesse und die Gedächtnisleistung zuständig ist.

Der Informationsfluss zwischen Hirnrinde, Hirnkernen und Rückenmark läuft über die **weiße Substanz**, die sich unter der Hirnrinde befindet. Sie wird auch als **Marklager** bezeichnet.

Das gibt's zu tun

Betrachtet man den motorischen Homunkulus, erkennt man schnell, welche Körperteile über eine ausgeprägte Feinmotorik verfügen. So ist z.B. die Hand überproportional groß, da sie viel feiner steuerbar ist als beispielsweise der Oberkörper. Entsprechend verhält es sich mit dem sensiblen Homunkulus. Hier sind z.B. die empfindlichen Lippen im Vergleich zur nur mäßig sensiblen Nase viel größer als in Wirklichkeit dargestellt. Wenn du den Zusammenhang zwischen der Größe des Körperteils und seines entsprechenden Rindenfelds noch deutlicher machen willst, färbe beide in jeweils derselben Farbe ein.

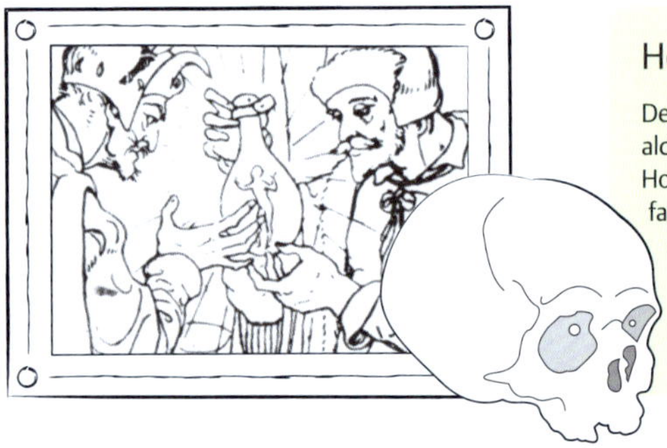

Homunkulus

Der Begriff **„Homunkulus"** (lat. Menschlein) beschreibt ursprünglich einen künstlich erschaffenen Menschen, eine alchemistische Idee der frühen Neuzeit. Der Alchemist **Paracelsus** gab folgende Anleitung für das Schaffen eines Homunkulus: 40 Tage lang müsse der männliche Samen in einem, in wärmendem Pferdemist vergrabenen, Gefäß verfaulen, dann werde sich Leben regen, das „einem Menschen gleich, doch durchsichtig" sei. Nähre man dieses Wesen 40 Wochen lang mit Wärme und menschlichem Blut, werde daraus die handtellergroße Version eines **menschlichen Kindes** entstehen. Später fand der Begriff des Homunkulus neue Bedeutungen im Bereich der Philosophie und der Neurowissenschaft. Die Philosophie der Wahrnehmung nahm damit symbolhaften Bezug auf ein „Wesen im Kopf", das unserer Interpretation von Umwelt und Erlebtem entspräche. © *bpk*

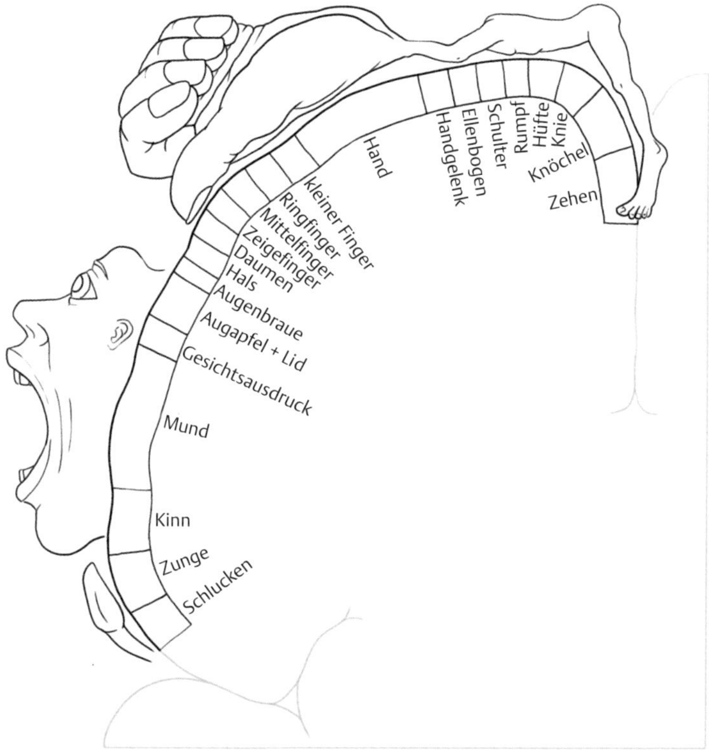

motorischer Homunkulus

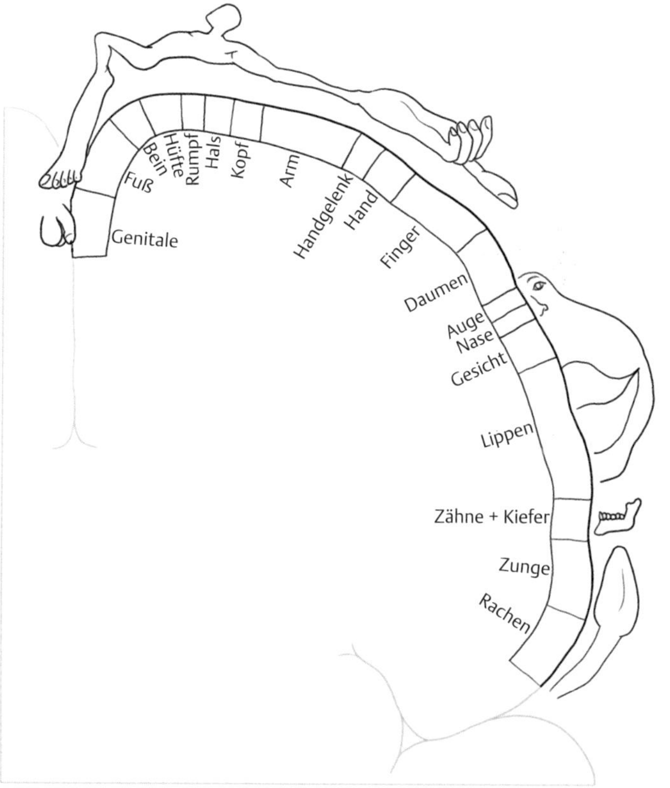

sensibler Homunkulus

Rückenmark

Das **Rückenmark** (Medulla spinalis) leitet die Informationen zum Gehirn weiter, die vom peripheren Nervensystem gesammelt werden. In die andere Richtung überträgt es die Befehle des Gehirns ans PNS. Dafür steht das Rückenmark über die Spinalnerven (Kap. 26) mit dem peripheren Nervensystem in Verbindung. Außerdem laufen im Rückenmark **Reflexe** ab, an denen das Gehirn nicht beteiligt ist.

In Höhe des Hinterhauptsbeins geht der Hirnstamm ins Rückenmark über, das im Wirbelkanal der Wirbelsäule liegt. In der Mitte des Rückenmarks verläuft der **Zentralkanal**. Da das Rückenmark sein Wachstum früher einstellt als die Wirbelsäule, endet es beim Erwachsenen auf Höhe des **2. Lendenwirbels**, füllt also nicht den gesamten Wirbelkanal aus. Beim Kind ist dies noch anders, hier reicht das Rückenmark bis zum Ende des Wirbelkanals.

Die **graue Substanz** des Rückenmarks ist in die weiße Substanz eingebettet. Im Querschnitt ähnelt ihre Form der eines Schmetterlings. Genauso wie im Gehirn erfüllen auch in der grauen Substanz des Rückenmarks bestimmte Abschnitte bestimmte Funktionen:

- Über die Zellen der schmaleren **Hinterhörner** werden **sensible** Informationen in Richtung Gehirn weitergegeben.
- Über die Zellen der breiteren **Vorderhörner** werden **motorische** Befehle zu den Muskeln weitergeleitet.
- Die Zellen der **Seitenhörner** zählen zum **autonomen** Nervensystem. Seitenhörner gibt es nur im Abschnitt zwischen dem letzten Hals- und dem 1. Lendensegment.

Die Zellen der **Hinterhörner** erhalten ihre Informationen über sensible Nervenfasern. Diese ziehen aus der Peripherie zum Rückenmark und treten in regelmäßigen Abständen ins Hinterhorn ein. An ihrer Eintrittsstelle ins Rückenmark werden diese Fasern als **Hinterwurzel** zusammengefasst. Im Hinterhorn bilden sie Synapsen mit den Hinterhornzellen aus. Die Axone der Hinterhornzellen ziehen im Rückenmark in Richtung Gehirn.

Im **Vorderhorn** liegen die Zellkerne der **Motoneurone** (Kap.14), deren Axone aus dem Rückenmark austreten und in die Peripherie ziehen. Die austretenden Fasern bilden die sog. **Vorderwurzeln**. Die Fasern der Seitenhörner verlaufen ebenfalls in der Vorderwurzel.

Die Vorderwurzeln und die Hinterwurzeln vereinigen sich nicht weit vom Rückenmark entfernt zu den Spinalnerven. Sie werden bereits zum peripheren Nervensystem gezählt und gehen in ihrem weiteren Verlauf in die peripheren Nerven über (Kap. 76 und 77).

Das gibt's zu tun

Vervollständige die Beschriftung des Rückenmarkquerschnitts – möglichst ohne noch einmal auf das Bild auf der linken Seite zu schauen! Wo liegen Hinter-, Vorder- und Seitenhorn? Welches Horn besteht aus sensiblen, welches aus motorischen und welches aus autonomen Nervenzellen? Färbe die verschiedenen Hörner unterschiedlich ein und führe die Farbgebung in Vorder- und Hinterwurzel weiter! Wo verlaufen die Fasern der Seitenhörner? Wenn du möchtest, zeichne außerdem die Abbildung des Rückenmarks im Wirbelkanal fertig! Präge dir ein, wo das Rückenmark beim Erwachsenen endet.

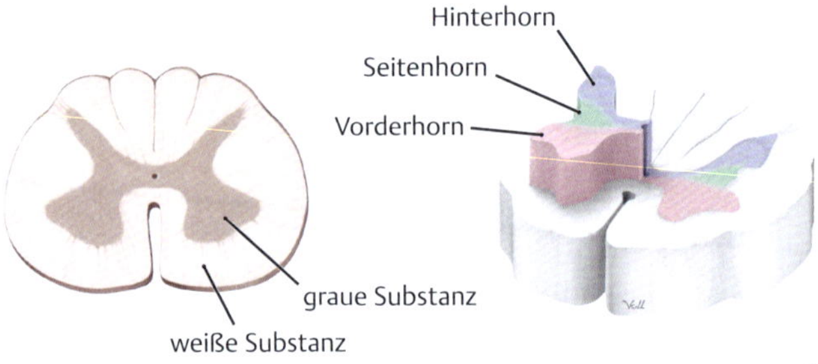

Querschnittsyndrom

Wirken starke Kräfte auf die Wirbelsäule ein, wie z. B. bei Verkehrs- oder sonstigen Unfällen, kann auch das Rückenmark geschädigt werden. Wird es dabei entweder komplett oder teilweise durchtrennt, wird die Nervenleitung unterbrochen. Man spricht von einem **Querschnittsyndrom**. Je nachdem, auf welcher Höhe sich die Schädigung befindet, fallen die Symptome unterschiedlich aus. Während bei einer Schädigung unterhalb des 1. Brustwirbels die Arme noch bewegt werden können, sind die Folgen bei einer Lokalisation im Bereich der Halswirbelsäule noch schwerwiegender: Alle vier Gliedmaßen sind gelähmt und zusätzlich besteht die Gefahr einer **Zwerchfelllähmung** und des Ausfalls des Atem- und des Kreislaufzentrums.

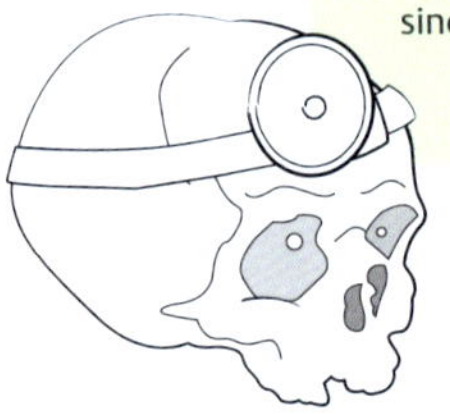

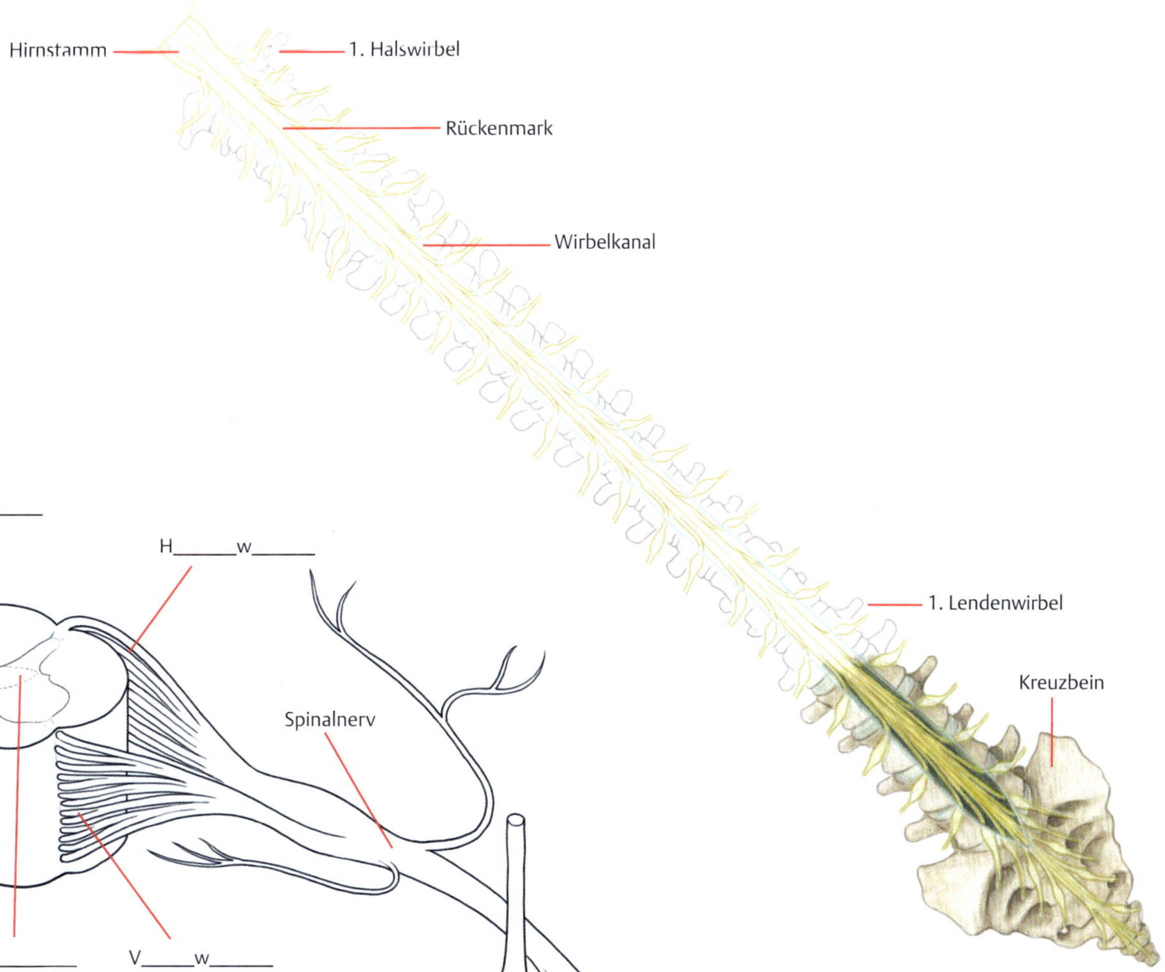
Hirnstamm
1. Halswirbel
Rückenmark
Wirbelkanal
1. Lendenwirbel
Kreuzbein

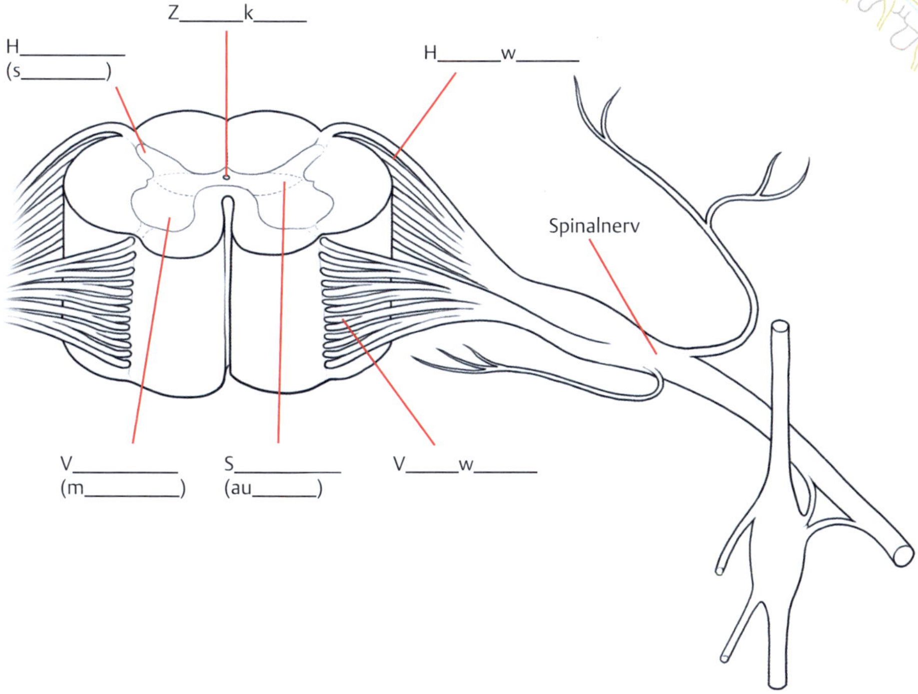
Z______k_____
H__________
(s________)
H______w______
Spinalnerv
V__________
(m_________)
S__________
(au______)
V_____w______

Auf- und absteigende Bahnen des Rückenmarks

In der weißen Substanz des Rückenmarks lagern sich die Nervenfasern zu **Bahnen** (Tractus) zusammen. Alle Fasern einer Bahn leiten die Informationen in dieselbe Richtung. Je nachdem, welche das ist, werden die Bahnen als aufsteigend oder absteigend bezeichnet. Mehrere Bahnen können sich zu Strängen (Funiculi) vereinigen.

Die **aufsteigenden Bahnen** leiten Reize aus den Hinterhörnern des Rückenmarks zum Gehirn. Die Informationen, die sie transportieren, sind **sensibel**. Sie werden über den Tast- und den Berührungssinn und über Sensoren der Tiefensensibilität (Eigenwahrnehmung des Körpers, Propriozeption) gesammelt. Sie umfassen Schmerz- und Temperaturreize, Tast- und Berührungsreize und Informationen zu Muskelspannung und Muskellänge.

Die **absteigenden Bahnen** leiten Reize von den motorischen Rindenfeldern und Kernen des Großhirns zu den Vorderhörnern. Die Informationen, die sie transportieren, sind **motorisch**. Ihre Axone bilden eine Synapse mit den Motoneuronen der Vorderhörner aus, die den Befehl an die Muskulatur weitergeben.

Die Befehle für die Steuerung der **willkürlichen** Bewegungen fließen hauptsächlich durch die sog. **Pyramidenbahn**. Die Fasern dieser absteigenden Bahn kreuzen im Hirnstamm in der sog. Pyramide auf die andere Seite, weshalb die motorischen Zentren für die rechte Körperseite in der linken Hirnhälfte liegen und umgekehrt.

Die **unwillkürlichen** Bewegungen steuert das Gehirn vor allem über die **extrapyramidalen Bahnen**. Zu diesen Bewegungen zählen auch automatisierte Bewegungen, wie z. B. das Mitschwingen der Arme beim Gehen. Die Basalkerne (Kap. 71) sind Teil des extrapyramidalen Systems.

Bei bestimmten unwillkürlichen Bewegungen, den **Reflexen**, ist das Gehirn nicht an der Bewegungsauslösung beteiligt. Der Befehl zu diesen Bewegungen entsteht direkt im **Rückenmark** als Antwort auf einen Reiz. Ein bekanntes Beispiel ist der Patellasehnenreflex: Schlägt man bei gebeugtem Bein mit einem Reflexhammer auf die Kniescheibensehne, streckt sich das Bein reflexartig. Auch das Zurückziehen der Hand bei Berührung eines heißen Gegenstands zählt zu den Reflexen. Das Gehirn erhält allerdings eine Meldung über den Reflex. Manche Reflexe können auch bewusst (für eine gewisse Zeit) unterdrückt werden, z. B., wenn man die Hand über eine Flamme hält bzw. wenn man weiß, dass ein Reflex ausgelöst werden soll.

Das gibt's zu tun

Das Bild zeigt die Pyramidenbahn. Überlege noch einmal, ob ihre Fasern durch das Vorder- oder das Hinterhorn laufen! Ergänze dann die Beschriftung. Markiere auch die Stelle, an der die Fasern der Pyramidenbahn von der einen auf die andere Seite kreuzen und färbe die graue Substanz an Gehirn und Rückenmark ein!

Morbus Parkinson

Da man den unwillkürlichen Bewegungen seines Körpers nur selten Beachtung schenkt, übersieht man häufig, wie essenziell ihre Steuerung für eine kontrollierte Motorik ist. Eine wichtige Rolle spielt darin **Dopamin**. Es dient in einigen Bereichen der Basalkerne als hemmender Überträgerstoff. Bei einem Dopaminmangel fällt die von Dopamin erzeugte Hemmung weg. Die Folge davon ist eine Störung der Motorik, die sich in verlangsamten **Mit- und Spontanbewegungen**, einem **erhöhten Muskeltonus** und – als typischem Zeichen – einem **Händezittern** (Tremor) äußert. Die Mimik ist oft reduziert („Maskengesicht", „wächserne Mimik"). Diese motorischen Veränderungen sind die Leitsymptome des Morbus Parkinson. Im Verlauf dieser Erkrankung gehen in den Basalkernen, v.a. in der sogenannten Substantia nigra („Schwarze Substanz"), dopaminerge Nervenzellen zugrunde.

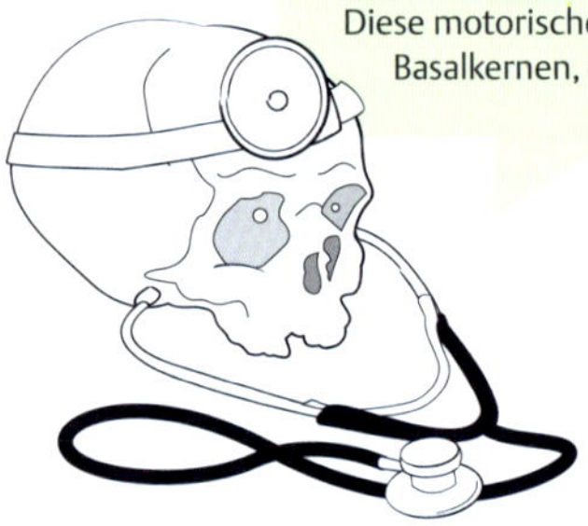

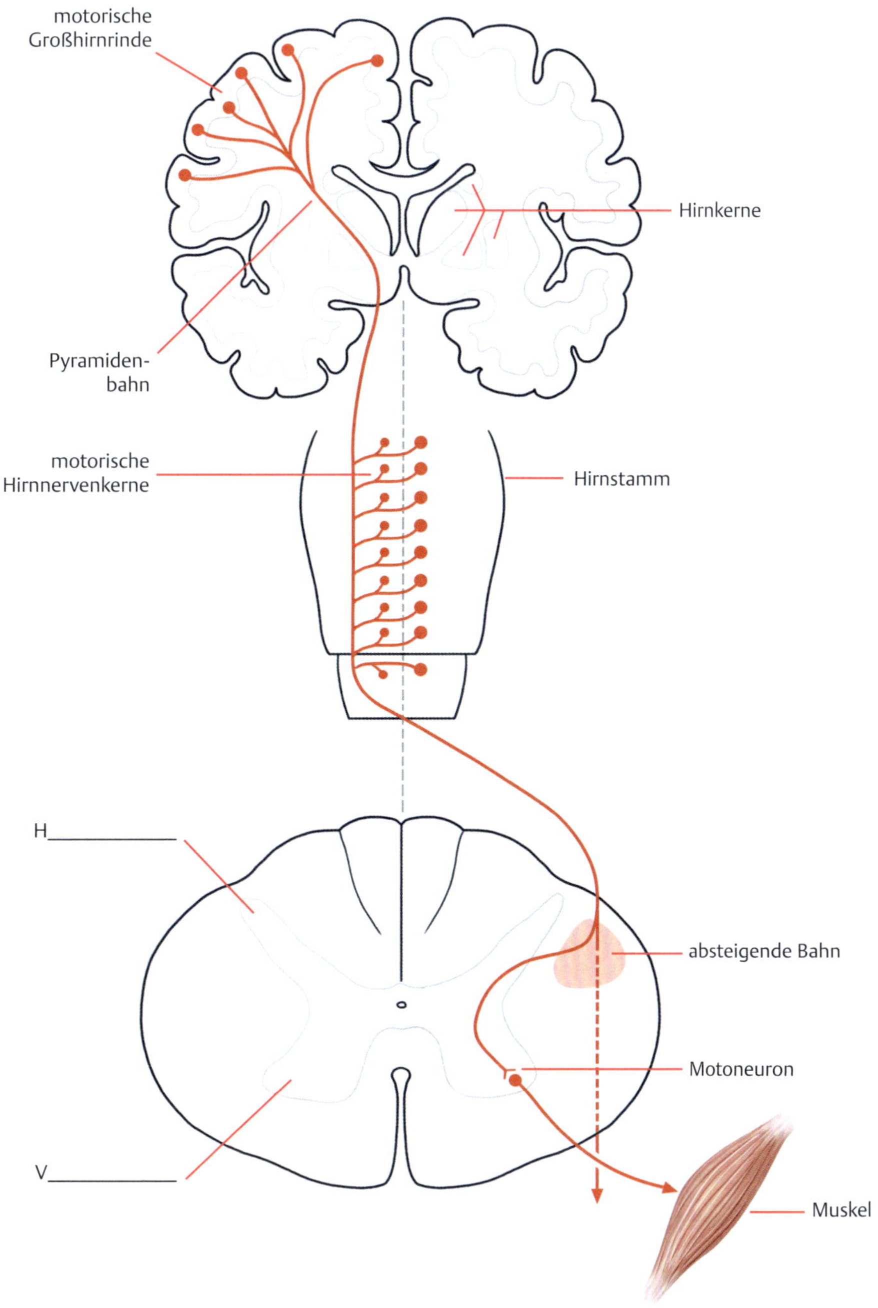
motorische Großhirnrinde
Hirnkerne
Pyramiden-bahn
motorische Hirnnervenkerne
Hirnstamm
H
absteigende Bahn
Motoneuron
V
Muskel

Hirnhäute und Liquorräume

Drei Bindegewebshüllen (Hirnhäute, Meningen) schützen das ZNS. Die innere Hülle (**Pia mater**) liegt auf der Oberfläche von Gehirn und Rückenmark. Zwischen ihr und der mittleren Hülle (**Arachnoidea**) befindet sich der **Subarachnoidalraum**, in dem viele Gefäße verlaufen. Die äußere Hülle (**Dura mater**) liegt der Arachnoidea direkt auf. Sie ist im Bereich des Gehirns fest mit der Knochenhaut des Schädels verwachsen. Entlang der Wirbelsäule besteht zwischen der Dura mater und der Knochenhaut des Wirbelkanals dagegen ein Spalt (**Epiduralraum**).

Hirnhäute

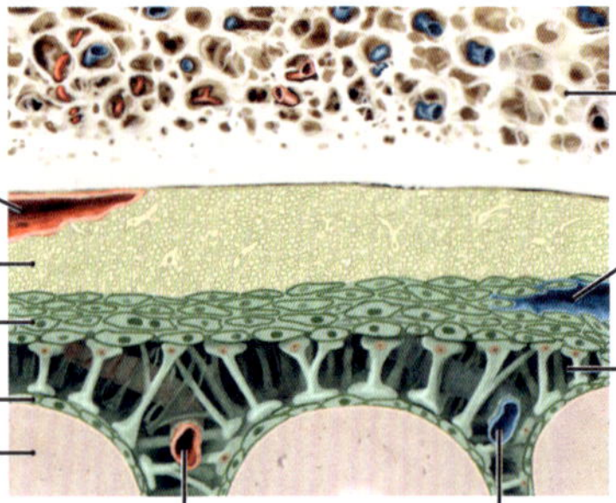

Während sich im Epiduralraum Fettzellen und venöse Gefäße befinden, ist der Subarachnoidalraum mit einer Flüssigkeit gefüllt, dem **Liquor cerebrospinalis** („Nervenwasser"). Er übernimmt die Aufgabe der Lymphe und schützt das ZNS vor Erschütterungen. Man findet ihn außerdem im Zentralkanal des Rückenmarks und in den großen Hohlräumen des Gehirns, den Hirnventrikeln.

Es gibt 4 Ventrikel: Der **I. Ventrikel** befindet sich in der linken Großhirnhemisphäre, der **II. Ventrikel** in der rechten Großhirnhemisphäre, der **III. Ventrikel** im Zwischenhirn und der **IV. Ventrikel** im Hirnstamm. Der IV. Ventrikel geht in den Zentralkanal des Rückenmarks über und besitzt außerdem eine Verbindung zum Subarachnoidalraum. Die Liquormenge beträgt insgesamt ca. 130 ml. Sie wird etwa alle 7 Stunden erneuert.

Bei bestimmten Erkrankungen ändert sich die Zusammensetzung des Liquors. So finden sich z. B. bei Blutungen im Bereich des ZNS rote Blutkörperchen im Liquor oder bei einer Hirnhautentzündung (Meningitis) eine erhöhte Zahl von Entzündungszellen.

Der für die Untersuchung benötigte Liquor wird beim Erwachsenen über eine Lumbalpunktion gewonnen: Eine Punktionsnadel wird zwischen dem 4. und 5. Lendenwirbel bis in den Subarachnoidalraum vorgeschoben. Die Gefahr, dabei das Rückenmark zu verletzen, ist gering, da es beim Erwachsenen etwa auf Höhe des 2. Lendenwirbels endet.

Das gibt's zu tun

Das Bild zeigt die Lage der Ventrikel am Beispiel der linken Gehirnhälfte. Färbe jeden Ventrikel und den Zentralkanal in einer eigenen Farbe ein! Weil es sich um die linke Hemisphäre handelt, siehst du den I., den III. und den IV. Ventrikel. In der rechten Gehirnhälfte liegt statt des I. der II. Ventrikel.

In der Schädelhöhle ist wenig Platz

Einen besseren Schutz als die Schädelknochen kann sich das Gehirn kaum wünschen. In bestimmten Situationen wird die starre Knochenhülle aber zu einem Gefängnis: Schwillt das Gehirn – z. B. infolge eines Schädel-Hirn-Traumas – an, kann es sich in der Schädelhöhle nicht ausdehnen, sodass der **Hirndruck** lebensgefährlich ansteigen kann. Gleiches gilt, wenn andere Prozesse Raum in der Schädelhöhle in Anspruch nehmen, wie es z. B. bei Blutungen der Fall ist. Je nachdem, wo sich das Blut sammelt, unterscheidet man:

- **Epiduralblutung** (Einblutung zwischen Schädelknochen und Dura mater, wo eigentlich kein Epiduralraum existiert): Ursache ist meist ein Schädel-Hirn-Trauma mit Gefäßverletzungen. Die Prognose ist häufig gut, da das Hirngewebe unverletzt bleibt.
- **Subduralblutung** (Einblutung zwischen Dura mater und Arachnoidea): Ein schleichender chronischer Verlauf ist häufig, da die Blutung aus kleinen Venen stammt. Tritt oft bei Säuglingen nach einem Schütteltrauma auf.
- **Subarachnoidalblutung** (Einblutung in den Subarachnoidalraum): Die häufigste Ursache ist die Ruptur eines Hirnaneurysmas (krankhafte Aussackung einer Hirnarterie), die Prognose ist schlecht.
- **intrazerebrale Blutung** (Einblutung ins Hirngewebe): Die häufigste Ursache ist ein Gefäßwandschaden aufgrund eines Bluthochdrucks. Es zeigen sich die Symptome eines Schlaganfalls (S. 94).

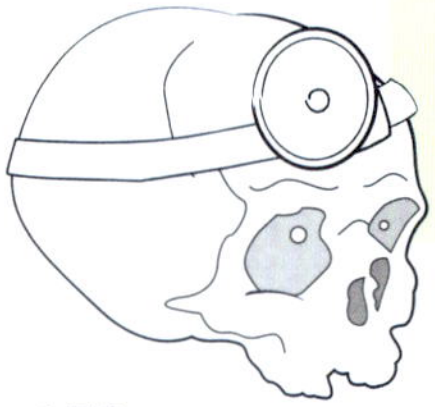

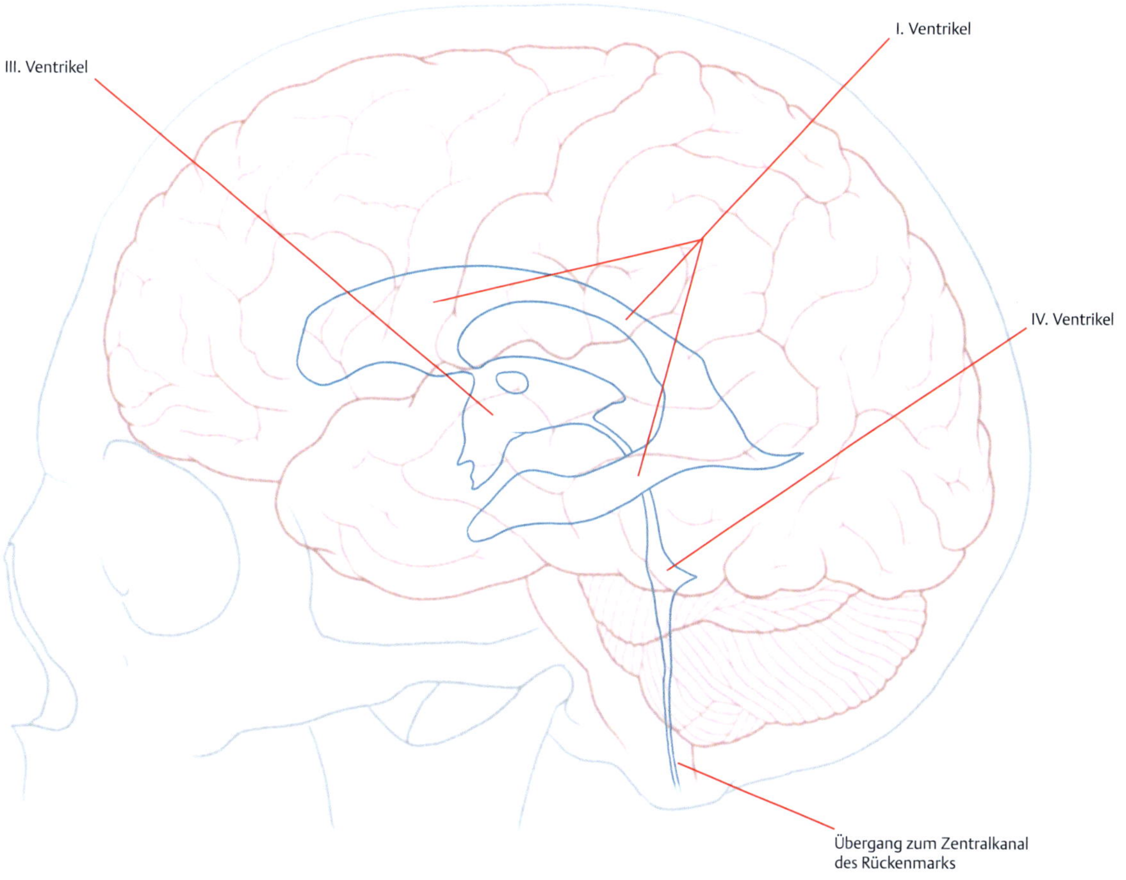
I. Ventrikel
III. Ventrikel
IV. Ventrikel
Übergang zum Zentralkanal
des Rückenmarks

Hirnnerven

Als Hirnnerven werden diejenigen Nerven bezeichnet, die direkt am Gehirn entspringen. Sie werden zum peripheren Nervensystem gezählt. Es gibt **12 Hirnnerven**, die mit römischen Ziffern durchnummeriert werden. Dabei entstammen der I. und der II. Hirnnerv Hirnnervenkernen, die direkt im Großhirn liegen. Die Hirnnervenkerne für den III. bis XII. Hirnnerv befinden sich im Hirnstamm.

Bis auf den X. Hirnnerv (N. vagus), der durch den Hals und die Brusthöhle in die Bauchhöhle zieht, steuern alle Hirnnerven **Strukturen des Kopfes** an.

Einige von ihnen führen ausschließlich **sensible** Fasern und nehmen Sinneseindrücke wahr. Dazu gehören:

- der I. Hirnnerv (Riechnerv, N. olfactorius),
- der II. Hirnnerv (Sehnerv, N. opticus) und
- der VIII. Hirnnerv (Hör- und Gleichgewichtsnerv, N. vestibulocochlearis).

Andere Hirnnerven sind rein **motorisch**:

- Der IV. Hirnnerv (N. trochlearis) bewegt den Augapfel nach unten-außen.
- Der VI. Hirnnerv (N. abducens) bewegt den Augapfel nach außen.
- Der XI. Hirnnerv (N. accessorius) ist für die Bewegung der Kehlkopf- und Rachenmuskulatur und einiger Halsmuskeln zuständig.
- Der XII. Hirnnerv (N. hypoglossus) steuert die Muskulatur der Zunge.

Die übrigen 5 Hirnnerven sind **gemischte** Nerven:

- Der III. Hirnnerv (N. oculomotorius) bewegt den Augapfel und das Augenlid. Mit autonomen Fasern vermittelt er Pupillenreflex und Akkommodation.
- Der V. Hirnnerv (Drillingsnerv, N. trigeminus) steuert über 3 Äste (N. mandibularis, N. maxillaris und N. ophthalmicus) motorisch die Kaumuskeln und versorgt sensibel Oberkiefer, Unterkiefer und Augenregion.
- Der VII. Hirnnerv (Gesichtsnerv, N. facialis) ist motorisch für die Mimik und sensibel für das Geschmacksempfinden zuständig. Autonome Fasern sorgen für die Bildung von Speichel und Tränenflüssigkeit.
- Der IX. Hirnnerv (N. glossopharyngeus) versorgt motorisch und sensibel den Rachen, sensibel außerdem Teile des Ohrs. Autonom steuert er ebenfalls die Speichelbildung.
- Der X. Hirnnerv (N. vagus) bewegt die Kehlkopf- und Rachenmuskulatur. Sensibel versorgt er Kehlkopf, Rachen und Ohrmuschel. Sensibel und autonom ist er für die Brust- und Bauchhöhlenorgane bis hin zum Kolon zuständig. Der Punkt im Kolon, an dem der Einfluss des N. vagus endet, wird als **Cannon-Böhm-Punkt** bezeichnet.

Das gibt's zu tun

Ergänze in den entsprechenden Feldern die Namen der einzelnen Hirnnerven! Ob auf Latein oder auf Deutsch, kannst du dir aussuchen – benutze aber am Besten für jede Gruppe (rein motorisch, rein sensibel, gemischt) eine eigene Farbe. Bei der Reihenfolge der Nerven III, IV, V und VI heißt es aufpassen! Notiere kurz die Funktion des jeweiligen Nervs. Beim N. facialis kannst du sehen, wie's geht. Achtung: Genau genommen ist der Riechnerv auf der Abbildung nicht zu sehen. Er zieht von der Riechschleimhaut zum Riechkolben, auf den der Strich hier zeigt.

Der Orthopäde Olaf

Als Merkhilfe für die lateinischen Namen der **Hirnnerven** dient folgender Satz:
Orthopäde **O**laf **o**periert **t**ag**t**äglich, **a**ber **f**reitags **v**erbiegt er **g**ern **v**iele **a**lte **H**üftgelenke.

Die Anfangsbuchstaben der Hirnnerven tauchen darin der Reihe nach auf: O(olfactorius)rthopäde O(opticus)laf o(oculomotorius)periert t(trochlearis)agt(trigeminus)äglich, a(abducens)ber f(facialis)reitags v(vestibulocochlearis)erbiegt er g(glossopharyngeus)ern v(vagus)iele a(accessorius)lte H(hypoglossus)üftgelenke.

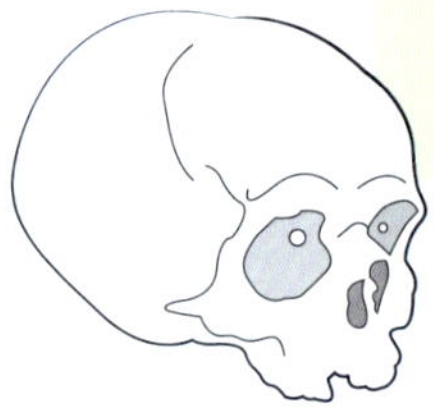

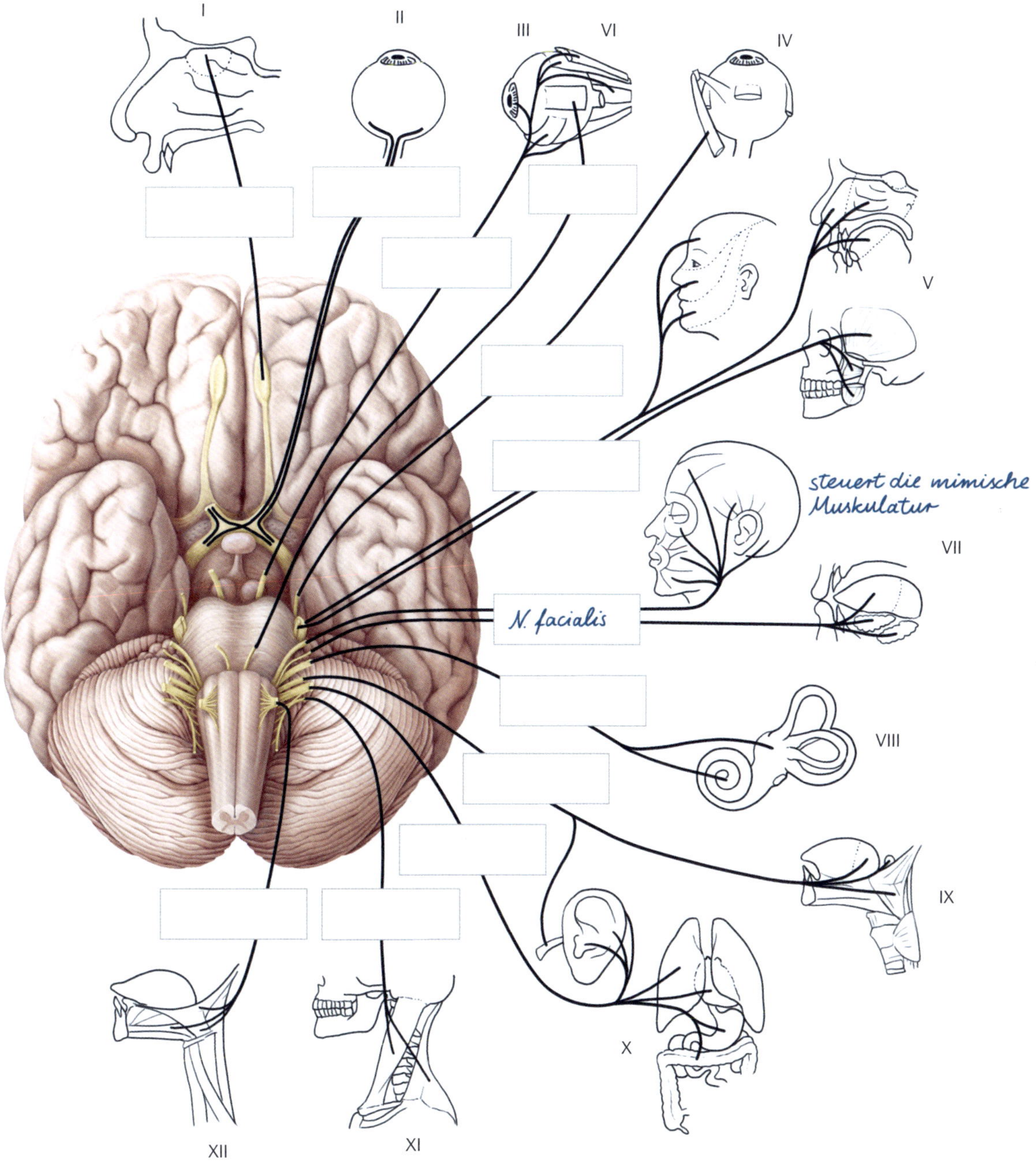
I
II
III
VI
IV
V
steuert die mimische Muskulatur
VII
N. facialis
VIII
IX
X
XI
XII

Spinalnerven

Die Spinalnerven entspringen in regelmäßigen Abständen links und rechts am Rückenmark. Der jeweils linke und rechte Spinalnerv werden gemeinsam als **Spinalnervenpaar** bezeichnet. Der Abschnitt des Rückenmarks, an dem ein Spinalnervenpaar entspringt, heißt **Rückenmarksegment**. Insgesamt sind es 32 Spinalnervenpaare und 32 Rückenmarksegmente. Die Anzahl der Segmente entspricht damit der Anzahl der Wirbel.

Die Spinalnerven entstehen, indem sich die Fasern (Wurzelfäden) der linken bzw. der rechten **Vorder-** und der **Hinterwurzel** (Kap. 72) eines Rückenmarksegments kurz nach ihrem Austritt aus dem Rückenmark miteinander vereinigen. Dadurch ist jeder Spinalnerv – im Gegensatz zu den Hirnnerven – gleich aufgebaut: Er enthält sowohl motorische als auch sensible und autonome Fasern. Nur der 1. Spinalnerv ist rein motorisch.

Um den Wirbelkanal zu verlassen, ziehen die meisten Spinalnerven unterhalb der Gelenkfortsätze desjenigen Wirbels nach außen, der dem jeweiligen Rückenmarksegment entspricht – die Spinalnerven des 1. Brustsegments also beispielsweise unterhalb der Gelenkfortsätze des 1. Brustwirbels. Während beim Kind Segment und entsprechender Wirbel noch etwa auf gleicher Höhe liegen, ist das beim Erwachsenen nicht mehr der Fall: Dadurch, dass das Rückenmark in Höhe der Lendenwirbel endet, müssen vor allem die Wurzelfasern der unteren Segmente einen langen Weg zurücklegen, bevor sie sich zum Spinalnerv vereinigen und den Wirbelkanal verlassen. Der untere Teil des Wirbelkanals enthält daher ein Bündel aus Wurzelfasern, das entfernt an einen Pferdeschweif erinnert. Es wird deshalb auch als **Cauda equina** (Pferdeschwanz) bezeichnet.

Jeder Spinalnerv gibt in seinem Verlauf **4 kleine Äste** ab: Einer zieht zu den Häuten des Rückenmarks, zwei stellen die Verbindung zum Grenzstrang des autonomen Nervensystem her (Kap. 78) und einer zieht zur Haut und zu den Muskeln des Rückens. Der **Hauptast** des Spinalnervs geht nach nur wenigen Zentimetern in einen peripheren Nerv über, der in Richtung Gliedmaßen oder Bauchwand weiterzieht.

Das gibt's zu tun

Auf dem rechten Bild kannst du gut veranschaulichen, wie weit die Rückenmarksegmente der unteren Rückenmarkabschnitte beim Erwachsenen von den entsprechenden Wirbeln entfernt sind. Färbe dazu die Halssegmente und -wirbel rot, die Brustsegmente und -wirbel blau, die Lendensegmente und -wirbel grün und die Kreuzsegmente und -wirbel gelb ein. Zeichne auch die Spinalnerven entsprechend farbig nach!
Auf dem linken Bild siehst du den Aufbau eines Spinalnervs. In welchen Farben sind die sensiblen Fasern dargestellt, in welcher Farbe die motorischen und in welcher die autonomen? Beschrifte die jeweiligen Fasertypen! Erinnere dich noch einmal: Welche dieser Fasern sind afferent, welche efferent?

Aufgaben und Aufbau des peripheren Nervensystems (PNS)

Das periphere Nervensystem setzt sich aus den Hirnnerven, den Spinalnerven und den peripheren Nerven zusammen. Im PNS kommen nur wenige Nervenzellkörper vor, es besteht hauptsächlich aus **Nervenfasern**. Dabei findet man alle 3 Faserarten:

- Über die **motorischen Fasern** leitet es die Bewegungsbefehle des ZNS an die Muskeln weiter.
- Über die **sensiblen Fasern** transportiert es Sinneseindrücke und andere Informationen aus der Umgebung und aus dem Körper zum ZNS.
- Über die **autonomen Fasern** steuert es die Funktionen der Organe.

Die wenigen Nervenzellkörper lagern sich im PNS zu Gruppen zusammen, die als **Ganglien** bezeichnet werden. Die Ganglien des PNS gehören entweder zu den sensiblen oder den autonomen Fasern, denn die Zellkörper der motorischen Fasern befinden sich in den Vorderhörnen des Rückenmarks (Kap. 72) und damit im ZNS. Die Zellkörper der **sensiblen Fasern** liegen nah am Rückenmark in der Vorderwurzel der Spinalnerven, sie bilden die sog. **Spinalganglien**. Die Nervenzellkörper der **autonomen Fasern** liegen entweder im sog. **Grenzstrang**, der parallel zur Wirbelsäule verläuft, oder in der Nähe derjenigen Organe, deren Funktion sie steuern.

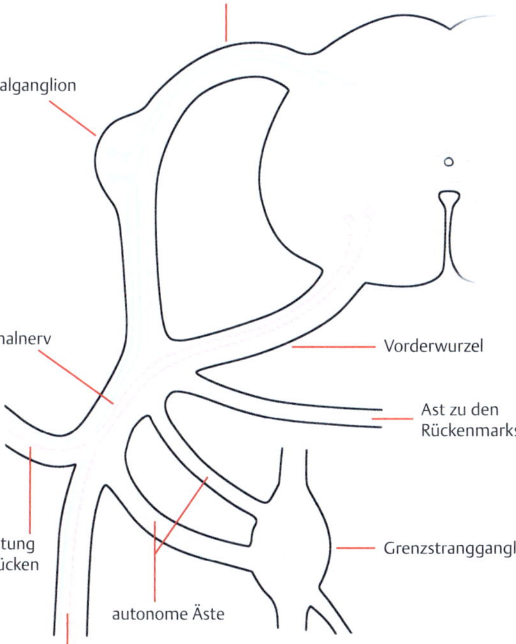

Hinterwurzel
Spinalganglion
Spinalnerv
Vorderwurzel
Ast zu den Rückenmarkshäuten
Grenzstrangganglion
Ast in Richtung Rücken
autonome Äste
Hauptast in Richtung Gliedmaßen und Bauchwand

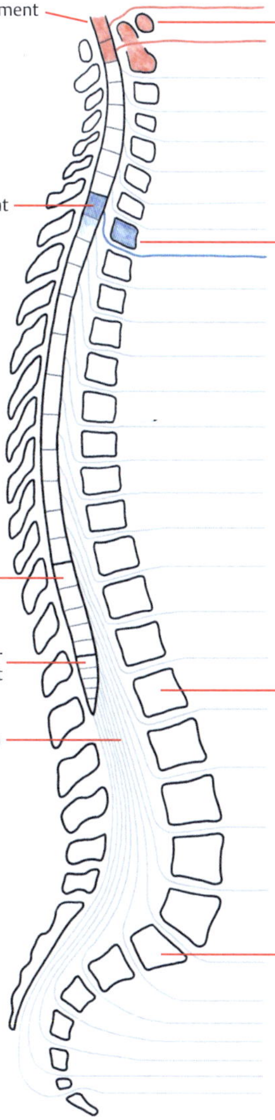

1. Halssegment
1. Halswirbel
1. Brustsegment
1. Brustwirbel
1. Lendensegment
1. Kreuzbein-segment
1. Lendenwirbel
Cauda equina
1. Wirbel des Kreuzbeins

Periphere Nerven

Die peripheren Nerven sind die Fortsetzung der Spinalnerven. Sie versorgen die Gliedmaßen und die Bauchwand motorisch und sensibel und die Brust- und die Bauchorgane sensibel und autonom. Auf dem Weg zu ihrem Ziel geben sie Äste ab und teilen sich auf.

Die meisten peripheren Nerven bestehen aus Fasern, die aus unterschiedlichen Spinalnerven stammen. Dies kommt dadurch zustande, dass die Hauptäste mehrerer benachbarter Spinalnerven zunächst ein Nervengeflecht (**Nervenplexus**) bilden. Innerhalb dieser Geflechte lagern sich die einzelnen Fasern zu den peripheren Nerven neu zusammen. Nur die Spinalnerven der Brustsegmente werden ohne Austausch ihrer Fasern 1:1 von ihren peripheren Nerven weitergeführt.

Beim Menschen gibt es 3 große Nervenplexus: Der **Plexus cervicalis** (Halsnervengeflecht) liegt seitlich-unten in der Halsmuskulatur. Seine Nerven versorgen die Zungenbein- und Teile der Halsmuskulatur und das Zwerchfell. Dort, wo seine sensiblen Hautäste am hinteren Rand der oberflächlichen Halsmuskulatur hervortreten, liegt der Erb-Punkt (Punctum nervosum). Hier kann für Operationen im Halsbereich das Empfinden mittels Lokalanästhesie ausgeschaltet werden.

Der **Plexus brachialis** liegt im Bereich von Schlüsselbein und Achsel. Aus diesem Plexus stammen die 3 großen Nerven zur Versorgung des Arms: der N. radialis, der N. ulnaris und der N. medianus.

Der **Plexus lumbosacralis** liegt der Innenseite des Kreuzbeinflügels an. Er entlässt die 3 großen Nerven, die mit ihren Ästen das Bein versorgen: den N. ischiadicus, den N. femoralis und den N. obturatorius. Der N. ischiadicus ist der dickste Nerv des menschlichen Körpers.

Das gibt's zu tun

Hier geht es darum, wie sich die Spinalnerven zu den peripheren Nerven umlagern. Gezeigt wird es am Plexus lumbosacralis. Die einzelnen Nerven musst du nicht lernen, es reicht, wenn du dir das Prinzip klarmachst. Dazu legst du jeden Spinalnerv in einer eigenen Farbe an und verfolgst seine Fasern in dieser Farbe weiter. So siehst du gut, wie sich die Fasern verschiedener Spinalnerven zusammenlagern, um sich dann wieder aufzuteilen. Also Buntstifte gut gespitzt und los geht's!

Dermatome

Unabhängig davon, ob die sensiblen Fasern der Spinalnerven in den Plexus umgelagert werden oder nicht, verlaufen sie in relativ regelmäßigen Abständen zur Haut. Dadurch entstehen Hautbezirke, die hauptsächlich von den Fasern eines Spinalnervs versorgt werden. Diese meist streifenförmigen Bezirke werden als **Dermatome** bezeichnet.

Die Dermatome haben diagnostische Bedeutung: Empfindungsstörungen im Bereich eines Dermatoms können ein Hinweis auf eine Schädigung des jeweiligen Rückenmarksegmentes sein, z. B. bei einem Bandscheibenvorfall. Da allerdings auch Fasern benachbarter Segmente an der sensiblen Versorgung eines Dermatoms mitwirken, fällt die Empfindung selten komplett aus.

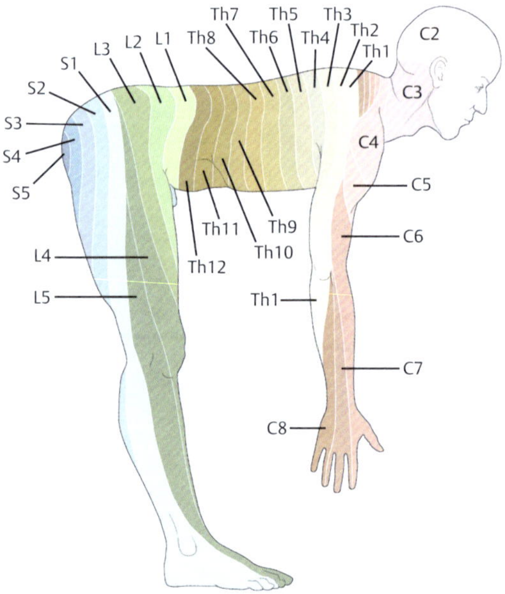

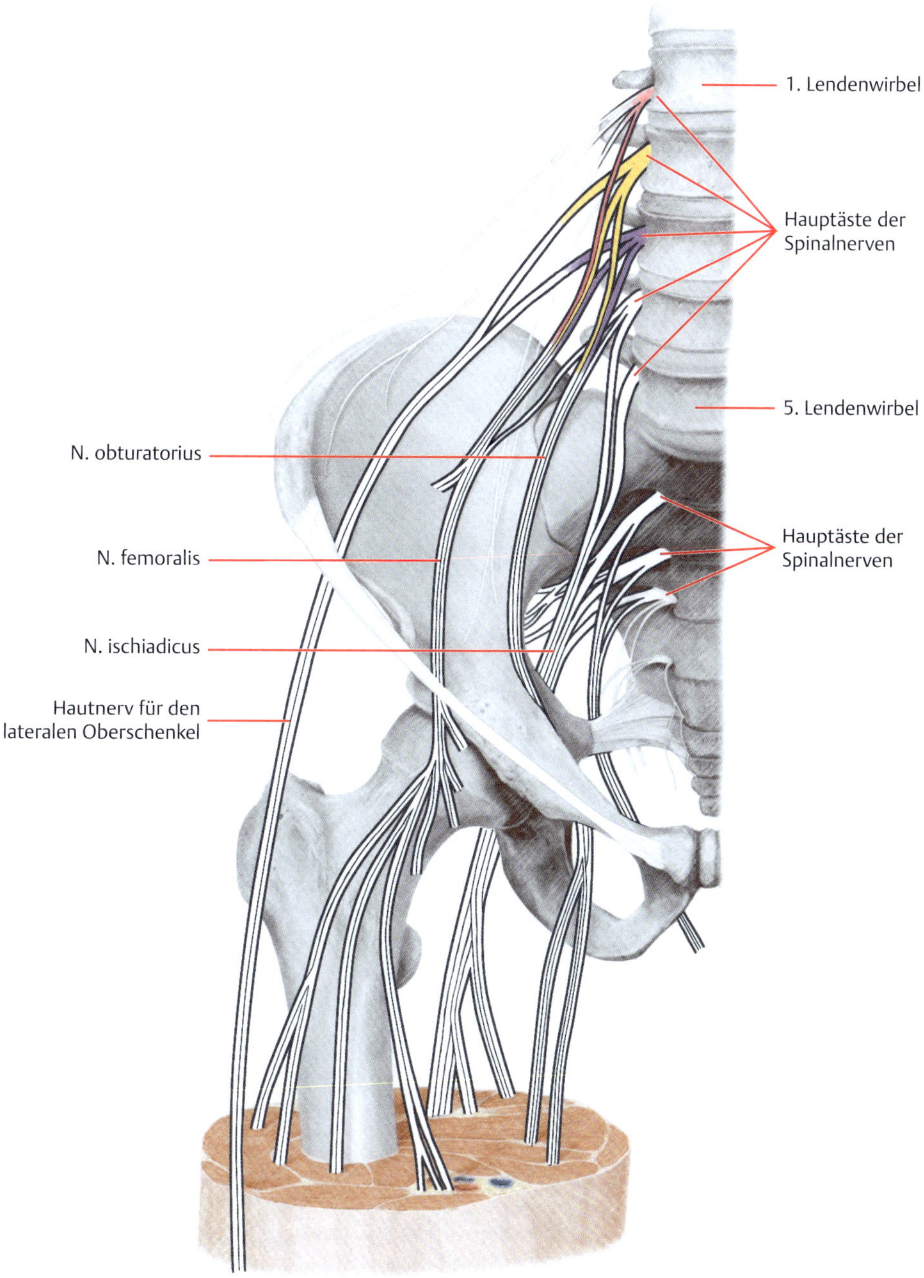
1. Lendenwirbel
Hauptäste der Spinalnerven
5. Lendenwirbel
N. obturatorius
N. femoralis
N. ischiadicus
Hautnerv für den lateralen Oberschenkel
Hauptäste der Spinalnerven

Autonomes Nervensystem

Das autonome Nervensystem wird auch als **vegetatives** oder als **viszerales Nervensystem** bezeichnet. Den Begriff „autonom“ kann man laut Duden mit „unabhängig, eigenständig“ übersetzen, der Begriff „vegetativ“ bedeutet in Biologie und Medizin „nicht dem Willen unterliegend, unbewusst ablaufend“ und „viszeral“ stammt vom lateinischen „viscus“ ab, was „Eingeweide“ heißt. Aus diesen unterschiedlichen Namen ergibt sich die Funktion des autonomen Nervensystems: Es steuert die **Organfunktionen**, und das **unabhängig** vom Willen.

Im autonomen Nervensystem sind prinzipiell 2 Nervenzellen hintereinandergeschaltet. Der Zellkörper der **1. Nervenzelle** liegt in einem Seitenhorn des Rückenmarks oder in einem Hirnnervenkern. Seine Faser zieht in einem Spinal- oder Hirnnerv zu einem autonomen Ganglion (Kap. 76). Hier bildet sie eine Synapse mit der **2. Nervenzelle** aus. Deren Fasern ziehen dann zum jeweiligen Zielorgan. Damit gehören die Strukturen des autonomen Nervensystems teilweise zum zentralen und teilweise zum peripheren Nervensystem.

Das autonome Nervensystem sorgt dafür, dass der Körper so reagiert, wie es in seiner aktuellen Situation notwendig ist. Grundsätzlich kann man dabei einen Ruhezustand und einen Alarmzustand unterscheiden. Im Ruhezustand werden beispielsweise die Herz- und die Atemfrequenz niedrig gehalten, die Verdauungsorgane arbeiten und werden gut durchblutet. Im Alarmzustand ist das Gegenteil der Fall: Atem- und Herzfrequenz steigen, die Bronchien werden weitgestellt. Die Muskulatur wird stärker durchblutet, weshalb die Durchblutung des Verdauungssystems gedrosselt wird. Das autonome Nervensystem ist also in der Lage, gegensätzliche Reaktionen auszulösen. Das ist möglich, weil es aus 2 Anteilen besteht: dem Sympathikus und dem Parasympathikus.

Der **Sympathikus** ist für den **Alarmzustand** verantwortlich. Dieser wird auch als „flight and fight“-Zustand beschrieben: Fliehe oder kämpfe. Die Ganglien des Sympathikus bilden links und rechts der Wirbelsäule eine Kette, den sog. **Grenzstrang**. Hier wird das 1. auf das 2. Neuron umgeschaltet. Einige Neuronen ziehen allerdings durch den Grenzstrang hindurch und schalten erst in einem organnahen Ganglion auf das 2. Neuron um. Der Überträgerstoff, den der Sympathikus an der Synapse am Zielorgan verwendet, ist **Noradrenalin**. Die Zellen der Zielorgane sind mit Rezeptoren ausgestattet, die auf Noradrenalin und Adrenalin (Kap. 81) ansprechen. Diese **Adrenozeptoren** lassen sich in α- und β-Adrenozeptoren einteilen. Je nach Rezeptortyp ruft Noradrenalin am Zielorgan eine bestimmte Wirkung hervor. Die Glattmuskelzellen der meisten Gefäße z. B. besitzen α-Rezeptoren. Werden diese aktiviert, verengt sich das Gefäß. Die Glattmuskelzellen der Herzkranzgefäße dagegen besitzen β-Rezeptoren. Ihre Aktivierung hat den gegenteiligen Effekt: Das Gefäß stellt sich weit. Abhängig vom Rezeptortyp kann der Sympathikus also je nach Organ unterschiedlich wirken – alle Effekte dienen aber dazu, die Alarmbereitschaft des Körpers zu erhöhen.

Vor allem die β-Rezeptoren werden auch therapeutisch genutzt. Durch die Gabe sog. Beta-Blocker wird die Wirkung von Noradrenalin am Zielorgan abgeschwächt. Beta-Blocker werden v.a. in der Therapie des Bluthochdrucks eingesetzt, um die Herzfrequenz und den Blutdruck zu senken.

Der **Parasympathikus** ist für **Ruhe und Erholung** zuständig. Sein Einfluss überwiegt vor allem im Schlaf den des Sympathikus. Er entspringt in den Hirnnervenkernen und den Rückenmarksegmenten S2 bis S4. Mit dem X. Hirnnerv (N. vagus) ziehen parasympathische Fasern zum Herzen, zur Lunge und zu den Bauchorganen. Die Ganglien des Parasympathikus liegen in der Nähe der Zielorgane. Der synaptische Überträgerstoff am Zielorgan ist **Acetylcholin**. Auch für Acetylcholin besitzen die Zellen der Zielorgane spezifische Rezeptoren, die sog. muskarinischen Acetylcholinrezeptoren.

Neben Sympathikus und Parasympathikus zählt auch das **Darmwandnervensystem** zum autonomen Nervensystem. Es setzt sich aus dem **Meissner-** und dem **Auerbach-Plexus** zusammen. Beide liegen direkt in der Wand der Verdauungsorgane und bestehen aus zahlreichen Ganglien, die über sensorische und motorische Fasern untereinander in Verbindung stehen. Das Darmwandnervensystem steuert die Peristaltik der Verdauungsorgane und die Aktivität der Schleimhautdrüsen, und dies überwiegend eigenständig. Es wird deshalb auch „Gehirn des Darms“ genannt. Sympathikus und Parasympathikus können allerdings Einfluss auf seine Aktivität nehmen.

Das gibt’s zu tun

Gezeigt werden zweimal Hirnstamm und Rückenmark. Wo ist der Sympathikus, wo der Parasympathikus dargestellt? Trage die richtige Bezeichnung im dafür vorgesehenen, farbigen Feld ein! Beschrifte außerdem die einzelnen Rückenmarksegmente und färbe diejenigen ein, aus denen das autonome Nervensystem entspringt. Bei beiden Systemen hat unser Grafiker bereits einen Anfang gemacht.

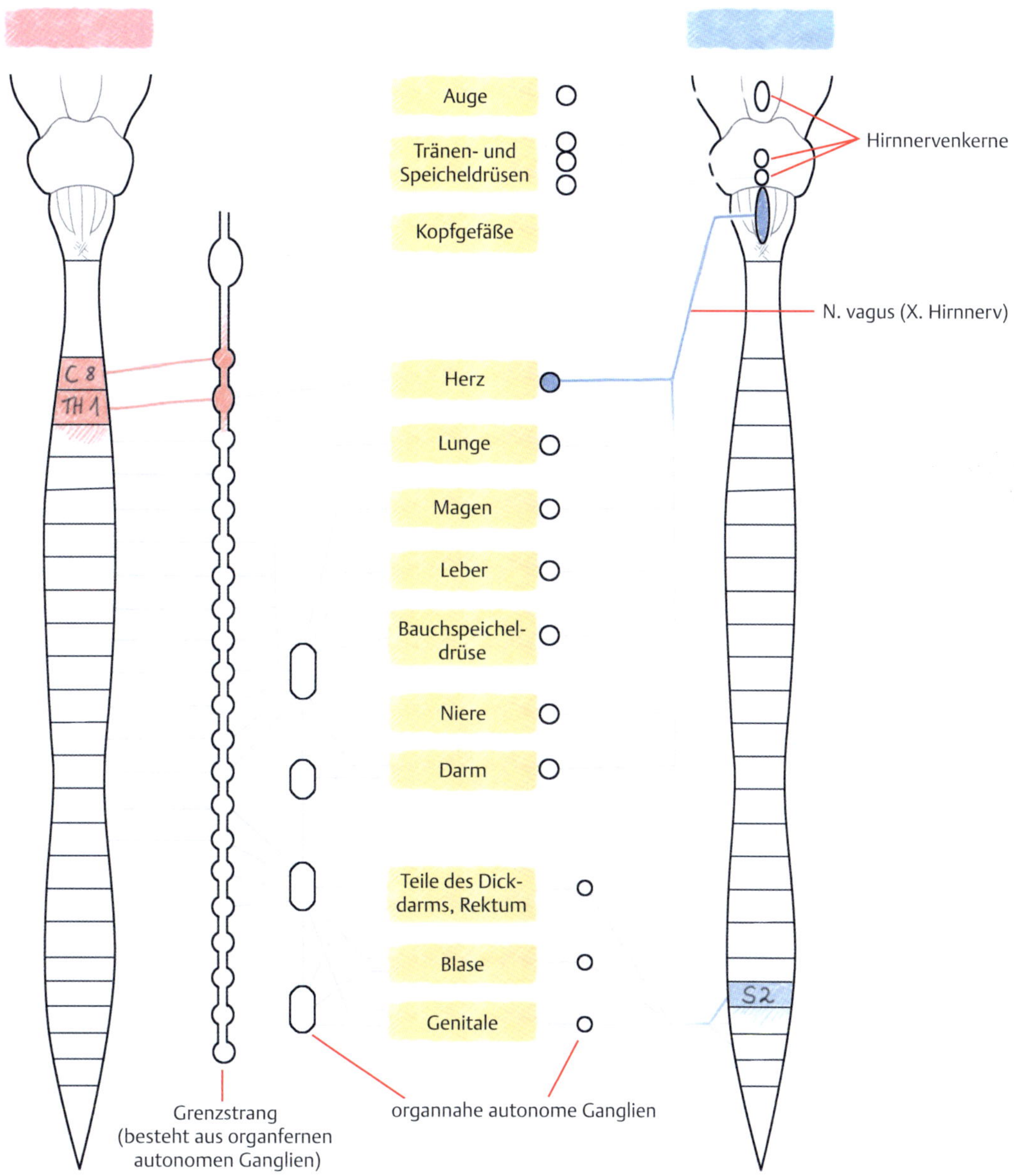

Auge
Tränen- und Speicheldrüsen
Kopfgefäße
Herz
Lunge
Magen
Leber
Bauchspeichel-drüse
Niere
Darm
Teile des Dick-darms, Rektum
Blase
Genitale
C 8
TH 1
S2
Hirnnervenkerne
N. vagus (X. Hirnnerv)
Grenzstrang (besteht aus organfernen autonomen Ganglien)
organnahe autonome Ganglien

Hormonsystem

Malkurs: Kreativtechniken

Ähnlich wie das Nervensystem überträgt auch das Hormonsystem Informationen in unserem Körper. Allerdings nicht mit Hilfe von elektrischen Signalen, sondern mit einem ganzen Arsenal von Botenstoffen. Egal ob wir uns aufregen, Hunger oder Durst haben, verliebt sind oder einfach kuscheln möchten – die Hormone geben den Takt vor. Viele lipophile Exemplare – wie das Stresshormon Kortisol – basieren auf polygonalen, meist sechseckigen Kohlenwasserstoffringen. Die entsprechenden Strukturformeln sind ein Musterbeispiel dafür, welch schöne Strukturen die Gesetze unserer Natur auch in den kleinsten Details zustande bringen können. Künstlerisch interessant wird das Ganze, wenn man es mit etwas kreativem Chaos würzt ...

Meister Zufall

In den bisherigen Kunstkursen hast du einige Techniken kennengelernt, mit denen du ein Motiv, das du vor Augen hast, möglichst ausdrucksstark und plastisch zu Papier bringen kannst. Kunst ist aber natürlich sehr viel mehr als das. Kunst kann auch: ein Kanal sein für diverse Stimmungslagen, die sich eben gerade nicht durch das Abbild einer reellen Vorlage ausdrücken lassen.

Hier lernst du einige Kreativtechniken kennen, mit denen du reale oder auch rein zufällig entstandene Strukturen nutzen kannst, um künstlerischen Impulsen in dir Tür und Tor zu öffnen. Du solltest diese Techniken nicht als bloße spielerische Lückenfüller sehen, denn auf ihrer Grundlage können sehr interessante Bilder entstehen. Es gibt viele namhafte Künstler, die den Zufall als gestalterischen Dreh- und Angelpunkt ihres Werks instrumentalisiert haben.

Die Kunstform des Objet trouvé

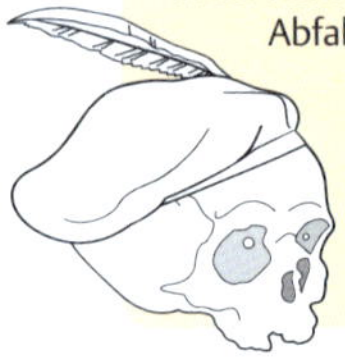

Zufall befreit den Künstler von der Selbstbestimmung der Wirkung seines Werkes und unterstützt den kreativen Prozess. Eine besondere Ausformung dieses Prinzips in der Kunst ist das „Objet trouvé", der zufällig gefundene Alltagsgegenstand oder Abfall, der zum Kunstwerk erklärt („Ready-made") oder als Teil davon behandelt wird. Pionier dieser Methode war Marcel Duchamp, der 1917 ein Pissoir unter dem Titel „Fountain" für die Jahresausstellung der Society of Independent Artists in New York eingereicht hat, um zu zeigen, dass ein Künstler allein durch die Auswahl eines Gegenstandes diesen zur Kunst erheben kann.

Kreativtricks für Einsteiger

Fadentechnik und Co. Nimm ein Stück Faden oder Schnur zur Hand und lasse es aus einiger Höhe auf ein Papier fallen. Die Schnur wird sicher nicht kerzengerade auf deinen Zeichengrund treffen, sondern gewunden oder verschlungen daliegen. Schau dir die Form genau an: Erinnert sie dich an etwas? Siehst du z. B. eine Hügelkette, einen Schmetterling oder ein Teekanne darin? Greif auf, was du erkennst, und zeichne!

Ganz ähnlich funktioniert das mit zufällig bzw. „gewollt zufällig" produzierten **Wasserfarbenklecksen** oder mit aus dem Handgelenk und mit geschlossenen Augen gemalten **Kritzel-Krazel-Strichen**. Oder: Du nimmst dir irgendeine abstrakte Struktur, die du interessant findest, und beginnst einfach, sie zu ergänzen, zu erweitern oder etwas ganz anderes daraus zu kreieren. Diese duftende Blumenranke hier hat unsere Grafikerin z. B. aus der biochemischen Strukturformel des „Kuschelhormons" Oxytocin entwickelt. Probier das doch auf der rechten Seite einmal selbst aus!

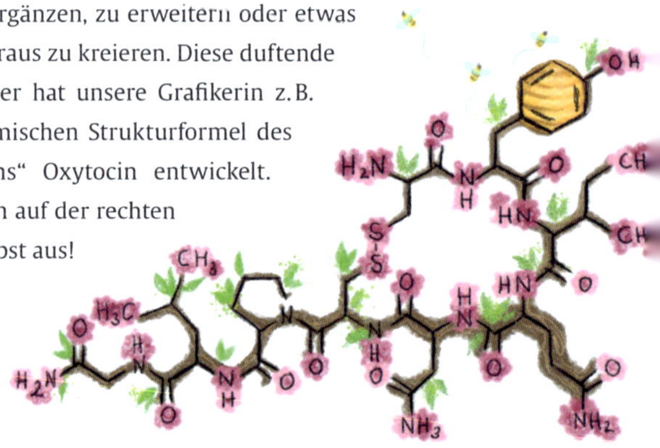

Wenn du dich komplett kreativ ausgebrannt fühlst, kann es auch helfen, andere **Zeichenmaterialien auszuprobieren** oder dir ungewöhnliche Herausforderungen zu suchen. Versuch doch einmal, mit Korrekturflüssigkeit oder weißen Gelstiften auf einem dunklen Papier zu arbeiten, oder benutze Lidschatten, Kaffee und Saft für ein Bild. Du kannst dir auch Limits setzen und z. B. nur mit drei Farben oder nur mit Neonmarkern arbeiten. Manchmal wirst du selbst verwundert sein, welche spannenden Effekte du damit erzielst.

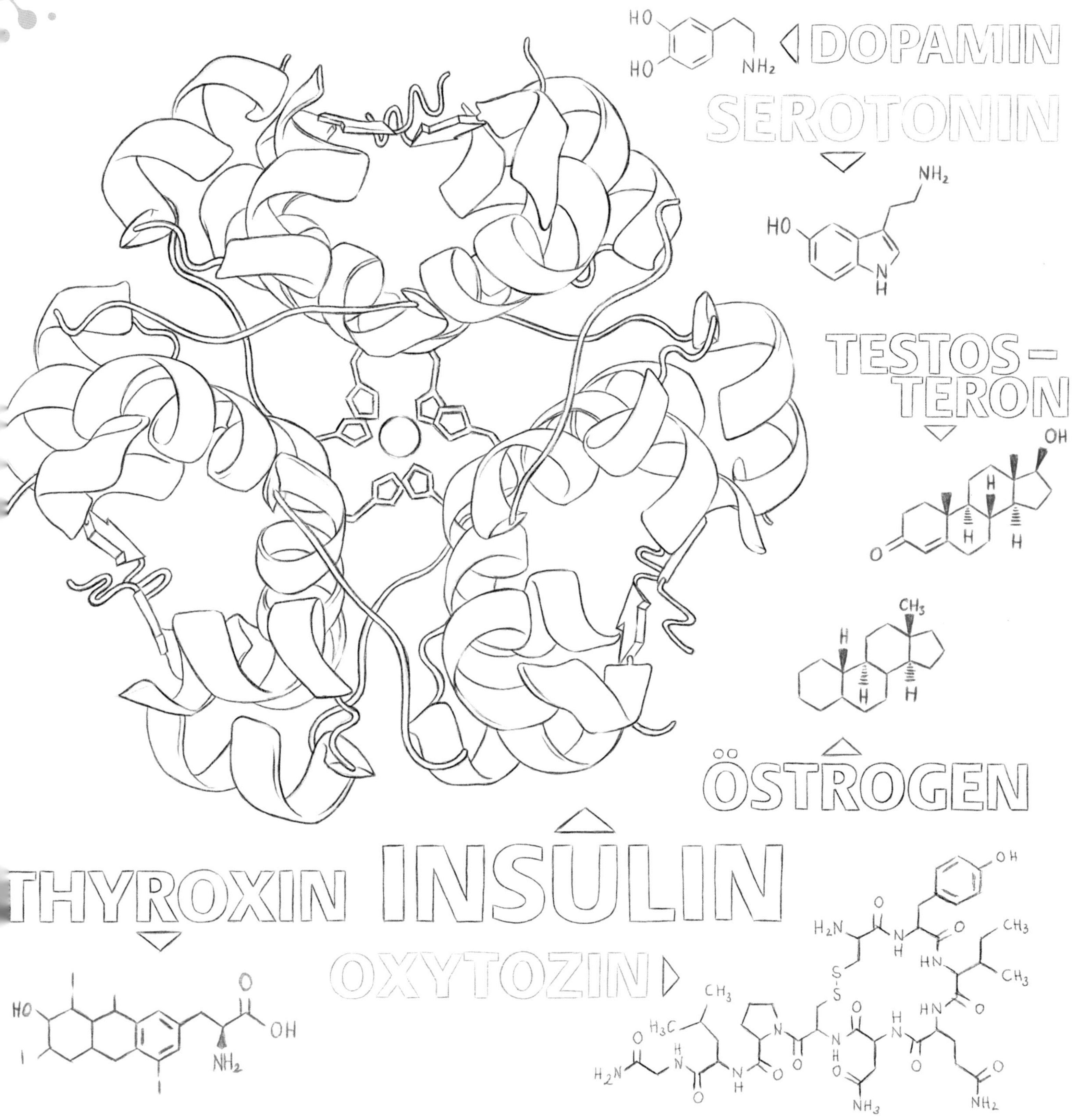
DOPAMIN
HO
HO
NH2
SEROTONIN
NH2
HO
N
H
TESTOS-
TERON
OH
H
H
H
O
CH3
H
H
H
ÖSTROGEN
INSULIN
THYROXIN
OXYTOZIN
HO
I
O
OH
NH2
OH
H2N
O
N
H
CH3
HN
CH3
S
S
CH3
H3C
N
O
HN
NH3
NH2

Aufgabe der Hormone

Hormone wirken im Körper als **Botenstoff**. Sie vermitteln ihren Zielzellen: „Du musst jetzt dies oder das tun" und beeinflussen so zusammen mit dem Nervensystem die Körperfunktionen. Das Hormonsystem wird auch als „endokrines System" bezeichnet. Der Begriff „endokrin" bedeutet so viel wie „nach innen, ins Blut abgesondert bzw. absondernd".

Die klassischen Hormone entstehen in **endokrinen Drüsen** oder anderen endokrinen Geweben. Sie können ihre Zielzellen entweder auf dem Blutweg oder über Diffusion durch das Gewebe erreichen. Einige Hormone wirken auch direkt an den Zellen, von denen sie gebildet werden.

Ihre Zielzellen erkennen die Hormone an bestimmten **Rezeptoren**, die für jedes Hormon anders aussehen (sog. Schlüssel-Schloss-Prinzip). Indem es an seinen Rezeptor bindet, löst das Hormon eine Reaktion aus, die zu seiner Wirkung führt.

Hypothalamus-Hypophysen-Achse

Die oberste „Regulierungsbehörde" für die Freisetzung der meisten Hormone liegt im Gehirn. Sie besteht aus Hypophyse und Hypothalamus (Kap. 70), wobei die beiden Gehirnanteile funktionell hintereinandergeschaltet sind.

Sobald im Gehirn die Information ankommt, dass der Körper mehr von einem bestimmten Hormon benötigt, wird der **Hypothalamus** aktiv. Er schüttet ein **Releasing-Hormon** („freisetzendes Hormon") aus. Dieses informiert die **Hypophyse** darüber, welches Hormon vom Körper benötigt wird. Daraufhin setzt die Hypophyse ein **glandotropes Hormon** frei. Dessen Ziel ist die Drüse, die das vom Körper benötigte Hormon bildet. Die Hormone, die daraufhin von dieser Drüsen gebildet werden und schließlich am Organ wirken, werden als **effektorische Hormone** bezeichnet. Sobald der Spiegel des effektorischen Hormons die gewünschte Höhe erreicht hat, sinkt die Hormonproduktion der Drüse wieder (**negative Rückkopplung**).

Je nachdem, welches Hormon der Körper benötigt, wählt der Hypothalamus zwischen 4 Releasing-Hormonen:

- **CRH** (Corticotropin-Releasing-Hormon),
- **TRH** (Thyreotropin-Releasing-Hormon),
- **GnRH** (Gonadotropin-Releasing-Hormon) und
- **GHRH** (Growth-Hormone-Releasing-Hormon).

Das Releasing-Hormon bestimmt, welches glandotrope Hormon die Hypophyse (genauer gesagt der Hypophysenvorderlappen) ausschüttet:

- Bei **CRH** setzt er **ACTH** (Adrenokortikotropes Hormon) frei, das an der Nebennierenrinde wirkt und dort die Bildung der **Glukokortikoide** steigert (Kap. 81).
- Bei **TRH** schüttet er **TSH** (Thyroidea-stimulierendes Hormon) aus, das an der Schilddrüse die Abgabe der **Schilddrüsenhormone** ins Blut bewirkt. Außerdem sorgt TRH für die Freisetzung des effektorischen Hormons **Prolaktin**, das an der Brustdrüse die Milchbildung anregt, und unterstützt die Freisetzung des **Wachstumshormons**.
- Bei **GnRH** reagiert er mit der Freisetzung von **LH** (Luteinisierendes Hormon) und **FSH** (Follikelstimulierendes Hormon), die an den Keimdrüsen (Eierstock und Hoden) für die Freisetzung von **Sexualhormonen** sorgen.
- Unter dem Einfluss von **GHRH** gibt die Hypophyse **GH** (Growth Hormone, Wachstumshormon) ab. Bei GH handelt es sich nicht um ein glandotropes, sondern um ein **effektorisches Hormon**. Es führt u.a. am Knochen zum Längenwachstum und lässt die Muskelmasse wachsen.

Neben den Releasing-Hormonen kann der **Hypothalamus** noch 2 effektorische Hormone bilden: **ADH** (Antidiuretisches Hormon), das die Wasserrückaufnahme in der Niere steigert, und **Oxytocin**, das während der Schwangerschaft und Stillzeit benötigt wird. Von Oxytocin wird inzwischen auch vermutet, dass es an der Steuerung des sozialen Verhaltens beteiligt ist. Beide Hormone gelangen zunächst in den Hypophysenhinterlappen, von dem sie dann freigesetzt werden.

Das gibt's zu tun

Dargestellt sind Hypothalamus und Hypophyse. Welcher Anteil des Hypothalamus ist der Vorder-, welcher der Hinterlappen? Trage die glandotropen und die effektorischen Hormone ein, die durch die Releasing-Hormone freigesetzt werden. Ergänze die Namen der Organe, an denen diese Hormone wirken! Welche Wirkungen lösen die effektorischen Hormone an diesen Organen aus?

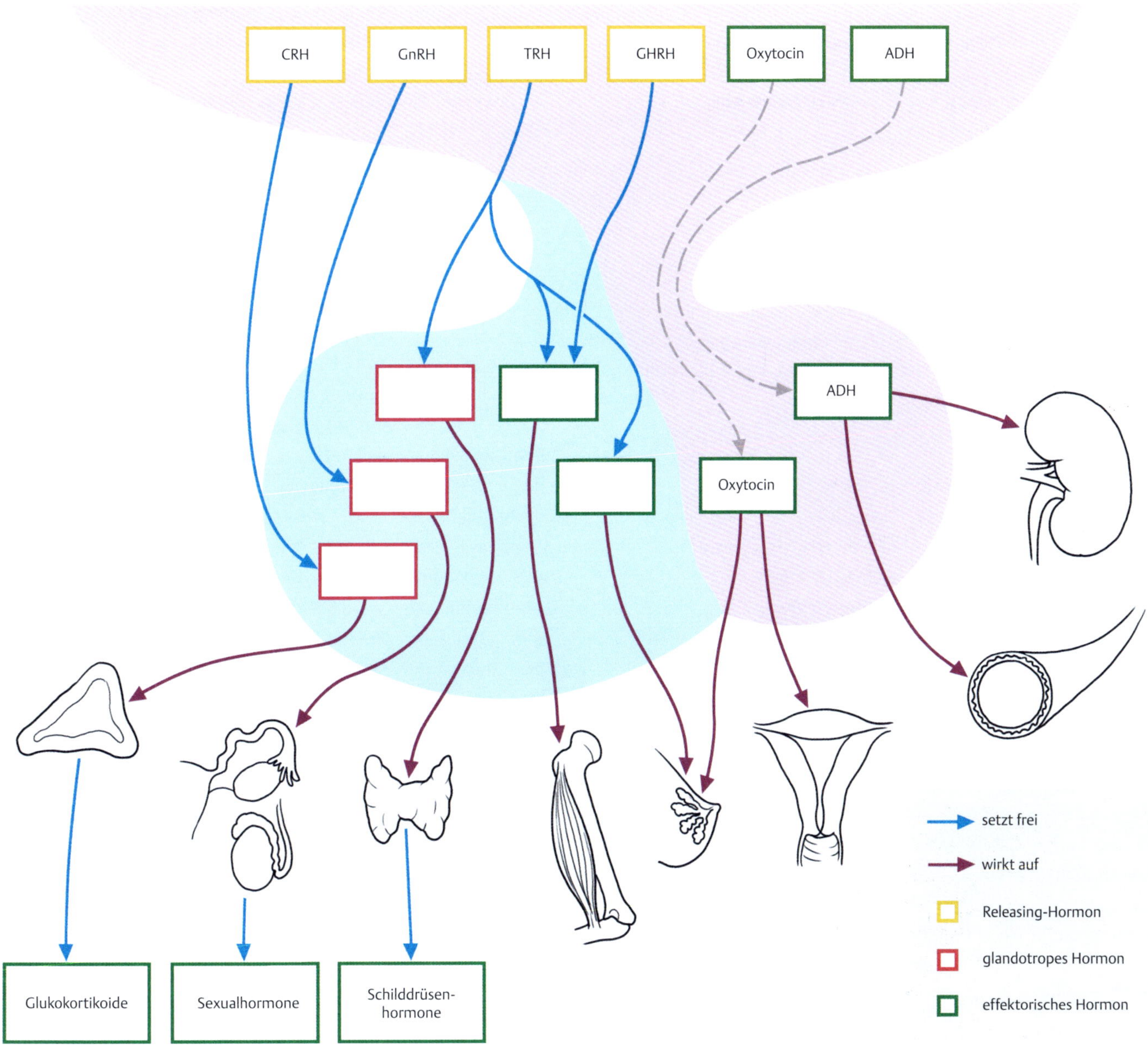
CRH
GnRH
TRH
GHRH
Oxytocin
ADH
ADH
Oxytocin
Glukokortikoide
Sexualhormone
Schilddrüsen-
hormone
setzt frei
wirkt auf
Releasing-Hormon
glandotropes Hormon
effektorisches Hormon

Schilddrüse

Die **Schilddrüse** (Glandula thyroidea) liegt unterhalb des Kehlkopfs an der Luftröhre. Ihr Gewebe ist in kleine Läppchen unterteilt, die wiederum aus **Schilddrüsenfollikeln** bestehen. Dabei handelt es sich um kleine Hohlräume, die von einer Wand aus Schilddrüsenepithelzellen (Thyreozyten) und sog. C-Zellen umgeben sind.

Die **C-Zellen** setzen **Kalzitonin** frei, das den Kalziumspiegel im Blut senkt. Sie bewirken, dass vermehrt Kalzium in den Knochen eingelagert wird und weniger Kalzium aus dem Darm aufgenommen wird. Auslöser für die Kalzitonin-Freisetzung ist ein erhöhter Blutkalziumspiegel.

Die **Thyreozyten** sind für die Bildung der **Schilddrüsenhormone** verantwortlich. Hierfür benötigen sie Jod. Die Schilddrüsenhormone haben im Körper zahlreiche Aufgaben. Die wichtigsten sind:

- Sie wirken am Skelett wachstumsfördernd.
- Sie fördern die Entwicklung vieler Organe, u.a. die des Gehirns.
- Sie sorgen für einen schnelleren Auf- und Abbau der Energiereserven und steigern so den Grundumsatz des Körpers.
- Sie erhöhen die Wärmeproduktion des Körpers.

Es gibt 2 Schilddrüsenhormone: **T_3** (Trijodthyronin) und **T_4** (Tetrajodthyronin, Thyroxin). Beide werden von der Schilddrüse freigesetzt, wobei T_3 als das wirksamere gilt. In den Zielorganen wird T_4 häufig in T_3 umgewandelt.

Auch für die Schilddrüsenhormone gilt das Prinzip der negativen Rückkopplung: Ein hoher Schilddrüsenhormon-Spiegel im Blut hemmt die Freisetzung von TRH und TSH und damit die Freisetzung weiterer Schilddrüsenhormone.

Das gibt's zu tun

Welche Zellen des Schilddrüsengewebes bilden welches Hormon? Ergänze in den entsprechenden Kästchen die Namen der Hormone und darunter ihre Wirkungen! Und falls du zur Abwechslung einmal wieder zum Zeichenstift greifen möchtest: Die Schilddrüse und ihre benachbarten Strukturen sind ein abwechslungsreiches Betätigungsfeld!

Nebenschilddrüse

Menschen besitzen in der Regel **4 Nebenschilddrüsen** (Glandulae parathyroideae), die auch als **Epithelkörperchen** bezeichnet werden. Man findet sie, von einer Bindegewebskapsel umgeben, meist an der Rückseite der Schilddrüse. Jede Nebenschilddrüse ist etwa so groß wie ein Reiskorn.

Die Nebenschilddrüsen bilden den Gegenspieler des Kalzitonins, das **Parathormon** (PTH). Es wird freigesetzt, wenn die Kalziumkonzentration im Blut niedrig ist. PTH lässt den Kalziumspiegel in Blut ansteigen, indem es Kalzium aus dem Knochen freisetzt und die Kalziumaufnahme in der Niere steigert. Dort bewirkt es außerdem die Bildung von Kalzitriol (Vitamin-D-Hormon). Kalzitriol fördert die Kalziumaufnahme über den Darm.

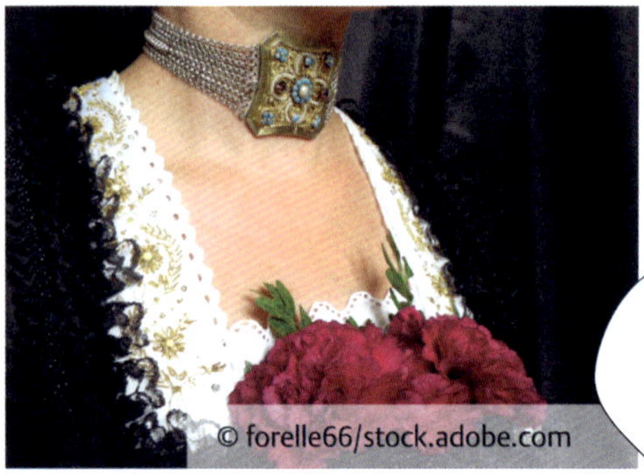
© forelle66/stock.adobe.com

Das Kropfband – in früheren Zeiten nicht nur ein Schmuck

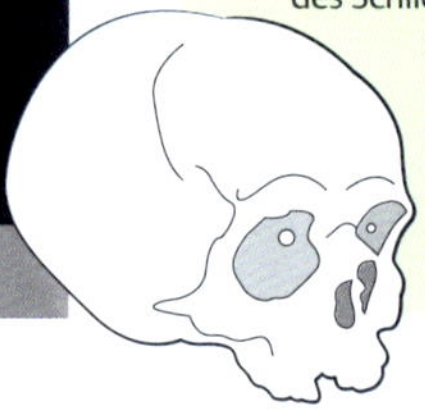

Vor allem früher trugen Frauen mit älplerischer Tracht oft ein sogenanntes **Kropfband**, heute auch „Choker" genannt. Das Schmuckstück hatte mehrere Nutzen: Zum einen kaschierte es einen bestehenden Kropf, zum anderen diente es als **„Schwangerschaftstest"**. Während der Schwangerschaft muss die Schilddrüse ihre Tyroxinproduktion erhöhen. Dadurch kann es, besonders bei unzureichender Jodversorgung, zum Wachstum des Schilddrüsengewebes kommen, und es bildet sich ein Kropf. Das Band am Hals wird dann zu eng. Heute trifft man selten jemandem mit sichtbar ausgebildetem Kropf. Das liegt auch an der **Jodmangelprophylaxe:** Deutschland führte Ende der 1980er Jahre jodiertes Speisesalz als Lebensmittel des allgemeinen Verzehrs ein und reichert auch Fertiggerichte, Essen in der Gastronomie und Nutztierfuttermittel systematisch mit Jod an, um einer Unterversorgung und Kropfbildung vorzubeugen. Insbesondere der Alpenraum gilt als Jodmangelgebiet. © *forelle66/stock.adobe.com*

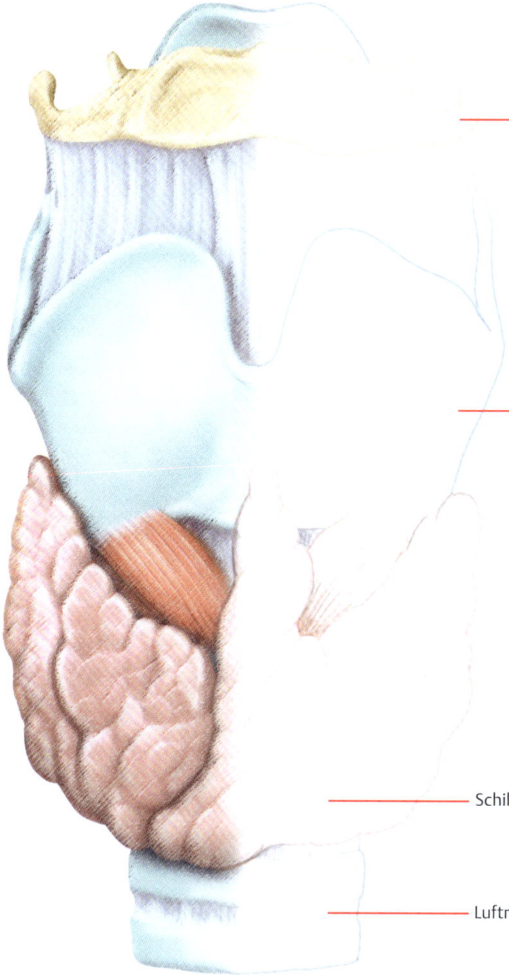
Zungenbein
Kehlkopf
Schilddrüse
Luftröhre

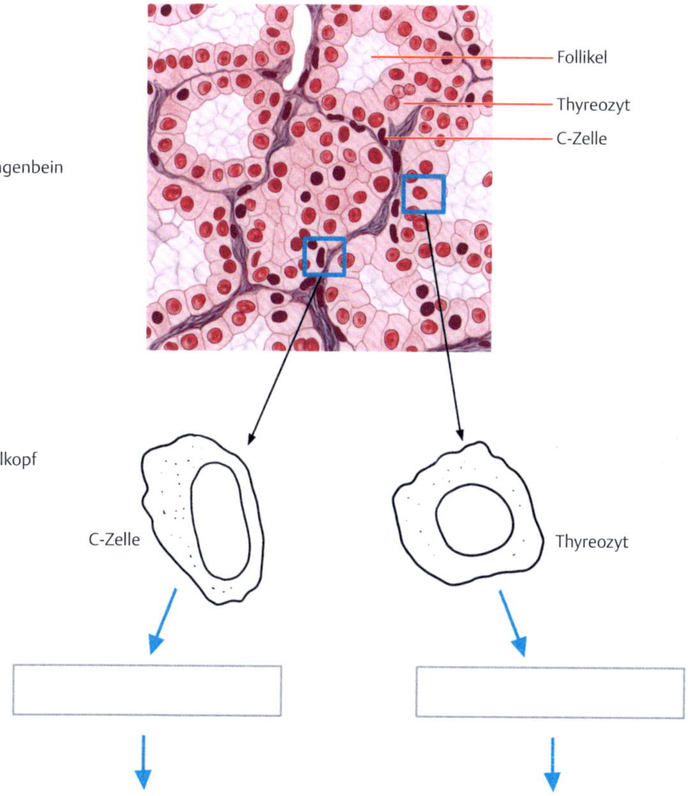
Follikel
Thyreozyt
C-Zelle
C-Zelle
Thyreozyt

Nebenniere

Beiden Nieren liegt an ihrem kranialen Ende eine **Nebenniere** (Glandula suprarenalis) auf. Die Nebennieren sind etwa 2 cm breit und 5 cm lang.

Jede Nebenniere besteht aus einem **Nebennierenmark** (NNM) und einer **Nebennierenrinde** (NNR). Zwischen Rinde und Mark gibt es 2 wichtige Unterschiede:

- Die **NNR** stellt eine **endokrine Drüse** dar. Ihre Hormonfreisetzung wird – mit einer Ausnahme – über das glandotrope Hormon ACTH der Hypothalamus-Hypophysen-Achse gesteuert.
- Das **NNM** besteht aus **Nervenzellkörpern**. Hier steuert das sympathische Nervensystem die Ausschüttung der Hormone.

Die Hormone der **NNR** sind die Glukokortikoide, die Mineralokortikoide und die Androgene (männliche Geschlechtshormone):

Glukokortikoide werden auch als Stresshormone bezeichnet, weil ihre Freisetzung in Belastungssituationen steigt. Sie sorgen dafür, dass dem Körper genug Energie zur Verfügung steht, um die Situation zu bewältigen. Sie steigern den Fett- und den Proteinabbau und lassen den Blutzuckerspiegel ansteigen. Außerdem hemmen sie Entzündungen und unterdrücken die Immunabwehr. Diese beiden Wirkungen werden in der Medizin therapeutisch genutzt. Das wichtigste Glukokortikoid ist **Kortisol**.

Die Ausschüttung der **Mineralokortikoide** wird nicht über die Hypothalamus-Hypophysen-Achse vermittelt, sondern über das **Renin-Angiotensin-Aldosteron-System** (s.u.). Auch eine Hyperkaliämie löst die Freisetzung der Mineralokortikoide aus. Das wichtigste Mineralokortikoid ist **Aldosteron**. Sein Zielorgan ist die Niere, wo es die Aufnahme von Wasser und Natrium und die Ausscheidung von Kalium erhöht. Dadurch wirkt Aldosteron **blutdrucksteigernd**.

Da die **männlichen Sexualhormone** beim Mann überwiegend in den Hoden gebildet werden, spielen die von der NNR freigesetzten Androgene nur bei der Frau eine Rolle. Sie werden größtenteils zu weiblichen Sexualhormonen umgebaut.

Das **NNM** setzt die Hormone **Adrenalin** und **Noradrenalin** frei. Beide Hormone zählen zu den sog. **Katecholaminen**. Sie werden ebenfalls in Belastungssituationen freigesetzt, und zwar noch bevor die Glukokortikoide ausgeschüttet werden. Sie versetzen den Körper in **Alarmbereitschaft**, indem sie den Blutdruck und die Herzleistung steigern, die Atemwege erweitern, die Aufmerksamkeit erhöhen und den Blutzuckerspiegel ansteigen lassen. Noradrenalin wird außerdem vom sympathischen Nervensystem freigesetzt, wo es als Neurotransmitter dient (Kap. 78).

Das gibt's zu tun

Das kleine Bild oben links zeigt die Lage der Nebenniere auf dem oberen Nierenpol. Im großen Bild ist die Nebenniere angeschnitten, auf der Schnittfläche sind Nebennierenrinde und -mark gut zu erkennen. Vervollständige die farbige Schraffur und trage die Hormone von NNR und NNM in die entsprechenden Kästchen ein! Ergänze dann neben den Pfeilen die Hormonwirkungen. Schaffst du das, ohne im Text nachzuschauen?

Renin-Angiotensin-Aldosteron-System (RAAS)

Das Renin-Angiotensin-Aldosteron-System erfüllt 3 wichtige Aufgaben:

- Es reguliert den systemischen Blutdruck.
- Es steuert den Natriumhaushalt.
- Es sorgt für die Aufrechterhaltung der Nierendurchblutung und damit des Filtrationsdrucks, der für die Primärharnbildung notwendig ist.

Sinkt der systemische Blutdruck und damit auch die Nierendurchblutung oder kommt es im Körper zu einem Natriummangel, wird von der Niere das Hormon **Renin** ausgeschüttet. Renin wandelt **Angiotensinogen** in Angiotensin I um und aktiviert so das RAAS. Bei Angiotensinogen handelt es sich um ein Vorläuferhormon, das in der Leber gebildet wird. **Angiotensin I** selbst ist wirkungslos. Es wird durch das Enzym **ACE** (Angiotensin Converting Enzyme) gespalten, wobei das wirksame **Angiotensin II** entsteht. Angiotensin II bewirkt eine Engstellung der Blutgefäße (**Vasokonstriktion**), steigert die **Natrium-Rückresorption** in der Niere und löst das Durstempfinden aus. Außerdem setzt es die Hormone **Aldosteron** (s.o.) und **ADH** (Kap. 79) frei. ADH sorgt, genauso wie Aldosteron, dafür, dass die **Wasserrückresorption** in der Niere ansteigt.

Insgesamt bewirkt das RAAS, dass die Gesamtflüssigkeitsmenge im Körper zunimmt und der Blutdruck steigt.

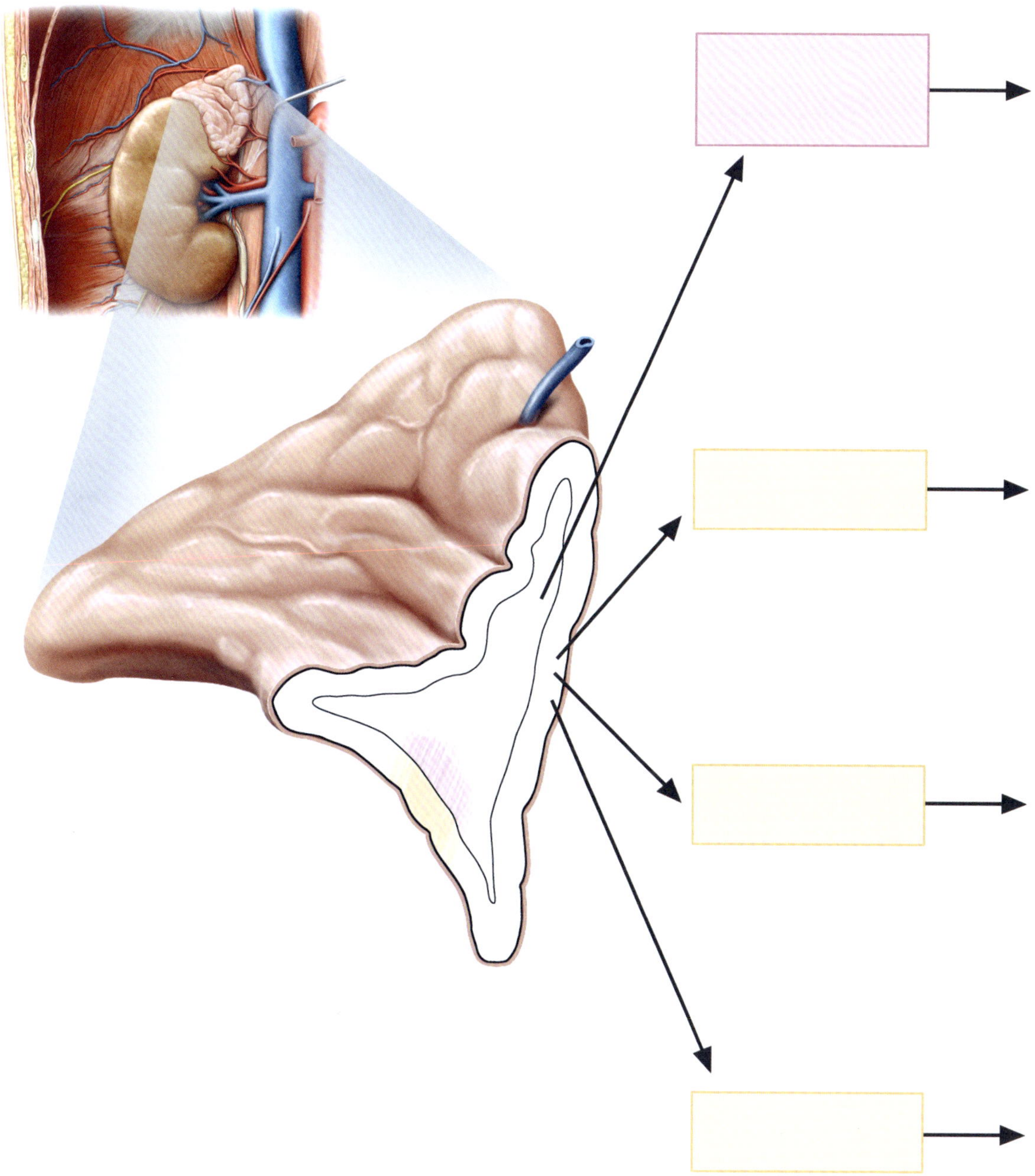

Sachverzeichnis

F

G

H

I

J

K

L

O

P

Q

R

I care – die App

Jederzeit und überall lernen: Die kostenlose I care WISSEN TO GO App 2020 fasst die Lerninhalte aus allen drei I care Büchern kompakt zusammen. Halte deinen persönlichen Lernerfolg mit den App-Funktionen wie „Merken“ und „Kann ich“ fest. Und streame Praxisfilme und Lernvideos direkt aus den Büchern.

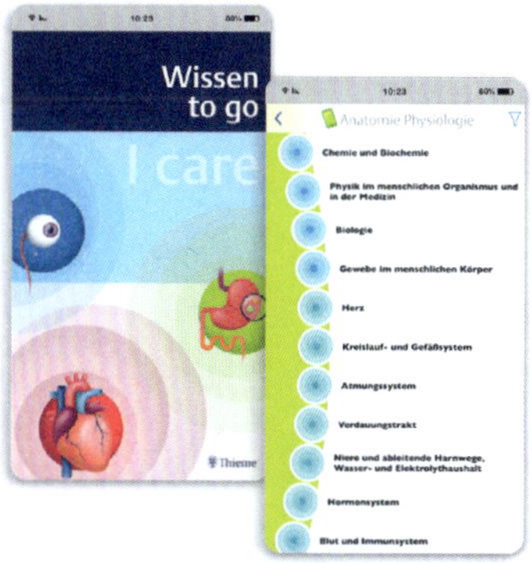

Wiederholen. Nachschlagen. Lernen.

Mit **I care** Wissen to go erhältst du kompaktes Wissen für deine Pflegeausbildung. Aus allen 3 Büchern: Pflege, Anatomie, Physiologie und Krankheitslehre.
Lerne jetzt WO und WANN du willst!

Videos und Lösungen komplexer Fallbeispiele aus dem Buch

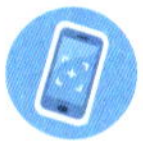

Hinter diesem Icon im Buch verbirgt sich ein Video oder die Lösung eines komplexen Fallbeispiels.

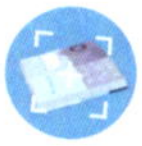

Scanne im Buch I care Pflege den Textabschnitt oder die Abbildung neben dem Icon. Nutze dazu im Hauptmenü die Punkte „Videos“ und „Lösungen“.

Das Video oder die Lösung wird nicht erkannt? Dann gebe den jeweiligen Zahlencode ein.

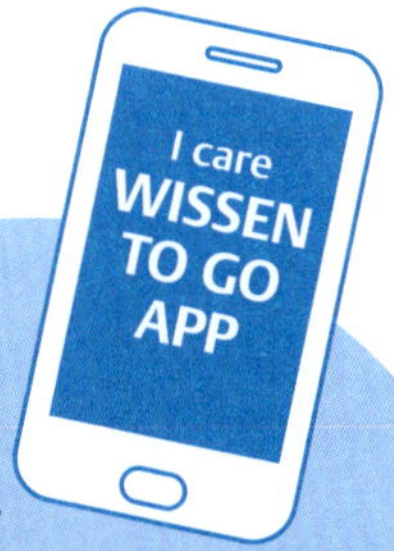

Bereits über
600.000-mal
heruntergeladen!
Hol’ sie dir kostenlos bei Google Play oder im Apple App Store!

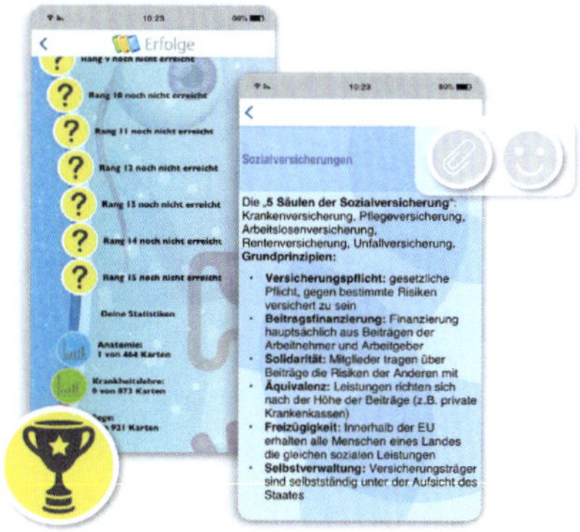

Lernen und Erfolge feiern.

Setze Lernkarten, die du dir gemerkt hast, auf „Kann ich“. Und feiere schon bald deine ersten Erfolge. So macht Lernen Spaß. Und du kannst den Prüfungen entspannt entgegen sehen.

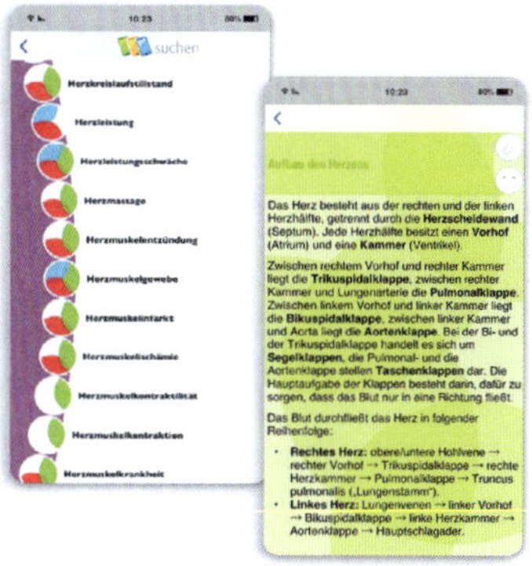

Gesucht. Gefunden.

Finde schnell Antworten auf deine Fragen. In der Suche mit mehr als 30 000 Fachbegriffen und Schlagwörtern. So hast du dein mobiles Lexikon immer dabei.

www.thieme.de/icare

Thieme